身体从未忘记

心理创伤疗愈中的大脑、心智和身体

The Body Keeps the Score

Brain, Mind, and Body in the Healing of Trauma

[美] 巴塞尔·范德考克 ◎著

（Bessel van der Kolk）

李　智◎译

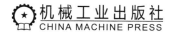
机械工业出版社
CHINA MACHINE PRESS

图书在版编目（CIP）数据

身体从未忘记：心理创伤疗愈中的大脑、心智和身体 /（美）范德考克著；李智译 .
—北京：机械工业出版社，2016.3（2025.5 重印）
（心理创伤疗愈经典畅销丛书）
书名原文：The Body Keeps the Score: Brain, Mind, and Body in the Healing
of Trauma

ISBN 978-7-111-53263-7

I. 身… II. ①范… ②李… III. 精神疗法 IV. R749.055

中国版本图书馆 CIP 数据核字（2016）第 057056 号

北京市版权局著作权合同登记 图字：01-2015-4145 号。

身体从未忘记
心理创伤疗愈中的大脑、心智和身体

出版发行：机械工业出版社（北京市西城区百万庄大街 22 号 邮政编码：100037）
责任编辑：冯语嫣　　　　　　　　　　　　责任校对：殷　虹
印　　刷：北京铭成印刷有限公司　　　　　版　　次：2025 年 5 月第 1 版第 30 次印刷
开　　本：170mm×242mm　1/16　　　　　印　　张：25
书　　号：ISBN 978-7-111-53263-7　　　　定　　价：89.00 元

客服电话：（010）88361066　68326294

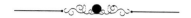

·心理创伤疗愈经典畅销丛书·

精选世界心理创伤治疗大师畅销多年经典之作
心理咨询师、精神科医生、社工的必备工具书
心灵受伤的人及其亲友的必备自助书

总　编：童慧琦

副总编：王　振

编　委：施琪嘉　徐凯文　张天布　祝卓宏

（按姓名首字母拼音顺序排列）

目录

● 第五部分　　康复之路

⊖ ⊖　请登录 course.cmpreading.com，搜索书名后下载。

赞誉

本书是一部杰作。作者充满感情和同理心的深入视角，令人深信今后对心理创伤幸存者的治疗会日益人性化，极大地拓展了自我调控和疗愈的方式，同时也激发了更多关于创伤及其有效治疗方式的研究创新。作者范德考克通过充分呈现他人工作中令人信服的证据，连同他自己的开拓性探索以及在此过程中获取的经验，证实了身体会记录创伤的经历。除此之外，他开发了一套借助瑜伽、运动和戏剧表演的方法，巧妙地将人们的身体和心灵（以及他们的思想和情感）联系起来。这个新鲜观点是美好和令人欢迎的，并为心理治疗界带来了新的可能性。

——乔恩·卡巴金（Jon Kabat-Zinn），

马萨诸塞大学医学院荣誉教授；《多舛的生命：正念疗愈

帮你抚平压力、疼痛和创伤》⊖

（*Full Catastrophe Living*）作者

这本特别的书将是现代精神病学思想的经典之作。创伤性经历带来的意义，只有那些同时了解许多不同知识领域的人才能真正明白，例如神经科学、发展精神病理学和人际神经生物学的知识都在这本书里被独一无二地整合了起来。在创伤后应激领域从来没有其他资料能够将这么多领域的精华和如此丰富的历史及临床观点结合起来，并得出这些创新的治疗方法。更难能可贵的是，这本书里展现的视野及智慧十分独特，但又非常实用。这本书对于那些治疗创伤后

⊖　本书已由机械工业出版社出版。

应激及其对社会影响范围有兴趣的读者来说，是必不可少的阅读材料。

——亚历山大·麦克法兰（Alexander McFarlane），

澳大利亚二等勋章获得者，药学学士、理学学士（荣誉）、医学博士，

澳大利亚及新西兰精神病学学会成员，创伤性应激研究中心主任，

阿德莱德大学，南澳大利亚州

对于一个主要专注于当代精神健康革命的神经学家来说，这本书不可思议的成就在于认识到了如此多的心理问题都是创伤的产物。范德考克以一个优秀小说家的白描手法，回顾了他那段挑战传统精神病学的智慧和发现之旅，引人入胜。作者运用穿插叙事的手法，清晰地说明了创伤的神经生物学基础，解释了为什么传统治疗方法对创伤无效，并介绍了治疗的新方法——帮助患者治疗那些冻结在认知下的、有关过去的部分。作者通过戏剧性的病例展示，辅以令人信服的研究结果，生动地说明了上述的这一切。这本书具有里程碑般的意义，揭示了创伤性事件以及我们自身试图否认其后果的事实，它将在精神病学和更大范围内的文化领域中，具有标志性的地位。

——理查德·施瓦茨（Richard Schwartz），

家庭内部系统疗法（IFS）创始人

本书是一本清晰的、引人入胜的书，一旦拿起就很难放下，而且充满了令人震撼的病历和历史背景。范德考克是创伤治疗的杰出领头人，他在整个职业生涯期间，都在试图将各种创伤科学家和临床医生的智慧汇集起来，同时他也拥有自己对该领域的关键贡献。这本书描写了过去30年里一系列最重要的、最具争议的心理健康的突破性进展。我们已经知道，心理创伤使记忆碎片化。在这本书中，我们看到创伤不仅破坏了大脑内部的联系，还破坏了身体和精神之间的连接；而且，我们还了解到各种令人兴奋的新型治疗方式，它让那些经历

过严重创伤的人们把所有的零件再次整合起来。

——诺曼·道伊奇（Norman Doidge），

《重塑大脑，重塑人生》[⊖]（*The Brain That Changes Itself*）作者

在本书中，我们分享了作者充满勇气的旅程，去探索创伤受害者游离在外的平行世界，以及治疗创伤的药物和心理治疗方式。在这本扣人心弦的书中，我们发现，尽管我们的头脑拼命试图遗忘创伤，身体却把我们困在过去，带来无法言喻的情绪和感受。这些内部的断裂造成社会关系的破坏，也会给婚姻、家庭和友谊带来灾难性的影响。范德考克通过描述那些帮助他的病人重新整合思想和身体的治疗方法和策略，给大家带来了希望。读完此书，我们认识到，只有通过培养自我意识，获得内在的安全感，我们作为一个物种，才能充分体验到生活的丰富性。

——史蒂芬·波戈斯（Stephen W. Porges）博士，

精神病学教授，北卡罗来纳教堂山分校；

《多元交感神经理论：情感、依恋、沟通和自我调节的神经生理学基础》

（*The Polyvagal Theory: Neurophysiological Foundations of Emotions, Attachment, Communication, and Self-Regulation*）作者

巴塞尔·范德考克以他无与伦比的叙述能力，总结了过去几十年里心理创伤领域内的惊人进展。正因为他的工作，心理创伤（从对儿童的长期虐待和忽视，到战争和自然灾害造成的创伤）现在被认为是个人、社会和文化崩溃的主要原因。范德考克用巧妙、清晰和引人入胜的描述方法，将我们（专家和普通人）带上了他的个人旅程，向我们展示从他的研究、同事、学生以及病人那里学习到的知识。总而言之，本书十分出彩。

——奥诺·范德哈特（Onno van der Hart）博士，

荷兰乌特勒支大学；资深作家，著有 *The Haunted Self: Structural Dissociation and the Treatment of Chronic Traumatization* 一书

⊖ 本书已由机械工业出版社出版。

本书根据创伤对大脑发育和依恋系统的深刻理解，叙述了更新、更好的治疗恶性压力的方法。这本书是目前已知有关创伤对个人及社会影响的最新摘要，并介绍了老办法和新方法对受创伤儿童以及成年人的治疗潜力。

——杰西卡·斯特因（Jessica Stern），

反恐政策顾问；《拒绝承认：恐怖回忆录》

（*Denial: A Memoir of Terror*）作者

这是一本由真正的、领域内的先驱者所著，帮助理解心理创伤的影响的书。这本书的难能可贵之处在于，它为深受心理创伤折磨的人而作，并智慧地整合了创伤研究最前沿的神经科学成果和对创伤的理解。和它的作者一样，这本书睿智并富有同情心，有时这本书的言论会相当惊人，而且非常有趣。

——格伦 N. 萨克斯（Glenn N. Saxe），

医学博士，儿童和青少年精神病学系 Arnold Simon 教授和主任；

纽约大学医学院儿童研究中心主任。

读这本著作是一个引人入胜的探索旅程，作者研究了大量治疗方式，向读者展示了如何掌控治疗过程、重新获得安全感，并找到自己的方式走出痛苦的泥沼。

——弗朗辛·夏皮罗（Francine Shapiro），

博士，EMDR 疗法创始人；加州心理研究所荣誉高级研究员；

《让往事随风而逝：找回平静、自信和安全感的心灵创伤疗愈术》[⊖]

（*Getting Past Your Past*）作者

作为依恋理论的研究者，我知道婴儿表现出一种纯粹的生理心理学现象，因为他们运用大脑的方式和运用身体的方式相同。因为没有语言和符号，婴儿会运用身体的每个生理系统，来使他们自己与周围的世界或人际关系产生意义。范德考克表明，类似系统会存在于任何年龄阶段的人们身上，而且创伤性经历，特别是那些发生在儿童早期发育过程中长期的恶性经验，会对心理造成严重摧

⊖　本书已由机械工业出版社出版。

残。这样的认识让他对创伤幸存者、研究人员和临床医生提供了极为难得的洞察和指导。巴塞尔·范德考克可能专注于身体和心理创伤的专业研究，但写这本书的他必然有着美好的心灵。

——艾德·特罗尼克（Ed Tronick），

特聘教授，马萨诸塞州大学，波士顿；

Neurobehavior and Social Emotional Development of

Infants and Young Children 作者

本书鲜活地阐明了创伤性经历如何通过大脑、思维和身体意识的各自发展和相互作用，进而影响了人们感受和创造的能力。本书把临床案例和突破性的科学研究整合起来，为我们提供了对创伤的新认识，这也不可避免地将治疗方式导向"重新连接"大脑，并帮助创伤人群重新融入当下的生活。这本书将为受创伤的个人提供治疗的指导，并永久地改变心理学家和精神病学家对创伤及其恢复的认识。

——露丝·拉尼厄斯（Ruth A. Lanius），

医学博士，哲学博士，Harris-Woodman 身心研究讲座教授，

PTSD 研究主任，西安大略大学；

Impact of Early Life Trauma on Health and Disease 作者

当谈及理解创伤的影响，并突破悲惨的人生经历而成长，巴塞尔·范德考克用他广博的知识、临床的勇气和充满创意的策略带领并帮助我们治愈。本书是一本为一般读者提供的书籍，它处在科学前沿，并提供了大量科学方式，帮助人们理解创伤的复杂影响，减轻痛苦，并且超越生存，蓬勃发展。

——丹尼尔·西格尔（Daniel J. Siegel），

医学博士，加州大学洛杉矶分校医学院临床教授，

Brainstorm: The Power and Purpose of the Teenage 等书的作者

在这部宏伟的著作中，巴塞尔·范德考克带领读者踏上一段精彩旅程，这段旅程充满了历史上和研究中遇到的患者故事和他们的挣扎，并使神经科学在

这位充满天赋的说书人口中成为简单易懂的内容。我们了解了这位作者在过去40年中，勇敢地探索和治疗创伤，最终获得了显著的成果，还挑战了精神病学和心理治疗的现状，开拓了治疗的新领域。本书不但帮助我们认识到创伤所造成的破坏性影响，更通过描述新的治疗方法让我们对未来充满了希望。这本出色的著作不仅对治疗师非常有用，对那些想要了解、预防，或者治疗创伤造成的伤痛的人也是极有帮助的。

——帕特·奥登（Pat Ogden），

哲学博士，感觉运动心理研究所的创始人、教育主管；

Sensorimotor Psychotherapy: Interventions for

Trauma and Attachment 作者

这部杰作是我读过的针对创伤的作品之中最有智慧也最有用的一部。它不仅分析深入，同时也充满了勇气和同情。范德考克博士的天才之处在于综合了临床病例、神经科学、强大的治疗工具和人性化关怀，令创伤的治疗方法踏上了一个新台阶。

——杰克·康菲尔德（Jack Kornfield），

《踏上心灵幽径》（*A Path with Heart*）作者

推荐序

心理创伤是心理领域中一个永恒的话题，它既涉及个人身体与心灵的发展和运作，也与社会、经济、文化等各个方面息息相关。同时，它又是一个让人难以面对的话题。心理创伤中常常充满了羞愧、耻辱、愤怒、悲痛，以及一切人类不愿意去触及的强烈情感。而当人们回避，创伤便进一步发酵，给受伤者的自身、家庭、社区乃至整个文化带来深远的负面影响，直到人们醒来，下定决心去面对它为止。

由于美国越战、"9·11"事件和近年来的阿富汗战争，在民众和士兵群体中造成了广泛的心理创伤，这些心理创伤给患者自身和家庭带来的严重伤害，以及由心理创伤引发的健康和社会问题都给政府财政带来了巨大的负担。因此在过去的20年中，美国政府和社会团体都大力提高了在心理创伤研究和治疗方面的投入，加上近些年神经科学和脑科学研究方法的技术革命所带来的崭新研究数据，使得近年来，精神医生和心理学家们在对心理创伤生理机理的理解和相关临床干预的研发方面，皆取得了不少突破性的进展。

如今，我们已经可以摆脱许多20世纪模糊的心理病因学和症状学理论，较为明确地指出，哪些大脑结构在当事人经历心理创伤后，在生理上或功能上发生了改变，并能将这些大脑内部的改变与当事人在思维、情绪、社会生活中所遇到的困难较为直接地联系起来，据此开发和实践临床上有针对性的药物和心理干预，而本书就是这些现代心理创伤治疗研究和发展的集大成之作。

本书是全美最畅销的心理创伤疗愈书籍之一，书中全面介绍了目前为止美国心理创伤治疗领域的主要研究成果。不论是可能造成创伤的情境，不同类型创伤的表现，创伤问题背后的原因，还是常见自我照顾和临床干预方法，以及这些方法的机理，本书都给出了详细的介绍。更为可贵的是，相比其他晦涩的神经科学和精神病理学典籍，这仍然是一本面向大众的书。作者通过各种生动的比喻和临床案例，将复杂的创伤神经机理直观地带到读者面前，令即使没有心理学背景的人也能从中一窥心理创伤的端倪。此后，作者更是给出了不少值得参考的临床和个人的见解与指导。

本书的作者既熟谙药物治疗，又精于心理治疗，并与美国目前所有主要心理创伤疗法的创始人都有深入的交流合作，可以说是美国心理创伤治疗领域的权威之一，自然也是向大众介绍心理创伤和疗愈之法的不二人选。也许一开始你会被作者广博的临床知识和复杂的脑科学解释吓到，但几章之后你就会渐渐习惯它们，并能够通过作者的介绍，建立起对心理创伤崭新的理解，学到更切实有效的创伤疗愈方法，也为自己的心理事业或自身的成长带来更多的可能性和希望。

事实上，不论你是一位心理工作者、爱好者，还是一位经历过创伤的当事人，我都强烈推荐你阅读此书。对于临床心理和社会工作者而言，本书几乎可媲美心理创伤治疗导论教科书，从病理到疗法一应俱全，虽然行文中不时流露出作者的主观偏好，临床指导上也有相当的选择性，但书中所述原则、所列数据，几乎都是当代心理创伤干预的金科玉律和研究精华，可以说是现代心理创伤干预的基础，不可不知。

而对于经历过心理创伤（如重大车祸、暴力侵犯、性侵犯、医疗事故、自然灾害等）或发展性创伤（如成长过程中受到长期身体、情绪、语言或性虐待，或受到养育者长期忽视等）的当事人，我更会真诚地推荐你阅读本书。本书会让你了解在你身上究竟发生了什么，创伤改变了什么，以及至少原则上，什么样的治疗或干预能够真正帮助你疗愈这些创伤。唯一需要注意的是，由于创伤带给当事人本身的易感性，书中的有些描述可能会在短时间内激发你的回忆和情绪，因此在阅读时务必尊重自己内心的步调，照顾好自己的身体和心灵。

我们的国家曾经历过无数创伤，我们的人民也经历过许多创伤，并且这些创伤仍然在以某种形式代代相传，直至我们能够正视并主动去疗愈它们，才能最终摆脱创伤重复式的毁灭诅咒。心理咨询与治疗的逐渐兴起，如本书这样优秀的心理创伤疗愈书籍和研究的引进，都是在回应这一时代的需求。当有人需要帮助，就总会有人为之奋斗。这些疗愈的努力，不仅仅是为了自己，也是为了我们的子孙能够生活在一个健康和谐的社会里。

清流

2015.10.3

译者序

　　我最初进行临床实习时，是在一个监狱中进行流行病学调查。白天，我与监狱中的每一个犯人交谈，进行精神病学上的诊断和身体疾病的调查；晚上，我则将访谈的资料整理为笔记和数据、与同事交谈、思考着这些故事的意义。他们绝大多数都生活在我难以想象的贫困、孤立和暴力下，即使这些经历我多少都在文献中读到过，但亲身与这些人交谈接触，是与阅读文献完全不同的感受。在与他们的交谈中，我常常惊讶、困惑于一个问题：这些人是如何在这些难以想象的重负之下幸存的？这些人在监狱这个极为恶劣的生存环境中，是依靠着怎样的韧性和决断力生活的？

　　虽然实习结束，但这些好奇并未终止。我依然因为工作的原因，不断接触到许多遭遇过创伤性经历的人。正好有一个机缘，让我接手了这本书的翻译。事实证明，翻译此书是一段充满意义和收获的旅程。

　　本书作者巴塞尔·范德考克医生对于创伤有着充满创造力的见解，他的理论极大地影响了如今主流创伤治疗的理论。同时，因为对于非谈话治疗的支持，让他在学界中充满了争议。在本书中，他对创伤的理解来源于对依恋理论的借鉴，同时对于新理论（认知神经科学、人际关系神经学）和新治疗方式（神经反馈治疗、EMDR、瑜伽和艺术治疗）的开放接纳和科学探索态度。他对于现时创伤临床治疗理论最大的贡献在于对发展性创伤（即儿童早年的创伤性经历对成年后的影响）和对解离症的理解。

　　心理学创伤在中国广为人所知，起始于2008年的汶川地震，灾情带动了一股"心理重建援助"的风潮。一时间，似乎人人都知道，需要为经历过重大自然灾难、丧失亲人的人提供关爱、伸出援手；人们可以通过一定程度的训练，成为心理咨询师，缓解人们的心理伤痛。然而，我们对于什么是心理创伤、创伤性经历和创伤性记忆会对人造成怎样的影响、怎样的帮助才是有意义的，并不十分明确。

有关心理创伤的理解和治疗在20世纪最后10年，特别是在进入21世纪之后，出现了突飞猛进的进展。本书为如何理解创伤性经历、如何治疗心理创伤提供了目前为止最前沿的解读。本书的作者，精神科医生巴塞尔·范德考克，是研究创伤性经历及治疗的先驱之一。他对于创伤的兴趣直接来自于他的自身经历：他的父亲和叔叔是第二次世界大战（以下简称二战）集中营的幸存者。1978年，他在退伍军人事务处诊所的职业生涯刚刚开始时，他的第一个病人就是一个典型的创伤后应激障碍（Post-traumatic Stress Disorder，PTSD）患者，而当时的精神医学对心理创伤几乎一无所知，只能束手无策。

因此，他投身到心理创伤的治疗及其对心理发展的影响的研究中。在接下来的20多年间，他不断在这一领域发表研究成果——心理创伤是如何与解离症、边缘性人格障碍、自伤行为相关；心理创伤是如何影响大脑、心智的发展。他率先以科学范式，研究PTSD药物治疗和非药物治疗（特别是瑜伽和神经反馈）的效果。除此之外，他还领着一班同行，为《精神疾病和诊断手册》（*The Diagnostic and Statistical Manual of Mental Disorders*，*DSM*）第四版与第五版的编写进行与PTSD诊断标准有关的临床试验，在心理创伤的临床领域带来极为深远的影响。

本书并不仅仅是范德考克医生总结和分享治疗经验的手册，更是一本引人入胜的人文著作，从历史、社会、文化的角度，记录了创伤性经历及其对人类个体及社会整体的影响。范德考克医生从二战及越南战争退伍士兵的战争创伤开始，前溯到19世纪末精神分析理论对心理创伤的理解、1920年前后对"炮弹休克症"的记录、20世纪40年代开始兴起的人类毕生调查、20世纪70年代末精神科药物学的革命、20世纪八九十年代对依恋理论的现代理解及"创伤性记忆抑制（恢复）"的大讨论、2000年前后对儿童（性）虐待的关注、2005年及其后借助神经影像学对创伤后应激障碍的新解读、以及新千年后各种新式的非药物治疗和东方治疗法。读毕全书，足以使读者对心理创伤的治疗发展史留下一个生动的印象。

即使读者将此书当做一本纪实文学来阅读，亦未尝不可。书中所述的案例横跨多种创伤类型，既包括在流行文化作品中广为人知的"人格分裂"现象（实际上应称作"人格解离"）、意外事件（如车祸）造成的心理创伤、（经历或目睹）（性）虐待和暴力造成的心理创伤、战争和恐怖袭击心理创伤，还有少为人知的"术间清醒"造成的心理创伤。在翻译的过程中，我追随着范德考克医生的妙笔，感受着故事主人公的命运，时而兴奋紧张，时而扼腕叹息。

心理创伤性事件一般是指来自于外在的、突发的，引发人们极大精神压力的极端或异常事件。DSM-5认为创伤性应激原是指可能会对自己或亲友造成生命威胁或性威胁的事件，这些事件可以是战争、自然灾害、飞机失事、交通事故这样的严重事件，也可以是如家人离世、亲密关系的结束、疾病或手术这样的个人经历。但近年对儿童创伤的研究发现，对于儿童而言，长期忽视、情感虐待、性虐待和身体虐待也属于创伤性经历。这些发现恰好适用林德曼（Lindemann）在1944年对心理创伤的定义：是一种"对原有依恋关系突然的、无法控制的破坏"。

创伤性经历不一定是亲身经历或者亲眼目睹，仅仅是聆听类似的经历，例如调查儿童虐待的警官或者专业的心理咨询师，都有可能由于知道创伤性经历而产生类似PTSD的症状。另外，严重的创伤性经历也并没有我们想象中那么罕见。在本书援引的资料中，大约1/5的美国女性受过性暴力；在儿童逆境研究（the ACE study）中，28%的受访者在儿童时期受过身体虐待，只有36%的受访者在儿童时期完全没有不良经历，而高达 12.5% 的受访者在儿童时期遇到 4 种以上的不良经历。

范德考克医生在他的另一本书《创伤应激》（*Trauma Stress*）中说，人们不愿意谈到创伤，是因为创伤揭示了人性中普遍存在的"恶"——我们的朋友、邻居、家人、上司以及我们自己。很多人宁愿相信创伤是极为罕有的，希望忘记世界上存在着痛苦。

人类的中枢神经，如果按照功能来划分，可以分成两部分：一部分负责基本生理功能和探测危险，这部分发育较早；而负责理解的大脑皮层则发育较迟。负责基本生理功能的这部分大脑也与人的情绪密切相关，所以也被称为"情绪脑"。在情绪脑中，杏仁核是恐惧中心，它如同一个警报器，一旦遭遇危险（以及好像是危险的刺激），警报器就鸣声大作。可能在我们负责理解的大脑皮层（书中称为"瞭望塔"，主要是内侧前额叶皮层，负责对状况做出解释）还没搞清楚到底发生了什么之前，情绪脑就通过两条自主神经系统，激发或减慢我们的身体反应。通过使用不同的迷走神经通路，我们会作出不同的行为来应对危险（如寻求周围的社会帮助、战斗或逃跑、降低与逃生无关的内脏消耗。见书中第5 章中"三种层次的安全感"）。

上面描述的最基本的战斗或逃跑反应，常用于应对日常生活中无处不在的意外。创伤性事件同样也会激发我们的应激反应，然而，在创伤性事件过后，并不是每一个人都会进一步发展出 PTSD 症状。根据一项随机抽样调查，在美国，超过 60% 的人遭遇过创伤性事件（Kessler 等，1995；转引自 McNally，2003），然而，这之中只有 20% 的女性和 8% 的男性在创伤性经历过后出现 PTSD 症状。在日常生活中，人们大多通过语言和想象力去缓解创伤性经历带来的压力和痛苦。

本书第 4 章提到了一个经历"9·11"事件的小男孩诺姆的故事。5 岁的诺姆在曼哈顿市中心上学，那天早上，他透过教室的窗口亲眼目睹飞机撞向世贸大厦，人们不断地从大厦窗口往下跳。他随着隔壁班的弟弟、同学和老师们奔下楼，在门口见到刚刚送他上学的爸爸；接着，他跟着家人以及其他惊慌失措的人们在瓦砾、灰尘和浓烟之中逃生。幸运的是，在这场灾难中，他没有丧失任何亲人。他在事件发生后的第二天就用图画描述了"9·11"事件的场景，然而，与事实不同的是，他在大厦下画了一张蹦床，接住不断往下跳的人们。

范德考克医生用这个故事说明了两项对于人类生存至关重要的技能：积极的行动力以及一个富有想象力的大脑。与诺姆不同，有PTSD的人们可能在创伤性经历中无法用自己的行动从困境中突围，失去了用想象平复痛苦的能力。用书中的比喻来形容，就是"警报器"控制了整个人的大脑和身心，"瞭望塔"的解释能力失去了作用。

在一般教科书中，PTSD最核心的症状是侵入性记忆——创伤记忆随时随地的闪回、做噩梦或者在日常生活中忽然重现记忆细节。这是因为创伤性记忆的储存方式和日常记忆的储存方式是不同的：受到心理创伤的人可能记不清自己以往的遭遇，却对一些细节（例如触觉、嗅觉）的记忆异常清晰（见本书第12章）。

然而，受过创伤的人并不总是因为侵入式记忆问题而前来求助，他们大多数人向治疗师寻求的问题就和普通人一样：他们情绪失控、与亲朋好友之间的关系出现问题、注意力缺陷、物质滥用，等等。很多当事人自身无法用语言表达创伤对他们的影响，他们只是时时感到出现与现实状况不符的强烈负面情绪，如焦虑、害怕、愤怒、羞耻、负罪感，或者觉得麻木、空虚，甚至会在无意识中重演创伤性经历。在范德考克医生之前，很少有人会把情绪不稳、物质滥用和解离症状与创伤性经历联系起来。

一个典型的、"被困在创伤中"的人失去了心理灵活性，随时处在和创伤性经历几乎相同的惊慌中，用全副精神维持日常生活，忍受着紧张、恐惧，或者好像生活在虚构的世界中。他们回避和创伤有关的一切环境，例如退伍士兵会在国庆日躲在办公室里（因为外面的烟花爆炸声好像炮火），因为术中清醒而遭受创伤的患者会辞去在医院的工作（因为总是看到穿手术服的人）。他们中的很多人，也会用过度工作、滥用酒精或其他自我伤害的方式来麻痹自己。这种时刻处在崩溃边缘的状态令他们的情绪失控。他们中的很多人因为无法控制自己的情绪，很难维持良好的人际关系；相应地，缺乏社会支持让他们的症状变得更加严重。

范德考克医生借用彼得·莱文（Peter Levine）的创伤理论和帕特·奥登（Pat Ogden）的身体治疗理论指出，人们的心理受到创伤是因为他们遇到了困境却无法做出反抗，这些无法进行的反抗会变成所谓的"未完成的动作"，最终"固化"在人们的身体感受或者无法解释的症状中，例如偏头痛、哮喘，他们不是感觉生气或悲伤，而是感觉到肌肉酸痛、肠道异常或其他毫无来由的症状。大约有四分之三的神经性厌食症病人和超过一半的暴食症病人，在描述自己的情绪感受时感到十分困难。他们或者是在无意识中重复某些无法理解的行为，反复陷入同样的麻烦中。目睹父母之间的家庭暴力的人，往往在成年时也可能陷入到关系暴力中。

范德考克医生在书中举了一个重演创伤记忆的例子。他在1989年报告了一个案例：一个退伍士兵每年在战友牺牲的日子里"持枪抢劫"，他会跑到便利店里，威胁店员说，他手上有枪，让店员把钱交出来，但又留出足够的时间给店员报警，让自己被警察逮捕。这名士兵重复了数次之后，法官最终把这名男子送去见精神科医生。范德考克医生和同事帮他克服了对战友牺牲的负罪感后，他才不再每年上演这种"借警察自杀"的举动了。

书中曾提到一个中年访视护士桑迪，在童年时长期被酒精上瘾的父母忽视，非常孤独。她的应对方式是顺从她依赖的所有人。无论何时她丈夫说了无情的话，她都会哮喘发作而倒下，只能立刻被送往急诊室。尽管桑迪学会了忽视她的亲密关系问题，但这些压力最终演变成哮喘这种症状来获得她的关注。她的治疗集中在发现身体感觉和情绪之间的关系。在她接受治疗的三年内，她再也没有进过急诊室。

这就是创伤在行动或身体症状上的印记。范德考克医生援引了神经影像学的研究，说明了强烈的、重复的经验可能会改变我们接受和理解刺激的方式。受过创伤的人比起没有受过创伤的人，更不容易捕捉到创伤性刺激之外的环境信息。研究也发现，遭受创伤的儿童比没有受过创伤的更难识别他人的正面表情，而容易将外界的表情刺激识别为"危险"的信号。受过创伤的人可能没有明显的 PTSD 症状，但他们可能会在无意中不断陷入同样的困境。他们也许可以在帮派或极端组织中感到理解和被安慰，但这些组织很难令他们学会足够的心理灵活性，降低神经系统的敏感性，让他们适应充满变化的人际交往和日常生活。"创伤的印记"是让我们无法走出过去、反复经历类似创伤的重要原因。

谈话治疗是心理治疗的最主流方式。谈话治疗试图唤起人们的洞察力，从而去理解和控制他们的行为。然而，这种洞察力难以阻止我们的杏仁核不断发送危险信号，难以终止身体的逃生状态，特别是和我们关系密切的人让我们感到恐惧或愤怒时。在书中描述的神经影像学研究发现，人们在进入闪回或麻木的状态时，语言中枢是被抑制的。

一方面，这样的过度唤起让普通的谈话治疗可能变得非常困难；另一方面，一个无法感受和思考的、有解离症状的来访者，也可能让治疗举步维艰。习惯以麻木自我感觉来应对创伤的人，因为不会打扰任何人，反而更难接触到需要的治疗。对于这些人而言，只有在治疗时克服了生理不适感，谈话治疗才是有意义的。而从下到上——从身体到意识的治疗，才更可能打破治疗停滞，克服创伤的印记。

有效治疗不一定需要语言，但疗愈的标记一定是能够建立有效的人际关系。范德考克医生指出，创伤治疗的关键，是降低人们在回忆／重演创伤时的不适感。在心理创伤的治疗中，有效的治疗，可以是非语言的；提高对身体的察觉，让来访者在治疗室之外体验到安全的人际交往，有可能从根本上带来治疗的突破。

范德考克医生在书中举了自己在学习 EMDR 治疗时的经历作为例子。EMDR 治疗有非常大的争议，然而，实证研究却发现，EMDR 治疗是目前对于心理创伤最为有效的治疗方式之一。在治疗中，治疗师几乎完全不需要与来访者之间建立任何语言上的信任和理解，治疗师依靠简单的口令，要求被治疗者观察治疗师的手指运动，同时在脑中回忆创伤性记忆，但治疗师不需要知道被治疗者想起了什么。范德考克医生在学习 EMDR 时，他的练习搭档跟他说："我完全不信任你。我不会告诉你任何我小时候的创伤。"范德考克医生感到无比沮丧，然而，治疗结束后，他的搭档看起来却变得更轻松自在了。

范德考克医生在本书中写道："能够在社会交往中感觉到安全感，是精神健康最重要的一点。"在众多精神疾病的诊断标准中，大部分都包括无法建立满意的人际关系、或难以控制情绪。几乎所有有关精神健康的研究也都指出，社会支持（即人际联系）都是精神疾病预防和康复中重要的因素；而人际联系，除了陪伴，还意味着能够相互沟通，在人际联系中感觉到安定。这就是所谓的"安全感"。很多人可以进行表面性的人际交往，然而，在需要完全放下警觉的亲密行为中（例如性行为），他们会感到强烈的紧张或不安。

根据人际神经生物学（Interpersonal Neurobiology）的理论，人际关系之所以可以有治疗作用，是因为神经元之间的联系会不断依据外界环境刺激进行调节。大脑中的"镜像神经元"会时刻捕捉到我们周围的社会性反应（微笑、皱眉、撇嘴、脸部的角度），并透过三层迷走神经通路影响我们的心跳、肌肉紧张程度，决定我们是要放松还是逃跑。心理治疗也是一种运用人际关系的治疗方式，其疗效有一半来自来访者和治疗师之间稳定、安全的治疗性人际关系。而 EMDR 中体验到的，也是一种在身体感觉上安全的回忆。

这就是"身体会记得"。身体会记得受创伤的经历，也会记住安全的经历。

范德考克医生本人的临床理论虽然改变了整个创伤临床治疗的景观，但他在这本书中提倡的这些非传统治疗方式，毫无疑问，是充满争议性的。范德考克医生本人也因为倡导创新疗法而备受争议。这些争议其实是药物治疗（或实证治疗）和非实证治疗之间的差异，是研究者和临床者之间争议的缩影。

所谓的"创新疗法"，在很多研究者眼里，就是"未经实证研究的治疗方法"。这种理解也没有错。在本书提到的许多治疗方式中，只有药物治疗和认知行为疗法（洪水法／系统脱敏法）是受到最多的实证研究证明的；近十年来，EMDR和神经反馈治疗也逐渐被实证研究接受。而其余的疗法：瑜伽、武术、内在家庭系统治疗（Internal Family System Therapy，IFS）、结构心身治疗（Pesso Boyden System Psychomotor Therapy）、戏剧，都还没有像前面几种治疗方法那样得到足够的实证研究支持。

因此，在本书中，范德考克医生花费了一些笔墨解释创新疗法和传统疗法之间的争论，及其在实证证据上的区别。他指出，因为缺乏实证证据，或者与心理治疗中的传统方式"谈话治疗"相距甚远，疗程也过长，因此创新疗法缺乏足够的资金进行实证研究。而在一些课题尚未得到足够重视之前（例如战争性创伤、儿童发展性创伤），范德考克医生和他的同事们不得不自己掏腰包进行临床和实证研究。范德考克医生在一个访谈中辛辣地指出：研究基金不投入在未经实证支持的治疗方法中，是一种"终结临床探索"的做法。

范德考克医生在书中反复强调他在哈佛医学院上学时，他的老师埃尔文·塞姆拉德教他的一点，应该向患者学习治疗，依赖自己对现实的感知，而不是听信书本上言之凿凿的诊断标准。当一个治疗者面对病人时，治疗者面对的是一个有各种生活需要和发展潜力的"人"，而不是一个疾病名词。范德考克医生在书中写下了好几个自己思想的转变点：因为抗精神药物的发展，病人一方面获得了从前无法想象的恢复，能够脱离长期病房，回到亲友身边；然而，医院却逐渐成为了一个"修理站"，医生成为了一个消灭症状的"修理工"，在15分钟内就匆匆开药给患者，消除他们的焦虑或抑郁情绪，或者愉快地接受自己成为一个"真正的科学家"，退回自己的实验室里，认为一切人类努力克服的问题（愤怒、欲望、傲慢、贪婪、懒惰）都只是"障碍"，只要找到适当的化学药物就能"药到病除"。然而，范德考克医生也发现，虽然针对退伍士兵的镇静剂、抗抑郁剂和治疗团体几乎全部无效，而瑜伽却拯救了他的几个最严重的病人。在针对受过创伤的、有行为问题的儿童的治疗中，动物辅助的治疗、感官刺激的治疗、戏剧辅助和游戏治疗（和预防性团体）、神经反馈治疗，都取得了令人无法忽视的效果。这些儿童不仅恢复了信任感和与他人交往的能力，而且在职业上取得了不能忽视的成就。

本书在中国有更深的一层含义。在中国，很多人仍然认为心理治疗的理解就是"陪聊"，认为对心理疾病的治疗最科学有效的方式是吃药，这个观点也被很多精神科医生所乐见：一方面将非药物治疗神秘化，一方面将药物治疗神圣化。这种心理和药物治疗断裂的局面，也是现在精神医学和心理治疗之间从教育到职业化之间的长期壁垒的具象化。我国的《精神卫生法》规定：心理咨询师不能为拥有心理疾病的人进行诊断和治疗，只允许心理治疗师和精神科医生进行诊断和治疗。而实际上，中国的心理咨询师承担着几乎所有的心理治疗功能；同时在现存制度中，只有经由医药专门学校毕业的人才能通过每个医院内部的职称系统成为心理治疗师。

而在美国，类似的壁垒则是医学循证治疗（药物和认知行为治疗）以及创新治疗之间的争论。临床心理研究者和进行精神／心理临床治疗的医生之间常常互相攻讦：一方谴责对方在治疗上恣意妄为，不将治疗方式局限在仅仅经过实证研究的治疗方式中，而采用一些缺乏实证证据的治疗方法，对患者不负责任；另一方则谴责对方根本没有接触过临床中复杂的诊断和共病，实证研究对复杂的临床现象解释度十分有限。在临床实践中，面对一个对传统疗法反应不好的患者，临床工作者最自然的做法就是采用一些听说效果很好，但是暂时缺乏实证证据的治疗方法。

范德考克医生作为一个非实证疗法和身体—精神疗法的早期支持者，自然会引起心理学和精神医学界的恐慌。然而，范德考克医生提出呼唤，对未经证实的治疗方法投入更多的研究经费以及敦促临床工作者正视自己在临床工作中的体验，对未经证实的治疗方法进行实证研究。

本书作者作为一个资深的精神科医生，亲身拥抱了精神类药物治疗的发明和兴起，在保持了一种实证主义倾向的科学语调的同时，不仅不断跟踪着有关研究人类精神领域的最新进展，还努力挖掘非传统治疗方式的可能性。本书把散落在历史中探索人类精神痛苦的智慧串联起来，再以现代强调实验控制的心理学研究的语言将其描述出来（例如有关创伤重演、解离症和当代依恋关系的研究）。古代文学和戏剧描述了人类的创伤和面对创伤的方式，而东方的智慧（例如正念、瑜伽）也为创伤的治疗提供了一些新思路。在各种科学前沿的研究中，表征遗传学正在改变"先天还是后天"这个传统心理学问题的回答；而个体化药物治疗正在改变医疗方式；神经科学和人工智能的发展也在刷新我们对自己的认识。正如基思·斯坦诺维奇在《这才是心理学》中说过：在心理学的进展中，理论的发展并不是如同物理学一样以一种跃进的方式实现的；心理学的新理论并非全然排斥旧理论，而是更能总结不同状况的理论。本书中，范德考克医生统筹各种理论，将历史上的实验探索深入浅出地表达出来，使其创伤理论呈现出恢宏的视野和气度。

在本书中，范德考克医生借助美国医学研究所（Institute of Medicine，IOM）的一个观点来表达自己的立场：该所在 2001 年呼吁临床工作者运用循证治疗方式（evidence-based practice），意味着临床证据应来源于实证研究、临床经验和患者利益的综合。循证治疗方式要求临床工作者既要重视实证研究，也要真实地感知自己的临床经历，同时关注每个患者作为个体的长远利益。除了疾病本身，现实中复杂的人类困境，是临床工作者在日常工作中遇到的最大挑战，也是临床工作者真正的老师。范德考克医生从不掩饰自己的担忧："我无法在这些治疗师面前进行一整天的讲座教学，因为真正的学习只在行动之中。"

心理创伤不仅仅是一种病理学现象，也是一种社会现象。贫穷、家庭失能、教育机会不均都是心理创伤的温床。而促进人类社会不断发展的，正是创伤康复中体现的韧性（resilience）和能动性（agency）。在对抗人类的疾痛和创伤的过程中，我作为一位心理临床工作者，借范德考克医生的语言，衷心呼吁心理治疗者和医学治疗者两者放下成见，达成和解，连同患者、患者家属、教师、社会与各行各业的人士合作，运用多种资源，形成真正的治疗同盟，预防心理创伤，促进心理创伤的康复。

非常感谢机械工业出版社的编辑们给我机会，翻译这本书给我打开了一个新的世界。感谢我的母亲和朋友们也在翻译中给了我很多实际的帮助；我的同学及同行们的鼓励和支持，也让我感到我的翻译是有意义的。没有你们，这本书是不会出现的。谢谢你们。

李智

2016 年 4 月 1 日

序言

面 对 创 伤

一个人不需要上过战场、住过叙利亚或刚果的难民营就有可能遭遇精神创伤。创伤可以发生在我们自己、我们的朋友、我们的家人或邻居身上。美国疾病预防与控制中心的研究表明，1/5 的美国人在儿童时期被性骚扰；1/4 的人被父母殴打后身上留有伤痕；1/3 的夫妻或情侣有过身体暴力；1/4 的人和有酗酒问题的亲戚长大；1/8 的人曾目睹过母亲被打 [1]。

我们人类真的是一种适应能力超强的物种。自从有历史记载以来，我们就在不间断的战争、无数的天灾或人祸，以及个人生活的暴力与背叛中不断振作。但创伤总会留下或大或小的痕迹，大至历史或文化上的伤痕，小至家族中不知不觉世代相传的阴暗秘密。它们也会在我们的心智和情感、我们体会愉快和亲密的能力，甚至在我们的身体和免疫系统中留下痕迹。

心理创伤不仅仅影响那些直接暴露在事件中的人，也影响他们周围的人。从战场归来的军人也许会以狂怒或冷漠吓坏他们的家人。丈夫身患创伤后应激障碍（PTSD），他的妻子也很有可能变得抑郁，而这些抑郁母亲的孩子们很有可能因此而焦虑不安。暴露在家庭暴力中的孩子通常很难在成年时建立稳定、充满信任的亲密关系。

创伤，正如它本身的定义，是难以承受、不能容忍的。大多数的强奸受害者、经历过战场的士兵和被性骚扰过的孩子在想起过去的经历时会极度沮丧不安。他们极力试图把这些记忆清除出去，努力表现得好像什么都没发生过一样，继续生活。这需要付出巨大的努力，才能背负着这些恐怖的记忆，以及对自己软弱、脆弱的羞耻感活下去。

我们当然都希望走出创伤，然而，负责我们基本生存功能的那部分大脑（深藏于我们的理性大脑之下）并不擅长否认记忆。即使创伤性经历过去了很久，这部分大脑也有可能在一些轻微的危险信号下激活大脑的应激回路，让大脑产生大量的压力荷尔蒙。这会引发负面情感、强烈的生理感受以及冲动的攻击性行为。这一创伤后应激反应难以理解又势不可挡。失控，让创伤的幸存者觉得他们的内心已经彻底损毁，无可救药。

我记得自己第一次萌发学医的念头时只有14岁，正在参加一个夏令营。我的表兄迈克尔不让我睡，整晚都在给我解释肾脏如何工作，它们如何过滤身体废物、又重新吸收化学物质，让机体保持平衡。我被他那奇妙的身体功能描述完全吸引住了。后来，在我医学训练的每一步中，无论是我学习外科、心血管，还是儿科，我都认为治疗的关键是在于了解人体系统是如何工作的。然而，当我开始在精神科轮转时，我着迷于思维的极端复杂性及人际关系的多样性，然而精神科医生却对他们所治疗的问题知之甚少，我被这一极端反差震惊了。我们有朝一日能像了解我们其他器官一样了解我们的大脑、心智和爱吗？

显然，要获得如此详细的了解，我们还要进行多年的学科研究。然而，三门新学科的诞生让有关心理创伤、虐待和忽视的知识出现了爆炸性的增长。这三个新领域分别是：神经科学，一门研究大脑如何支持思维过程的学科；发展精神病理学，研究逆境对思维和大脑发育的影响；人际神经生物学，研究我们的行为如何影响我们周围人的情绪、生理和观念。这三个领域的研究揭示出，创伤会造成实际的生理影响，包括重新调校我们的大脑警报系统、令压力激素更加活跃、让报警系统从不相关信息中筛选出与危机相关的信息。我们现在知道，精神创伤会损害大脑感知生理感觉的功能区域，让我们感受不到生命力。这些变化也解释了为什么受过创伤的人对威胁过度反应，不能体验他们的日常生活。这些知识也帮助我们明白，为什么受过创伤的人们似乎总是面临同样的问题，好像难以从经验中学习。我们现在知道，他们反复受挫的行为不是因为他们有道德上的缺陷，或是意志力薄弱，又或是他们的品格不好，而是他们的大脑发生了变化。

我们对精神创伤知识的增长也带来了新的可能，让我们可以缓解甚至将创伤带来的损害恢复。现在，治疗创伤可以利用大脑自身的神经可塑性，发展新的方法和体会，帮助幸存者在现实生活中感到活力，从而继续生活。这些方法从本质上可以概括为三个途径：①自上而下，通过谈话重新与他人建立联系，进而了解自我，处理与创伤相关的记忆；②服用药物，关闭脑中不适当的警报，或者使用其他方式来改变大脑组织信息的方式；③自下而上，让身体深刻地体会与创伤带来的无助、狂怒或崩溃完全相反的体验。对每个特定的创伤后幸存者来说，哪一种方式最好，是一个经验上的问题。就我见过的病人来说，大多数人都需要上述方法的综合。

这是我一生的事业。我在30年前成立了创伤中心，并且一直以来受到我在创伤中心的同事和学生的支持。我们一起治疗过几千个受过精神创伤的儿童和成年人：他们之中包括儿童虐待、自然灾害、战争、意外和人口贩卖的受害者，以及那些被熟人或陌生人伤害的人。一直以来，我们都以每周一次的频率跟我们所有的患者及治疗小组深入讨论病情，仔细地追踪不同治疗方式对于不同个体的效果。

我们的主要任务是照顾好那些来寻求治疗的儿童和成年人，但我们从一开始也致力于研究创伤后压力在不同人群中的影响，以及每种治疗方式最适合的对应人群。我们一直以来都受到美国国家精神卫生研究所及其下属的补充疗法和替代医学中心、国家疾病控制预防中心以及一些私人基金的资助，我们探索各种不同的治疗方式，包括药物治疗、谈话治疗、瑜伽治疗、眼动脱敏与再处理治疗技术（EMDR）、戏剧治疗和神经反馈治疗（Neuro Feedback Treatment）。

治疗面临的挑战是，如何让人学会控制以往创伤的痕迹，重新掌控他们的人生。对话、理解、增强人际关系，这些都是有所帮助的，药物也可以抑制过分活跃的报警系统。但我们也会看到，创伤的痕迹也能通过新的身体体验，转化为那些与无力、愤怒和崩溃的创伤经历完全相反的体验，让人们重获自我控制。我没有治疗方式的偏好，因为没有任何一种治疗方式适合所有人，但我使用过书本介绍的所有治疗方式。每一种治疗方式都可以给患者带来深刻的变化，但这些治疗技术的效果取决于特定的问题和不同的人。

本书既是一本指南，也是一个邀请。请让我们正视精神创伤的现实，一起探究如何更好地治疗创伤，并作为一个社会整体做出承诺：尽一切努力预防创伤。

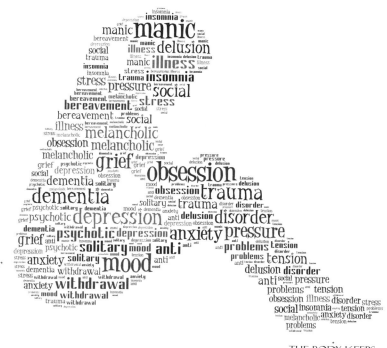

THE BODY KEEPS
THE SCORE

第一部分
创伤的重新发现

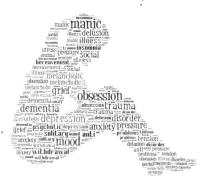

第1章

越战士兵的经验教训

我成为今天的我，是在 1975 年某个阴云密布的寒冷冬日，那年我 12 岁……许多年过去了，人们对陈年旧事的观点是错的……回首前尘，我意识到在过去 26 年里，自己始终在窥视着那荒芜的小径。

——卡勒德·胡赛尼[○]，《追风筝的人》

有的人似乎生活在一种不间断的叙述中，但我的生活有很多停顿和重新开始。这就是创伤，打断了故事情节……它只是发生，然后生活继续。没有人会预料到你有创伤。

——杰西卡·斯特恩（Jessica Stern），
《拒绝承认：恐怖回忆录》（Denial: A Memoir of Terror）

1978 年，7 月 4 日国庆节假期之后的那个星期二，是我第一天在波士顿的退伍军人事务处医院（Boston Veterans Administration Clinic）上班。当时我正想在新办公室挂上我最喜欢的一幅复制画——勃鲁盖尔的《盲人的寓言》，我就听到接待处一阵骚动。片刻过后，一个穿着脏兮兮的三件套西装、胳膊

○ 译文来自李继宏，卡勒德·胡塞尼著，《追风筝的人》，上海：上海人民出版社，2006。——译者注

底下夹着一本《军事冒险者》(*Soldier of Fortune*) 杂志、胡子拉碴的壮汉闯进我的办公室。他看起来很激动，而且很明显处于宿醉状态。我心里纳闷我能拿这个汉子怎么办。我请他坐下，问我能为他做什么。

他的名字叫汤姆。10 年前，他在海军服役时上过越南战场。整个国庆日假期，他都把自己关在波士顿市中心的律师办公室中，盯着旧照片喝酒，而不是和家人在一起。根据他往年的经验，他知道节日的噪声、烟火、夏季的炎热，还有他妹妹家后院那浓密的初夏绿荫，都会让他想起当年的越南，让他崩溃。他不敢待在妻子和两个年幼的孩子附近，因为他失控时会表现得像一只怪物。他会因为孩子们的吵闹声暴怒，以至于他必须冲出家门，防止自己伤害他们。他只有在把自己彻底灌醉，或是以危险的高速骑着他的哈雷 - 戴维森摩托奔驰时，才能够冷静下来。

他也无法在夜晚解脱，梦魇时常打断他的睡眠。在梦里，他又回到了危机四伏的稻田，因为遭受伏击，他所在的排几乎全军覆没。在他那可怕生动的回忆中，也有死去的越南儿童。这些噩梦极为可怕，他甚至十分害怕睡着。夜晚的大多数时间里，他都在喝酒。他的妻子早上醒来，都会发现他昏睡在客厅的沙发上。她不得不踮着脚，经过沙发，准备早餐。她和孩子们吃完早饭后，会再踮着脚尖出门。

汤姆告诉我，他在 1965 年高中毕业，而且还是他们班毕业致辞的代表。因为他们家的从军传统，他一毕业就加入了海军。他父亲第二次世界大战时在巴顿将军的麾下服役，而汤姆毫无疑问，完全没有辜负父亲的期望。他强壮、聪明、领导力超群。在完成基本训练之后，汤姆感到自己强大而充满战斗力，足以在团队中独当一面，无惧于任何挑战。在越南战场，他很快成为排长，带领着其他 8 名海军队员。

在泥泞与机枪扫射中全身而退，足以让所有人为自己和战友感到自豪。服役期满，汤姆光荣复员，迫不及待地将越南抛诸脑后。表面上看，他确实做到了。他通过 GI 法案进入大学，从法学院毕业，与他高中时的女朋友结了婚，有了两个儿子。然而，汤姆很难过，因为他对妻子几乎没有任何感觉，尽管两人当年的书信让他在越南的疯狂丛林中活了下来。汤姆尽了一切努力，假装自己过着正常生活，试图找到他以往的自我。他现在从事法律行业，处于事业上升期，但他觉得自己的内心已经死了。

尽管汤姆是我漫长职业生涯中遇到的第一个退伍军人，但他的故事让我熟悉。我在战后的荷兰长大，从小在各种空袭废墟中玩耍。我父亲曾经因为反对纳粹而被关进集中营，但他从来没有跟我们说过他在战时的经历。他有时会发很大的脾气，让我惊恐不已——我当时还只是个小男孩。他每天早上，趁家人还未醒时，就安静地下楼祈祷和阅读《圣经》。这样一个虔诚的人，怎么会有如此可怕的怒火？我也在我的叔叔身上看到同样的矛盾。他是一个将自己的一生都奉献给社会正义的人。他在日治时期的东印度（即现在的印度尼西亚）被抓去缅甸，做修建桂河大桥的奴工。他也几乎从不提及战争，但他发起火来也常常不受控制。

在听汤姆描述时，我想起我的父亲和叔叔，他们是否也有噩梦和闪回？他们是否也能体会到那种与家人的不可联系感，以及无法在日常生活中感到任何快乐的感觉？我想起一幕幕脑海深处的记忆，我那被吓坏了的，但更多时候是吓人的母亲。我现在认为，她也经常重新体验儿童时期的创伤。当我问她小时候的生活如何时，她总是会昏厥过去，令我十分紧张。她醒来后，就会指责我为什么让她难过。

感觉到我明显的好奇，汤姆平静下来。他告诉我，他刚才觉得恐惧、混乱。他担心自己会变得跟他父亲一样——总是很生气的样子。他父亲只会将孩子与他在 1944 年圣诞节在突出部之役牺牲的战友对比，除此之外，他几乎不跟孩子说话。

我们的聊天接近尾声，我做了一件医生通常会做的事情：我以为我明白了汤姆的噩梦，所以我把注意力都集中在那儿。我在学生时期时，曾在一个睡眠实验室工作，观察他们的睡眠周期，也曾经协助过书写有关噩梦的文章。我也参加过一些在 20 世纪 70 年代刚出现的精神药物的早期研究。所以，尽管我没有抓住汤姆问题的核心，但至少我能帮他缓解噩梦问题。我也相信化学药物能让我们生活得更好。于是，我给他开了一些可以减少噩梦发作的药，然后我让汤姆两周后复诊。

两周后，汤姆回来复诊。我热切地想知道药物是否起作用。然而，他告诉我，他并没有吃药。我掩饰着不快，问他为什么。"我认为，如果吃药就会让噩梦消失的话，"他回答，"我就等同于抛弃了我的战友。他们的死亡将变得毫无价值。我需要成为一个活着的纪念，纪念那些在越南牺牲的战友。"

我被震动了：汤姆对他死去战友的忠诚令他无法回到生活中。他就和他的父亲对他战友做的一样。父亲和儿子在战场的经历都使他们脱离了现实生活。为什么会这样？我们应该怎么办才好？这个早上，我发现我可能要花一辈子的时间去寻找创伤的解决方法。恐怖经历是怎样把人们困在过去的？这些人的心智和大脑出了什么问题，让他们卡在这个他们想极力逃避的地方？1969 年 2 月，汤姆乘坐着从越南岘港归来的航班，他的父母在波士顿洛根国际机场拥抱他，为什么他的战争没有从这时起就结束了？

汤姆需要让他的生活成为一种纪念他战友的纪念碑。这件事情告诉我，他可能面对着更为复杂的情况，不仅仅是可怕的回忆、大脑化学失衡，或异常的大脑恐惧回路。在受埋伏之前，汤姆是一个忠诚的朋友，一个会享受生活的、充满兴趣的、快乐的人。在恐怖的时刻中，精神创伤改变了一切。

我在退伍军人事务处工作的时候，认识了很多类似的人。这些人即使面对着微小的挫折，也有可能爆发出极为可怕的暴怒。诊所公共区域的墙壁上充满了拳印，保安疲于保护被吓坏了的保险代理人和接待员。他们的行为当然很可怕，但我也对他们为什么会这样充满了好奇。

我和妻子在家时也要处理类似的问题，例如我的孩子会因为不想吃菠菜或者不想穿袜子而乱发脾气。为什么我从不操心孩子们的幼稚行为，却担心那些退伍士兵？当然，他们的体型有别，退伍士兵造成的破坏肯定比我那两尺高的小浑蛋所造成的大。但真正的原因在于，我自信地认为，只要我给予孩子恰当的照顾，他们会逐渐学会如何面对挫折和失望，但我不太确定我要如何帮助那些退伍士兵重新学会自我控制——这个他们在战争中失去的技能。

不幸的是，我的精神科训练从未让我做好准备面对汤姆和他的其他退伍战友身上出现的问题。我在医院图书馆寻找有关战争神经症、炮弹休克症、战斗疲劳症，或者任何我能找到的跟我的患者病情有关的描述。我没有预料到的是，整个退伍军人事务处医院的图书馆没有一本跟上面症状有关的书。直到最后一个美国士兵离开越南 5 年之后，仍然没有一个人打算出版一本关于战争创伤的书。最后，在哈佛医学院的康特威医学图书馆，我发现了一本《战争创伤神经症》(*The Traumatic Neuroses of War*)，这本书在 1941 年由精神科医生艾布拉姆·卡尔迪纳（Abram Kardiner）出版。这本书描述了卡尔迪纳在第一次世界大战期间对退伍士兵的观察，以及对第二次世界大战中那如洪潮一般的炮弹休克症士兵的观察[1]。

卡尔迪纳的报告和我观察到的现象相同：战争结束之后，他的患者都被一种战争的无意义感击倒；不管他们在战争之前社会功能如何良好，他们在战后都变得退缩而冷漠。卡尔迪纳将之称为“创伤性神经症”，我们今天把这叫作“创伤后应激障碍”，即 PTSD。卡尔迪纳记录道，创伤性神经症的患者保持了一种长期的、对危机的警惕和敏感。他的这句概括尤其吸引我：“神经症的核心是真实存在的神经元。”[2]也就是说，创伤后的压力反应并不是一种“纯粹的心理问题”，而是有生理基础的。卡尔迪纳在当时就明白了这些创伤后症状来源于整个身体对创伤性事件的反应。

卡尔迪纳的描述和我的观察类似，这让我感到安心，但他的观察并没有告诉我应该如何治疗这些退役士兵。缺少文献对我的研究而言是一种缺陷，幸好我的好老师，埃尔文·塞姆拉德教我们要怀疑书本。他说，我们唯一的、真正的课本，是我们的患者，我们只应该学习他们身上的经历。这听起来好像非常简单，但塞姆拉德老师迫使我们依靠自身经验的同时，他也指出，正确运用现实信息非常困难，因为人类往往擅长用期待式思考（wishing thinking）掩盖真相，进行自我欺骗。我记得他说过：“痛苦的最主要来源是自我欺骗。”在退伍军人事务处工作时，我很快发现面对现实是如此困难，无论是对于我的患者还是我自己。

　　我们并不想知道士兵在战斗中发生了什么；我们也不想知道孩子们是如何被性侵犯和性虐待；我们更不想知道有多少对夫妇——统计数字告诉我们大约有 1/3——在关系中发生过暴力。我们普遍认为家庭是这个冷酷世界中的安全港湾，我们的国度充满通情达理、举止文明的人。我们宁愿相信，残酷的事情只会发生在某些距离我们很遥远的地方，例如苏丹达尔富尔和刚果。见证痛苦已经够困难的了。所以，那些受过创伤的人无法承受这些记忆，诉诸于药物、酒精或者自我伤害行为，让自己与过去的记忆隔绝开来。这有什么可奇怪的呢？

　　汤姆和其他退伍军人是我最初的老师，让我开始明白一个人的生活是如何被难以承受的经历击垮，也让我学会如何让他们重新振作。

创伤和自我失控

　　我一开始在退伍军人事务处进行的研究，是系统性地询问他们在越南发生了什么。我想知道是什么把他们逼到崩溃的边缘，为什么面临同样的经历，有的人崩溃，有的人却能够如常生活[3]。我在访问中遇到很多人，都觉得他们对战争做好了充分准备，得到了充分甚至近于严酷的训练，他们能与战友们出生入死。他们交换家人和女友的照片，他们忍受彼此的缺陷，他们随时准备好为他们的战友而牺牲。他们大多数都互相吐露了自己的秘密，有的甚至互相分享彼此的衬衫和袜子。

　　很多退伍军人都有类似汤姆和亚历克斯的友谊。亚历克斯是一名来自马萨诸塞州马尔登的意大利裔军人，汤姆在到达越南的第一天就认识了他，他们立刻就成了密友。他们一起开吉普车、听同样的音乐、为对方读信。他们一起喝醉，追逐相同的越南酒吧女郎。

　　在越南的第四个月，一个日落时分，汤姆带着他的小队在一个稻田附近巡逻。突然，一阵密集的枪声从周围丛林发出，汤姆四周的人相继中弹。汤姆看着小队所有成员在几秒之内被杀害或身受重伤，他感到绝望而又恐怖。

他永远也不会忘记这个画面：亚历克斯双脚腾空，脸朝下地趴在水稻田里；他只能看到他的后脑勺。汤姆哭了，他回忆道："亚历克斯是我唯一的、真正的朋友。"之后，汤姆不断地在晚上听到他的战友尖叫、看到他们的身体倒在水中。一切让他记起那场伏击的声音、气味或画面（例如7月4日烟花爆炸的声音）都会让他瘫痪、恐惧、暴怒。因为那天，只有他在直升机的帮助下从稻田中撤离。

之后发生的事情也许比那些不断出现的闪回让汤姆感觉更糟。汤姆对朋友战死的狂怒引发了之后的悲剧。他花了好几个月才克服了那种令他窒息的羞愧感，向我提起这件事。正如《荷马史诗》中的阿喀琉斯或其他古代战士那样，他们在面对战友死亡时都进行了极为可怕的报复。在遭受伏击的第二天，汤姆在极度的狂热中冲进一个附近的村庄，屠杀孩子、射杀无辜的农民、强奸越南女人。在这之后，他觉得自己失去了回家的意义。你怎么可能告诉你的爱人，告诉她你残忍地强奸了一个和她一样的女人？儿子学步的场景也让他想起在越南屠杀过的儿童。汤姆感到亚历克斯的死带走了他的自我荣誉和忠诚。创伤，无论是由于你自己所做的某件事，还是某件发生在你身上的事情，都会在亲密关系中造成同样的困难。体会过一些难以言喻的恐怖之后，你怎么能再相信你自己或者其他的任何人？或者相反，你在亲密关系中被残忍伤害之后，你怎么可能再一次向这段亲密关系屈服？

汤姆准时出现在我和他的每一次见面中，因为我已经成了他的救生绳、他从未见过的父亲、在伏击中不幸遇难的亚历克斯。让自己记得这些记忆需要巨大的信任和勇气。对于受过创伤的人而言，最困难的就是直面他们自己在创伤经历中的羞愧，无论这些行为是恰当的（例如在暴行中反抗）还是不恰当的（例如孩子们试图安抚他们的施虐者）。第一个写出这个现象的是坐在我隔壁办公室、同样在退伍军人事务处诊所工作的莎拉·海利（Sarah Haley）。她写了一篇文章，名为《当患者揭露暴行》（*When the Patient Reports Atrocities*），而这篇文章最终推动了PTSD诊断标准的建立。在这篇文章中，她探讨了对于士兵而言，谈论（和聆听）战争过程中由他们亲手施行的暴行是多么艰巨和令人无法忍受的事。直面由他人之手施加的痛苦已经足够艰难，但对于很多受过创伤的人而言，他们内心深处更加无法忍受的，是自己当时的所作所为带来的耻辱感。他们深深地蔑视自己的恐惧、软弱、兴奋或自我膨胀的感觉。

几年之后，我在儿童虐待的幸存者中看到了类似现象：他们大多都对自己当年为了幸存，或为了保持与施虐者的联系而采取的行动感到羞愧万分。施虐者越是与孩子亲近、受孩子依赖，受虐的孩子就会有越强的羞愧感。这一状况看起来相当混乱，似乎分不清这是一个受害者还是一个自愿的参与者，这结果导致了爱和恐怖、痛苦与愉悦进一步的混淆。我们会在本书稍后回到这一矛盾当中。

情感麻木

情感麻木也许是汤姆最严重的症状。他强烈地渴望爱他的家人，但他不能够激发任何对他们的感情。在情感上，他感到与所有人都有无法跨越的距离，好像他的心已经冻结了，或者好像住在一堵玻璃墙后面一样。这种麻木的对象包括他自己。除了感觉到自己变得越来越有钱和羞愧万分之外，他什么都感觉不到。他说，在刮胡子的时候，他几乎不能认出镜中的自己。当他听到自己在法庭上辩论的声音时，他感到自己好像站在远处观察，想知道为什么这个人的长相和说话声音都和他类似，却能说出这么令人难以反驳的观点。当他的官司打赢时，他会假装觉得十分满足；当输官司时，他表现得好像已经预见到了一样，会在失败来临前先投降。他事实上是一个非常高效的律师，除此之外，他觉得自己好像飘浮在外太空，没有任何方向感。

只有偶尔全身心地投入某个案子时，他的无目的感才能得到些微的缓解。在我们治疗他的期间，汤姆曾担任一个被控谋杀的暴徒的辩护律师。为了千方百计打赢官司，他完全陷入狂热中，整夜整夜地不睡觉，沉浸在这种兴奋里。他说，这就像是一场战斗，只有在这种时候，他才感到他是活着的，除了胜利之外的一切都不重要。在汤姆赢了官司的那一刻，他失去了所有的能量和目标。噩梦回来了，他的狂怒也回来了。这些情绪失控严重到他必须搬去一个汽车旅馆住，才能确保他不会伤害他的妻子和孩子们。但独居也是可怕的，有关战争的噩梦以10倍的威力回归。汤姆试图保持繁忙，工作、喝酒、嗑药——用一切努力来避免直面他的噩梦。

他一直都看《军事冒险者》这本杂志，幻想成为非洲内战中的一名雇佣兵。这一年春天，他骑着他的哈雷摩托车奔驰在新罕布什尔州的堪卡马格斯高速公路上。发动机的震动、奔驰的速度以及危险感让他慢慢地恢复自我，使他能够离开汽车旅馆的房间，回到自己的家。

重整感知

我在退伍军人事务处进行的另一项研究是有关噩梦的，但最后变成了研究创伤性经历如何改变人的感官和想象。比尔第一个参与到我的噩梦研究中。他是一个前战地医生，在10年前，他在越南目睹过很多军事行动。退役之后，他进了一个神学院，然后被分配到的第一个教区是一个位于波士顿郊区的公理会教堂。他一直都生活得不错，直到他的妻子有了第一个孩子。孩子出生之后，他的妻子回到了她之前的护士工作，他被留在家里，准备每周布道、处理教区杂务，同时照顾新生婴儿。每次他在家里与婴儿单独相处时，都会被淹没在越南死婴的景象中，忍不住大哭。

比尔只好让他的妻子回来照顾婴儿。当他来到退伍军人事务处医院时，他惊慌失措。他说他一直能听到婴儿的哭声，看到被烧焦的或流血的婴儿的脸。我的医院同事觉得这必然是精神分裂症，那时的教科书告诉我们，幻听和幻视就是精神分裂症的典型症状。教科书的描述也为精神分裂症诊断提供了一个原因：比尔的精神病症状很有可能是因为他觉得妻子的爱被他们的新生婴儿夺走了。

那天到了入院办公室时，我看到比尔四周围满了忧心忡忡的医生，准备给他注射强力的抗精神病药，然后把他转移到封闭病房。他们描述了他的症状，向我征求意见——因为我以前在一个专门治疗精神分裂症的病房工作过。我的兴趣来了：给比尔下精神分裂症这个诊断好像有什么不对。我问比尔我能不能跟他聊聊。听了他的故事之后，我不知不觉地说了弗洛伊德在 1885 年描述创伤的一句话："我觉得这个人在为记忆所苦。"我告诉比尔，我会尽量帮助他，我会给他开药，控制他的惊恐，然后问他愿不愿意在几天之后回来参加我有关噩梦的研究。他同意了。

研究的一部分是给参与者进行罗夏墨迹测验。和其他直接回答问题的测验不同，罗夏墨迹测验几乎不可能作假。罗夏墨迹测验是一种独特的工具，它通过墨迹——这种基本上没有意义的刺激——来检测被试的精神状况。就好像我们夏天躺在草坪上，看到漂浮在天空中的云朵一样，我们会给罗夏的墨迹创造意义和故事情节。人们对墨迹的想象可以揭示相当大一部分的思维状态。例如，在看着罗夏墨迹测验的第二张卡片时，比尔陷入了恐慌："这就是我在越南看到的那个爆炸了的婴儿。你看，在正中间就是那些烧焦的肉、这里是伤口，还有血喷得到处都是。"他喘息着，额头流下汗水，处于跟他第一次来医院时非常相似的恐慌中。尽管我无数次听到退伍士兵描述他们的闪回经历，但这是我第一次目睹闪回。显然，在我的办公室里，比尔见到了和 10 年前同样的场景、闻到了同样的气味、感受到了同样的感觉。当年，他绝望地抱着一个死婴；10 年之后，比尔在一摊墨迹里重新体验到了同样的悲剧。亲身体验到比尔的闪回，让我意识到那些前来求助的退伍军人处在何等的痛苦之中，也让我感到找出解决创伤的方式是多么重要。创伤性事件尽管骇人听闻，这个事件必然有始有终。然而，不断的闪回才是最可怕的。你永远不会知道你是否会再一次被闪回攻击，并且，你无法中止闪回。我用了很多年才慢慢学会如何有效地治疗闪回，在此期间，比尔是我最重要的导师。

我们给另外 21 名退伍军人做罗夏墨迹测试，结果是一致的：其中 16 名退伍军人在看到第二张卡片时体会到了和战时创伤同样的情感。罗夏墨迹测试中的第二张卡片是第一张彩色的卡片，因此人们经常会体验到所谓的"色彩震惊"。退伍军人通常会将卡片描述成"这是我的战友吉姆的肠子，一颗迫击炮的弹壳划开了他的肚子"或者"这是我的战友丹尼的脖子，他在吃午饭的时候被弹壳削掉了脑袋"。没有一个退伍军人会把它描述为跳舞的和尚、振翅的蝴蝶、骑着摩托车的人，或者是大多数人能看到的普通的甚至有点搞笑的画面。

绝大多数的退伍军人都被第二张卡片里他们见到的场景搅得心烦意乱。剩下的 5 个人对第二张卡片的解读更令人担忧：他们的脑袋一片空白。"这里什么都没有，"其中一个人观察了一下墨迹说，"这只是一摊墨迹。"他们当然是对的，但一般人回应模棱两可的图片时，大多会运用想象力来解读一些东西。

我们从罗夏墨迹测试中发现，受过创伤的人会将他们的创伤重叠在周围的一切事物上，因此难以解读发生在他们周围的一切。要不就是"创伤再现"，要不就是"难以解读"，这之间没有中间地带。我们也发现，创伤会损害想象力。那 5 个什么都解读不出来的人失去了想象的能力。但剩下的那 16 个在墨迹中重回过去的人也失去了灵活的思维能力，这也是一种想象力受损的表现：他们只能不断重蹈覆辙。

想象力是生活质量的关键。想象力让我们在日常生活中幻想旅行、食物、性与爱，以及一切让生活变得有趣起来的事情。想象力让我们想象新的可能性，也是实现我们梦想的契机。它让我们充满创造力，缓解我们的无聊，平复我们的痛苦，强化我们的愉悦，丰富我们的亲密关系。当人们总是不由自主地被过去拉后腿，总是回到他们以往的强烈体验和感情中，他们会失去想象力，失去思维的灵活性。没有了想象力就没有了希望，没有更好的展望，无路可去，没有目的可以达到。罗夏墨迹测试也让我们理解到，受创伤的人从根本上就在用一种异于常人的方式看待世界。对一般人而言，在街上看到一个人可能只是觉得他在散步而已，而一个强奸受害者，可能会觉得这是个有可能强奸她的人，并陷入惊恐中。一个严厉的老师对于一个普通小孩来说可能只是一个普通的存在；然而，对于一个总是被继父殴打的小孩来说，这个老师可能代表了一个虐待者，可能会促使他进行愤怒的反抗，或者惊恐地畏缩在角落里。

困于创伤中

我们的诊所已经快要被前来寻求精神帮助的退伍军人淹没了。然而，因为我们严重缺乏有资质的医生，即使是那些最严重的、一直以来都在自我伤害或者残忍地对待家人的人，我们都只能把他们放在等待名单上。然而，我们发现，因暴力犯罪或者醉酒寻衅而被捕的退伍军人直线上升，还有惊人的自杀数字。终于，我得到了许可，可以开始给年轻的越战士兵进行小组治疗，作为一种在"真正"的治疗前的"准备"。

在一组全是退役海军的治疗小组开幕会上，第一个发言的人斩钉截铁地说："我不想提战争。"我回答说，你们可以谈论任何你们想谈论的话题。在难以忍受的沉默当中，半小时过去了，一个退伍士兵提起他的直升机坠毁的事件。

令我惊讶的是，其他人立刻活跃起来了，热切地谈论起他们可怕的创伤性经历。接着，他们每周都会回来。在这个小组中，他们得到了他们一直以来都渴望的回应和共鸣，而在此之前，他们只有一种恐怖的感觉和空虚。他们重新得到了一种战友情谊，而这种感觉在他们的战争体验中是至关重要的。他们坚持说，我是他们这一新生团体的创始人，因此，在我生日时，他们送给我一套海军制服。现在想来，他们的这一举动似乎揭示了他们的一部分问题：一个人要不就是团体中的一部分；要不就什么都不是。在创伤过后，这个世界似乎简单地分成了两部分：一部分是了解你的；剩下的是什么都不知道的。不能分享创伤性经历的人都不值得信任，因为他们不明白。遗憾的是，这些"不可信任"的人里往往包括伴侣、孩子，还有同事。

之后，我带领了另外一个治疗小组，这个小组的成员都曾在巴顿将军的麾下，他们参加治疗时全都已经 70 多岁了，老得都能当我的父亲。我们每周一早上 8 点见面。在波士顿的冬天，暴风雪时常令公共交通系统瘫痪。然而，他们全都在暴风雪中准时出现，其中一些甚至在暴风雪中跋涉数英里[⊖]来到退伍军人事务处医院。圣诞节时，他们送给我一只 20 世纪 40 年代使用的军用腕表。正如在那个退役海军治疗小组中一样，他们如果不能把我变成他们中的一员，我就无法成为他们的医生。

细数这些经历，可以看见，集体治疗的弊端是很明显的。当我鼓励参与者说出他们现在面临的日常问题，例如他们和妻子、孩子、女友、家人的关系，他们如何与上司相处，是否在工作中找到满足感，是否滥用酒精，诸如此类的问题时，他们都一致拒绝回答，然后转而强调他们是如何在许特根森林中把匕首刺入德军士兵的胸膛，或者他们的直升机是如何在越南被击中坠毁。

无论这些创伤性事件是发生在 10 年前还是 40 年前，我的患者都不能跨越战争和现实生活之间的鸿沟。有时候，这些给他们带来这么多痛苦的事件也成了他们存在的意义。只有当他们回忆起过去的创伤时，他们才有活着的感觉。

⊖　1 英里约合 1.6 千米。

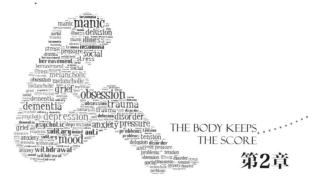

THE BODY KEEPS
THE SCORE

第2章

理解心智和大脑的革命

疑问越大，觉醒则越大；疑问越小，觉醒则越小。无疑问，则无觉醒。

——张澄基，《禅的实践》(*The Practice of Zen*)

人生活在属于自己的那一小片时空里，但这一小部分不仅仅是你的人生，而是那些和你生活在同一个时代所有人生的总和……你就是历史的倒影。

——罗伯特·潘·沃伦，《世界够大，时间够多》(*World Enough and Time*)

20世纪60年代末，在读医学院一年级升二年级期间，我休学了一整年。在这个间隔年期间，我意外地见证了精神疾病治疗的重大飞跃。当时我找了个好差事，在马萨诸塞精神卫生中心当研究助理，为患者们组织娱乐活动。马萨诸塞精神卫生中心是全美国最好的精神病医院之一，也是哈佛医学院教学中心中最好的一个。我当时所在的部门正在研究：对初次发病的年轻精神分裂症患者来说，用心理治疗还是药物治疗更佳。

当时，马萨诸塞精神卫生中心主要使用的治疗方式仍然是脱胎于弗洛伊德精神分析的谈话治疗。然而，在20世纪50年代早期，一群法国科学家发现了一种新的化合物——氯丙嗪（Thorazine），这种化合物可以使患者奇迹般地平静下来，缓解他们易激惹的状态，减少他们的幻觉。这一发现给我们带来希望：是不是所有的精神问题，例如抑郁、惊恐、焦虑、躁狂以及那些最可怕的精神分裂症症状，都可以用药物来缓解呢？

作为一名助理，我对于病房内部的研究进展一无所知，我也完全不知道患者接受着怎样的治疗。这些患者都跟我年纪相仿，都是些来自哈佛大学、麻省理工学院、波士顿大学的大学生。他们中的一些人试过自杀，有的用刀子或剃刀自残，还有的攻击过他们的室友，剩下的以他们难以预测的荒谬行为把家人朋友吓得够呛。我的工作是让他们享受正常的大学生活，例如在比萨店吃饭，在附近的树林野营，看红袜队比赛，在查尔斯河玩帆船。

当时的我对精神病学领域一窍不通，只能在病房内部讨论时打起十二分精神，试图破译患者复杂的语言和逻辑。我也必须学会处理他们突发的行为异常，习惯他们可怕的孤僻与自闭。一天早上，我发现有个患者像雕塑一样站在房间里，一只手以防守的姿势举起，一种惊恐的表情凝固在她的脸上。她站在那儿，一动不动地，保持了至少 12 个小时。医生告诉我这种状况的专业术语叫"木僵"，但医生和教科书都没有教我怎么处理这种状况。我们只能让她就那样站着。

黎明前的创伤

我不像只有早间查房时才会在病房的医生那样，而是在病房里度过了很多个夜晚和周末，这让我看到了普通医生从未见过的事情。当这些患者睡不着时，他们会穿着紧巴巴的睡袍，走到昏暗的护士站里聊天。夜晚的宁静似乎让他们放松。他们告诉我，他们被别人毒打过、侵犯过、性骚扰过，这么做的人通常是他们的父母，有时是亲戚、同学或邻居。他们大都有同样的记忆：无助地躺在床上，惊恐万分地听着母亲被父亲（或母亲的男友）殴打，听见他们的父母互相叫骂，听见家具被摔破。他们向我描述他们父亲喝醉酒回家的情景——听到父亲的脚步声，怎样等待着父亲进门，然后被父亲从床上拉起来，因一些莫须有的罪名受惩罚。还有一些女患者回忆起她们被兄弟或父亲侵犯时的情景，她们眼睁睁地躺着，无法动弹，无法逃脱。

早班的年轻医生向导师报告案例时，助理通常可以旁观。他们几乎从不提及那些我在深夜听到的故事。然而，后来的很多研究都证实了那些深夜故事与患者之间的关联：我们现在知道，寻求精神科治疗的人中超过一半都曾经被殴打、遗弃、忽视，甚至在孩提时就被强奸，或目睹家庭内部暴力[1]。但这些事情似乎都不属于早班会议的讨论内容。我惊讶地发现：医生是如此冷淡地讨论着患者的症状，几乎不试图控制患者的自杀意念和自毁行为，也不试图了解患者的绝望与无助。更让我震惊的是，哪怕是患者们的成就与愿望，关爱与憎恨，哪些人激励他们，哪些事让他们踌躇不前，哪些事让他们感到内心平静……他们的全部生活状态，也都几乎无人关心。

几年之后，我作为一个刚工作不久的年轻医生，也被迫面对这种医疗模式的典型情况。当时我在一个天主教医院赚外快，帮那些因为抑郁症而需要接受电击治疗的女性检查身体。作为一个好奇的移民，我一边帮她们填表，一边问起了她们的生平。她们多数会向我抱怨自己痛苦的婚姻、难以应付的孩子、对于流产的内疚。她们向我倾诉完之后，看起来快活多了，并且感谢我的热心倾听。她们中一些人还很想知道，既然自己的郁闷已经纾解了这么多，是否还需要做电击治疗。当这样的会面结束后，我总会很难过，因为我知道，第二天早上的电击治疗会消除她们所有有关这些对话的记忆。不久，我就辞掉了这份工作。

在马萨诸塞精神卫生中心病房干活的那一年，我把休假的日子大多用于泡在康特威医学图书馆里了解那些我应该去帮助的人。一个周六的下午，我偶然发现了一部直到今天仍然十分有价值的著作：尤金·布鲁勒（Eugen Bleuler）在 1991 年出版的教科书《早老性痴呆》（*Dementia Praecox*）。布鲁勒的观察很有意思。

"在精神分裂症的躯体性幻觉中，有关性的幻觉是迄今为止最常见而又最重要的。这些患者能体会到一切寻常或异常性快感的激动与狂喜，而且，越是猥亵、恶心、荒诞的幻想，越能让他们陶醉其中。男性患者会流出精液、激起带有疼痛的阴茎勃起；女性患者会想象自己被最凶残的方式强奸或伤害……这些幻想除了象征意义之外，绝大多数也和现实中的真正感觉相同。"[2]

这段话让我感到好奇。医生总是问患者有怎样的幻觉，而将之视为患者病症之一。但假如我听到的午夜故事都是真的，那这些"幻觉"是否包含着部分真实经历？幻觉仅仅是病态大脑的胡编乱造吗？人们可以根据他们从未有过的体验编造身体感觉吗？创造力和病态的想象力之间是泾渭分明的吗？记忆和想象力之间呢？直到今天，这些问题仍然没有答案。但目前的研究发现，孩提时期受过虐待的人常常会毫无理由地感到身体疼痛（例如腹痛），而且他们也会听到警告他们或指责他们的声音（幻听）。

难怪有这么多患者在病房里会出现暴力的、古怪的或自毁的行为，特别是当他们感到沮丧、被阻挠或被误解的时候。他们乱发脾气、摔盘子、砸窗户、用玻璃碎片割伤自己。那时我完全不明白，一个简单的请求（例如"让我帮你清掉头发上的脏东西"）都会激怒他们或让他们陷入恐慌。我一般会听从经验丰富的护士的建议，何时应该后退，何时该将患者约束起来。当我将一个患者按倒在地，让护士可以上前给患者注射镇静剂时，这个过程甚至有时会让我感到一种满足。这种满足让我感到诧异，也让我警醒。我逐渐发现，我们的专业训练竟能让我们面对如此的混乱和恐怖。

西尔维娅，19 岁，是个漂亮的波士顿大学学生。她通常一个人无声无息地待在病房角落，看起来惊恐万分。"波士顿黑手党要员的女朋友"这个身份又让她似乎笼罩在一种神秘的光环内。她绝食超过一周之后，体重急剧减轻。于是医生们决定给她强制喂食。我们要三个人才能按住她，另一个人将橡胶饲管插进她的喉咙，还有一个护士将营养液倒入她的胃里。后来，在半夜讲秘密时分，西尔维娅胆怯又犹豫地告诉我她小时候被兄弟和叔叔性侵犯的事情。我这时才意识到，我们"照顾"她进食的方式，在她眼里一定跟轮奸无异。这次经历以及其他的类似经历让我给我的学生制定了一个规则：如果你在对患者做一些你绝对不会对朋友或家人做的事情，你要想一下，你是否在不自觉地重复患者过去的创伤。

过去带领患者玩耍的经历也让我发现：当患者们处在一个团体中时，他们的身体会不协调，似乎异常笨拙。我们去露营时，他们大多只能无助地站在一旁，看着我支起帐篷。我们有一次差点在查尔斯河翻船，因为他们只会僵硬地蜷缩在帆船的下风处，无法学会通过改变位置来保持小船的平衡。排球比赛的时候，医院员工队一定比患者队合作得好。患者的另一个共通点是，即使他们在愉快地聊天，他们也显得呆板，缺少一般人和朋友聊天时自然流露的动作和面部表情。后来，我认识了躯体治疗师彼得·莱文（Peter Levine）和帕特·奥登（Pat Ogden），我所观察到的现象与创伤的相关性才逐渐明确起来。我会在后面章节详细讨论创伤是如何被抑制在人们躯体内的。

痛苦的意义

我结束了在马萨诸塞精神卫生中心为期一年的研究助理生涯，回到医学院。几年之后，作为一名刚刚毕业的医学生，我又回到了马萨诸塞精神卫生中心，但这次，我被一个令人兴奋的项目接收了，准备受训成为精神科医生。很多有名的精神科医生都在这里接受训练，包括后来获得了诺贝尔生理学或医学奖的埃里克·坎德尔（Eric Kandel）。在我受训的那段时间，艾伦·霍布森（Allan Hobson）在医院地下实验室发现了掌管梦境的脑细胞，马萨诸塞精神卫生中心还第一次对抑郁症的化学基础进行了研究。但对住院医生而言，我们大多数的精力都投在患者身上。我们每天花 6 小时在患者身上，然后集体与资深精神科医生分享我们的观察，提出我们的问题，然后争取做出最明智的发言。

我们杰出的老师，埃尔文·塞姆拉德，完全不赞成我们在第一年读教科书。这一明智的阅读"节食"让我们中的大多数人最后都成了饥饿的阅读者和多产的创作者。塞姆拉德老师不希望课本里那些言之凿凿的精神科诊断标准掩盖了我们对现实的感知。我记得我曾经向他问过："你觉得这个患者是精神分裂症还是分裂情感性障碍？"他沉默一会儿，轻轻抚着下巴，明显陷入了沉思。"我想我会叫他迈克尔·麦金太尔。"他回答。塞姆拉德老师教我们，人类最痛苦的莫过于爱与失去，因此，治疗者要做的，是帮助人们"了解、体验以及容忍"生活的真实，包括其中所有的愉快与悲伤。"我们痛苦的最大来源是我们的自我欺骗。"他驱使我们尽可能诚实地面对自己的每种经历。他常常说，人们如果不知道自己所知道的，感觉不到自己所感觉的，就永远不能痊愈。

我记得，当我听到这位著名哈佛教授坦率地描述，他在睡觉时被妻子的屁股顶着却感到非常舒服时，我惊讶万分。他通过暴露这样一个简单的需求，令我们明白基础的人类需求对我们的生活多么重要。无法满足基本需求会导致精神上的发育不良，无论我们的思想有多崇高、有如何伟大的世俗成就。他告诉我们，疗愈仰赖于亲身经验：你只有彻彻底底了解你的身体之后，你才能控制你的生活。

然而，我们的专业正在朝一个不同的方向发展。1968 年，《美国精神病学杂志》就我所在病房的研究成果发表了一篇论文。这篇论文清楚表明，对于精神分裂症患者而言，纯粹接受药物治疗的效果要优于每周 3 次与波士顿最好的治疗师进行谈话治疗的效果 [3]。这一研究成果是使用药物和精神医学解决心理问题之路的里程碑之一：从无穷无尽、令人眼花缭乱的症状 – 关系描述到一个针对特定"障碍"的大脑 – 疾病模型。

医学治疗人类痛苦的方式总是受限于当时的技术水平。文艺复兴时期以前，行为异常总是会被归于神灵、罪孽、魔法、巫术、恶灵等原因。在 19 世纪之后，法国和德国的科学家开始将行为看作一种对复杂世界的适应并加以研究。如今，一个新的范式在逐渐形成：愤怒、欲望、傲慢、贪婪、懒惰和其他一切人类一直以来不断努力克服的问题都被当成了"障碍"，只要使用适当的化学药物就能药到病除。这让很多精神科医生都松了一口气，愉快地接受了和他们的医学院其他同学一样的"真正科学家"的角色——有实验室、动物实验、昂贵的器材、复杂的诊断测试，以及办公室一旁挂着的诸如弗洛伊德和荣格这种心理学家的画像。当前主流出版的精神病学教科书都这样说："如今普遍认为精神疾病是大脑异常或脑内化学物质不平衡造成的。"[5]

像我的很多同事一样，我热烈地拥抱着药理学革命。1973 年，我成为马萨诸塞精神卫生中心的精神药理科首席住院医生。我大概也是波士顿第一个给双相障碍患者开锂盐的精神科医生 [我在这么做之前有读过澳大利亚医生约翰·凯德（John Cade）使用锂盐的记录，我试用锂盐也得到了医院委员会的批准]。一位患有双相障碍 35 年的女士，每年 5 月躁狂，到 11 月就抑郁消沉得想自杀。在我和我的锂盐处方的照顾下，她连续 3 年没有交替发作，病情稳定。我也是美国最早开始在那些长期被锁在精神病院里的精神病患者身上研究试用抗精神病药氯氮平的医生之一[6]。药物在他们中的一些人身上创造了奇迹：这些长年被锁在单人间的可怕亲戚现在可以回归到他们的家庭和社区中，这些长期处在黑暗和绝望中的患者现在可以拥有美好的人际关系，享受工作和娱乐的乐趣。所有这些令人惊奇的结果，都让我们乐观地觉得，人类苦难终有一日会被完全征服。

在美国，抗精神病药是减少精神病医院住院患者的最主要原因。从 1955 年的超过 50 万住院人口，减少到 1996 年的不到 10 万人[7]。在精神类药物被发明之前，这一改变几乎无法想象。我在医学院一年级时访问了伊利诺伊州的肯塔基州立医院，在那里我见到一个健壮的医院助理，在一个光秃秃的、带排水沟的房间里用水管冲洗着十几个肮脏、全裸、语无伦次的患者。这一记忆现在看起来更像个噩梦，而不太像是我亲眼见过的状况。1974 年，我完成住院医生培训后，我干的第一份工作是在享誉盛名的波士顿州立医院担任第二任直至最后一任主任医师。这个医院曾经容纳着上千个患者。这些患者被安置在医院方圆几百英亩的几十个建筑中，其中包括温室、花园、工厂——这些建筑现在全都成了废墟。我在任期间，这些患者逐渐分散在"社区"中。"社区"通常意味着他们去了匿名的庇护所和养老院。而讽刺的是，精神病医院通常被叫作"收容所"，"asylum"这个词原本意味着"神圣"，但它逐渐包含了一种和罪恶有关的贬义。精神病医院实际提供了一个人人都能知道患者姓名生平的庇护所。在1979年，我前往美国退伍军人事务部工作后不久，波士顿州立医院的大门就永远关上了，它成了一座鬼城。

我在波士顿州立医院工作的同时，也在马萨诸塞精神卫生中心的精神药理学实验室工作，但那时我专注在另一个研究领域。20世纪60年代，美国国家卫生研究院的科学家们开始研究如何分离和测量血液及大脑中激素和神经递质的方式。神经递质是一种可以在神经元之间传递信息、让我们有效应对外在世界的化学分子。

既然科学家们发现了神经递质异常与抑郁症的关联，多巴胺与精神分裂症的关联，那就有望发明直接作用于特定脑部异常的药物。这一愿望从未完全实现过，但我们在测量药物如何影响精神症状方面的努力确实给我们的职业生涯带来了另一个巨大变化。研究者需要用一种精确又结构化的方式将他们的研究结果变成"研究诊断标准"，我作为一个基层的研究助理对此做出了贡献。最终，这些努力变成了精神病学系统诊断的基础：美国精神医学学会的《精神疾病诊断与统计手册》（DSM）。这本书常常被称作"精神病学的圣经"。直到1980年DSM-III出版前，DSM都非常谦虚地告知使用者，这一诊断标准是不精确的，因此，这一标准不应当用于司法或保险领域[8]。然而，正如我们现在所见到的，这一谦虚不过是昙花一现。

无法逃避的电击

这么多有关创伤后的应激问题在我脑海中挥之不去。我很好奇神经科学的前沿领域是否能提供一些答案。于是，我开始参加美国神经心理药理学院（ACNP）的会议。1984年的ACNP年会里有很多有关药物研究的讲座，引人入胜。我在还有几个小时就上飞机飞回波士顿的时候，听到来自科罗拉多大学的史蒂文·梅尔（Steven Maier）报告他和他在宾夕法尼亚大学的合作者马丁·塞利格曼（Martin Seligman）的研究。他的报告主题是动物的无助。梅尔和塞利格曼把几只狗关在笼子里，反复对之施加足以令之感到痛苦的电击。他们将这种情况称之为"无法逃避的电击"9。我很爱狗，所以我自己永远也做不出这种研究，但我很好奇这种酷刑会给动物带来怎样的影响。

就这样对狗进行了几轮电击之后，研究者们打开笼门，继续对狗施加电击。此前从未受过电击的狗立刻逃出了笼子，但那些先前被施加过"无法逃避的电击"的狗完全没有尝试逃出笼子——它们只是躺在那儿，任凭笼子的门敞开着，呜咽着，不自主地排便。仅仅提供逃脱的机会并不能让受过创伤的动物或人类重返自由。如同梅尔和塞利格曼的狗一样，很多受过创伤的人放弃了。他们沉浸在自己已知的恐惧当中，不去冒险寻找新的选择。

我完全被梅尔的叙述吸引了。他们对这些可怜的狗做的事情跟那些发生在向我求助的患者身上的事完全相同。他们也曾经暴露在某些人（或某些事情）带来的可怕伤害中，而且完全无法逃脱。我立刻回想起我曾经治疗过的患者：他们几乎全都曾被约束在某种无法逃脱的状态中，无法采取行动以避免伤害。他们的"战斗或逃跑反应"被彻底肢解，最终可能是极端焦虑或彻底崩溃。

梅尔和塞利格曼也发现，受到创伤的狗比起正常狗分泌更多与压力相关的激素。这正好与当时刚刚开始为人所知的创伤性应激的生物基础遥相呼应。那时，年轻的研究者接二连三地发现，受过创伤的人会在危险过去很久后，仍然保持着较高的应激激素水平——发现这一现象的人中包括耶鲁的史蒂夫·斯威克（Steve Southwick）和约翰·克里斯塔尔（John Krystal），耶路撒冷哈萨达医学院的亚利耶·沙莱夫（Arieh Shaley），美国国家精神卫生研究院（NIMH）的弗兰克·普特南（Frank Putnam），还有后来去了哈佛的罗格·皮特曼（Roger Pitman）。而当时在纽约西乃山医院的瑞秋·耶胡达（Rachel Yehuda）发现创伤后应激障碍（PTSD）患者保持着较低的皮质醇（应激激素的一种）水平——这个发现乍看起来似乎和其他研究矛盾。但她的研究后来发现，皮质醇可以发送安全信号，终止身体的压力反应，让身体压力激素恢复平衡；但在PTSD患者身上，即使危机过去，皮质醇也无法回到创伤之前的水平。

理想情况下，我们的压力激素反应系统应当在危机出现时给出闪电一般的反应，准备战斗或逃跑，渡过危机；危机结束后，压力激素再快速回到正常水平。但在PTSD患者身上，压力激素反应系统无法起到类似的平衡作用。他们和那些接受电击的狗一样，即使危机结束，战斗或逃跑信号系统仍然持续活跃。另外，如果一个人的身体持续暴露在较高的压力激素水平中，人就会表现得暴躁或恐慌，长此以往，这些人将会付出健康的代价。

为了和史蒂文·梅尔交谈，我没赶上飞机。他的讲座不仅让我明白了我的患者真正的问题，而且也为如何解决这个困境提供了线索。例如，他和塞利格曼发现，教受创伤的狗离开电笼的唯一方式是：打开笼门，然后把它们拖出去，如此反复。这样，狗就可以直接体会到逃跑的方式。我可以教会我的患者们这样基本的自卫方式吗？我的患者们需要亲身体会才能重新获得控制感吗？如果他们可以学会逃离那些可能伤害他们，或与他们曾经无法逃离的创伤类似的情景呢？这是本书最终要达到的目标之一，我将在本书的第五部分对此进行讨论。

后来的动物研究又使用了小鼠、大鼠、猫、猴子、大象等，这些实验提供了更多有趣的数据。[10] 例如，当研究者播放巨大的噪声时，在温暖又食物充足的环境中长大的小鼠立刻就逃回巢里了。但另一组在嘈杂而且食物紧缺的环境下养大的小鼠，即使把它们放在一个愉悦的环境中，他们也还是会跑回巢里。[11]

无论巢的环境是舒适的还是恶劣的，受到惊吓的动物都会跑回巢里。我想起我那些饱受家人虐待的患者，明知会再次受伤，他们还是会义无反顾地回去。受过创伤的人一定会回到熟悉的环境寻求庇护吗？如果是这样的话，是否能帮助他们与一个安全、愉悦的地点或活动建立联系呢？[12]

创伤成瘾：痛苦的愉悦和愉悦的痛苦

那时，我和我的同事马克·格林伯格（Mark Greenberg）在对一群越战老兵进行团体治疗。他们中的很多人在回忆到战争的恐怖与悲痛，想起直升机坠毁或同伴死亡时，都觉得这些记忆栩栩如生。《纽约时报》的前战地记者克里斯·哈吉斯（Chris Hedges）在他的书《战争是一种给予我们意义的力量》（*War Is a Force That Gives Us Meaning*）中描写了很多残酷的战役。[13] 很多饱受创伤的人似乎在主动寻求对于我们大多数人而言极为可怕的体验，[14] 患者们常常在不愤怒或安全的时候感到空虚无聊，甚至，他们会主动进行危险的行为。

我的患者茱莉亚是一宗惨无人道的强奸案受害者，那时她只有 16 岁，在一个酒店房间里，被枪口指着。不久之后，她被一个替她拉皮条的男人缠住了。这个男人非常暴力，总是打她。她总是因为卖淫而坐牢，但她总是回到她的皮条客身边。最后，她的祖父母看不下去，付钱让她参加一个密集的康复计划。当她成功完成了住院治疗之后，她得到了一份接待员的工作，并且在当地的一个大学里上课。她在上社会学课时写了一篇关于卖淫自由的可能性的论文，并为此读了很多著名妓女的回忆录。逐渐地，她放弃了其他课程。她跟她的同班同学维持了一段短暂的感情，之后关系迅速恶化。她说，他厌倦了她的眼泪，而她见到他的平角裤就恶心。她后来勾搭上一个在地铁里卖毒品的瘾君子，但他一开始就殴打她，后来又跟踪她。最终，当她再次被毒打时，她决定回到她曾经接受治疗的地方。

弗洛伊德用"强迫性重复"来形容这种重演创伤的状况。他和他的追随者相信，这种重演创伤的原因是，患者潜意识里希望通过重新经历一次痛苦，来实现对痛苦的掌控，患者也有可能因此学会事件的解决方式。然而，没有任何证据支持这一理论——重演只会导致更深的痛苦和自我厌恶。事实上，即使是在治疗过程中，重温创伤性经历也会强化心理创伤。

我和马克·格林伯格决定转而研究生活的动力（attractor）——是什么吸引我们、激励我们、让我们有活着的感觉。一般来说，我们会被那些让人感觉更好的东西吸引。但是，为什么很多人会被危险或痛苦的事物吸引呢？最后，我们发现了一个研究，可以解释为什么恐怖和痛苦会变成一种痛快而刺激的体验。[15] 在 20 世纪 70 年代，宾夕法尼亚大学的理查德·所罗门（Richard Solomon）发现人体几乎能够适应所有刺激。我们可能会对一些毒品上瘾，因为这些毒品会立刻带给我们舒适的感觉；但一些会立刻让我们感到不适的活动，例如洗桑拿、跑马拉松、跳伞，最终也可以变得让人享受。这一缓慢的调整形成了一种新的体内化学信号平衡，例如马拉松运动员，他们可以在将身体推至极限时获得愉悦和兴奋感。

当我们无法进行这种极限活动时，我们会渴望再度进行类似的活动，产生和药物上瘾类似的戒断反应。长此以往，人们就会专注于戒断带来的痛苦而不是活动本身。这一理论可以解释为什么有人会雇人来打自己、用烟头烫自己，或吸引人们伤害自己。恐惧和恶心以某种不合常理的方式转化为快感。

所罗门假设，内啡肽——一种大脑在应对压力时分泌的类鸦片化学物质，是形成这种似乎自相矛盾的快感的关键。当我在图书馆看到一篇发表在 1946 年、题为"在战争中受伤的男人"的论文时，我想到了他的理论。外科医生亨利 K. 比彻（Henry K. Beecher）在意大利前线观察了那 75% 没有要求使用吗啡的伤兵时，总结道："强烈的情绪可以抵抗痛苦。"[16]

比彻观察到的那些士兵与 PTSD 患者有关吗？我、马克·格林伯格、罗杰·皮特曼（Roger Pitman）和斯科特·奥尔（Scott Orr）决定请 8 个越战老兵做一个实验，问他们是否愿意在看一些电影片段的同时做一个疼痛测试。第一段电影片段来自奥利弗·斯通（Oliver Stone）极度暴力的战争电影《野战排》（Platoon，1986）。当这些士兵在看电影时，我们测量他们的右手可以放在冰桶里多久。然后我们给士兵们播放一个平静而且鲜为人知的电影片段。在这 8 个退伍士兵中，7 个人在看《野战排》时能够忍受冰桶的时间是看平静影片的 1.3 倍。我们因此计算出，观看 15 分钟战争影片需要忍受的痛苦相当于急诊室因胸部压痛而需要注射的 8 毫克吗啡剂量。

因此，我们认为，比彻推断的"强烈的情感可以抵抗痛苦"是脑内分泌的内啡肽的作用。这意味着很多经历过创伤的人，在再次遭遇类似压力时，内啡肽也会产生类似缓解的作用。[17] 这是一个很有趣的实验，但它还不能完全解释茱莉亚为什么会不断回到那残暴的皮条客身边。

平息大脑

1985 年的 ACNP 比往年的会议充满了更多的争议观点。国王学院教授杰弗里·格雷（Jeffrey Gray）进行了一场有关杏仁核的讲座，讲述了这堆脑细胞是如何判断声音、图像或身体感觉是一种威胁的。格雷的数据表明杏仁核的敏感程度至少部分依赖于血清素（一种神经递质）的浓度。低血清素浓度的动物会对压力刺激（例如很大的声音）做出亢奋的反应，而更高浓度的血清素则抑制动物们的危机反应，令它们更不容易对威胁产生攻击或者吓呆了的反应。[18]

这触发了我的一个重要发现：我的患者总会被微小的挑衅刺激或因为轻微的拒绝而感到沮丧。我开始思考血清素在 PTSD 中的作用。其他研究表明，处于统治地位的雄性猴子的血清素浓度远高于地位较低的雄性猴子。但是，当研究者阻止处在统治地位的猴子盯着曾处于统治地位的猴子时，它们的血清素浓度也会降低。相反，给地位较低的猴子补充了血清素之后，这些猴子从被领导者变成了统治者。[19] 社会环境与脑中的化学平衡是这样相互影响的：降低猴子的社会地位也会降低它们的血清素浓度，但提高猴子的血清素浓度可以提高它们的社会地位。

这对于受过创伤的人来说，言下之意很明显。正如格雷的那些低血清素的动物，这些人往往过度敏感，他们应付社会交往的能力也往往较低。如果我们可以知道如何提高血清素，也许我们就可以同时解决血清素和社会功能的问题。在 1985 年的同一场 ACNP 会议中，我发现药物公司正在研究两种提高血清素的药物，但当时这两种药物中没有一种药物是有效的。因此，我也尝试过使用健康食品店出售的色氨酸补充剂来提高血清素水平（因为色氨酸是血清素的生化前体），但结果同样令人失望。其中一种药物从未上市。另外一种，氟西汀，即百忧解，后来成为世界上最成功的精神类药物。

1988 年 2 月 8 日，星期一，百忧解由礼来公司（Eli Lily）发售。那天，我见了一个曾在孩提时遭受过骇人听闻的虐待、现在正与暴食症抗争的年轻女士。她的人生大部分在暴食和催吐中度过。我给她开了这种新药。当她星期四回来复诊时，她告诉我："我这几天过得非常不同——我只在感到饥饿的时间进食，其他时间我在完成学校的功课。"这是我工作以来听过最戏剧化的陈述之一。

同一周的星期五，我见到另一个同样在这个星期一开始进行百忧解治疗的患者。她是一个常年抑郁的母亲，带着两个学龄孩子。因为她小时候遭到过父母的虐待，她总是担心自己不能做一个称职的母亲和妻子。经过了大约四天百忧解的治疗后，她问我是否能取消下星期一，也就是在华盛顿生日那天的复诊。"总之，"她解释道，"我从没带过我的孩子们去滑雪……但我的丈夫总是会带他们去。孩子们那天放假，如果能在那天带孩子们一起去做点儿什么有意思的事，我想那会很不错。"

这位患者在以往生命中的每一天苦苦挣扎。与她的复诊结束之后，我给某位我认识的、在礼来公司工作的人打电话说："你们的药物可以让被过去困扰的人们享受当下的生活。"后来，礼来公司给予我一笔小额资金，以帮助我研究百忧解对 64 位 PTSD 患者的治疗效果，其中包括 22 位女性和 42 位男性。这是百忧解第一次进行 PTSD 的治疗效果研究。我们的创伤医院招募了 34 位非退伍军人，而我们的合作者，前美国退伍军人事务处的同事，招募了 31 位退伍军人。在 8 周之内，这组人中，有一半的人接受百忧解治疗，另一半接受安慰剂治疗。这是一个双盲实验：我们和患者都不知道他们服下的是百忧解还是安慰剂，所以我们的先入为主就不会影响我们对实验结果的判断。

8 周之后，这个实验中的每个人，即使是那些服用安慰剂的人，都有所好转。大多数针对 PTSD 的研究都发现了很强的安慰剂效用。一般来说，没人会有勇气参加这个实验：没有人付他们钱，他们要不停地打针，而且只有一半的机会得到一种真正有效的药物。但这个实验却激起了他们去解决实际问题的内在动机。也许激励他们的仅仅是那些倾注在他们身上的关注、得到有关他们的感受和思考的回应。也许母亲安慰他们孩子擦伤的吻也是安慰剂。

对于创伤医院的患者来说，百忧解比安慰剂有效多了。比起吃糖丸，服用百忧解的患者睡得更好，也更能控制他们的情绪、更少被过去困扰。[20] 令人意外的是，百忧解对于参过战的退役军人完全无效——他们的 PTSD 症状完全没有改变。这一结果与大多数针对退伍军人的药物研究相同：药物对绝大多数退伍军人完全无效，只有很少一部分人表现出不大的改善。对于这一现象，我从来不能完全理解，但我也不能接受这种最常见的解释：人们为了继续接受抚恤金或残障津贴而拒绝康复。总之，杏仁核不知道什么是抚恤金，它只负责探测危险在哪里。

尽管如此，诸如百忧解、左洛复、西酞普兰、度洛西汀、帕罗西汀之类的药物对治疗与创伤相关的障碍做出了相当可观的贡献。在我们的百忧解研究中，我们使用了罗夏测试来测量受过创伤的人如何观察他们的环境。这些资料极大地帮助我们了解这些药物（SSRI，即选择性 5- 羟色胺再摄取抑制剂）是如何起效的。在服用百忧解之前，这些患者的情绪控制了他们。我想起一个没有参加百忧解研究的荷兰患者，她前来治疗儿时遭受强暴的创伤，但她一听出我的荷兰口音，就立刻确信我会强暴她。百忧解令患者发生了剧烈的改变：它让患者获得了现实的视角[21]，也让他们能够控制冲动。杰弗里·格雷一定是正确的：当血清素水平提升时，我的很多患者都不再对刺激过度敏感。

制药行业的胜利

制药行业没用多久就彻底改变了精神病学。药物带给医生们一种比谈话治疗更有效率的治疗方式。药物不但增加了医生们的收入，也为制药厂带来利润。制药行业给我们提供大量资金，让我们的实验室充满了精力旺盛的研究生和精密的仪器。以往总是备受忽视、居于医院地下室的精神科开始得到重视，也搬到了更高的楼层。

其中的标志性事件发生在 20 世纪 90 年代的马萨诸塞精神卫生中心，医院的游泳池被填平改建为实验室，棒球场也被改为临床用的小隔间。几十年来，医生和患者都平等地享受着游泳池里的清凉，在棒球场追逐奔跑的乐趣。我当年在病房当助理的时候，每天得花好几个小时在健身房和患者待在一起。健身房就像是一座孤岛，让日日漂浮在绝望之海的我们感到了身体上的康复。如今，医院变成了纯粹的一个"修理患者"的地方。

制药产业的革命给了我们这么多期待，但最终它给予我们的伤害有可能与好处一样多。精神疾病的原因主要基于大脑中的化学平衡，而化学不平衡可以通过药物矫正——这一理论不仅仅被医学界，而且被传媒和公众广泛接受。[22] 在很多方面，药物表现出的治疗效果仅仅是抑制了患者身上的症状，而没有实际解决它们本身的问题。

抗抑郁药可以帮助人们进行日常活动。为了让自己能好好睡上几个小时，选择吃安眠药还是把自己灌醉，答案都非常明显。对于那些已经在上瑜伽课、规律地锻炼身体，或者因其他一切手段而精疲力竭的人，药物可能让人如同重获新生。SSRI 可以让受到创伤的人们不再受他们情绪的奴役，但这仅仅是他们整体治疗的一小部分。[23]

在进行了一系列有关 PTSD 的药物研究后，我发现精神类药物有一系列严重的副作用——它们会转移处理潜在问题的注意力。大脑－疾病模型让医生和保险公司将人们的命运从他们自己的手中接管过来，负责解决问题。

过去三十几年来，精神科药物和它可疑的效果成了我们的文化支柱之一。以抗抑郁药为例。如果抗抑郁药真的那么有效的话，现在抑郁症应该仅仅是我们社会的一个小问题。相反，即使抗抑郁药的使用持续增加，因抑郁症入院的人完全没有减少。接受抑郁症治疗的人在过去 20 年中增加了两倍，而且1/10 的美国人在服用抗抑郁药。[24]

新一代的抗精神病药，例如阿立哌唑、利培酮、再普乐和思维康，是美国最畅销的药物。在 2012 年，这个社会在阿立哌唑上花了 1 526 228 000 美元，比任何一种其他药物花得都要多。年花费排行第三的药物是度洛西汀，一种带来了超过 10 亿美元利润的抗抑郁药，[25] 虽然这种药并没有优于一些更便宜的上一代抗抑郁药，例如百忧解。美国医疗救助制度 Medicaid 在抗精神病药上的花销比任何一种其他药物都多。[26] 在 2008 年（这是可以查看到完整资料的最近一年），Medicaid 在抗精神病药上花费了 36 亿美元，而在 1999 年，同一项花费只有 16.5 亿美元。同年，20 岁以下而且接受 Medicaid 资助抗精神病药物处方的年轻人是 1999 年的 3 倍。在 2013 年 11 月 4 日，强生公司因向老年患者、儿童和有发展性障碍的患者不恰当宣传抗精神病药利培酮，同意支付超过 22 亿美元的罚款。[27] 但没有人追究那些给患者不恰当开药的医生。

在美国，有 50 万儿童在服用抗精神病药。来自低收入家庭的儿童获得抗精神病药的可能是由私人保险公司承保的儿童的 4 倍。这些药物通常被用来迫使被虐待或被忽视的儿童更容易服从。在 2008 年，19 045 名年龄在 5 岁以下的儿童通过 Medicaid 获得抗精神病药。[28] 一项基于 Medicaid 的 13 项统计数据的研究表明，被寄养家庭收养的儿童服用抗精神病药的概率是 12.4%，远远高于一般接受 Medicaid 资助家庭的概率（1.4%）。[29] 这些药物让这些被寄养的小孩更容易接受管理，也变得更加温驯，但药物也会降低他们的积极性、游戏能力和好奇心的发展，而这些发展对于他们日后成长为功能完善的社会成员是不可或缺的。服用抗精神病药物也会增加儿童病态肥胖和糖尿病的风险。与此同时，精神科药物混合止痛药过量的案例也持续上升。[30]

药物效果如此显著，主要的医学期刊几乎不会刊登不涉及药物治疗的精神疾病研究。[31] 非药物治疗的研究实践者一般都被边缘化为"可替代的"。非药物治疗的研究几乎不可能获得资助，除非它们使用所谓的"程式化治疗"（manualized protocols），即一切治疗师和患者都只使用经过严格限定的治疗程序，治疗师不能根据个别患者的需要调整治疗方式。主流医学坚定不移地认为，只有通过化学物质才能够保证我们拥有更好的生活品质，但事实上，除了药物，还有很多方式可以达成我们身体健康和体内的化学平衡，但这些方式几乎没有被考虑过。

是一种适应方式，还是一种疾病

　　大脑 – 疾病模型忽视了以下事实：①人与人之间既可以互相毁灭，也可以互相拯救：恢复社会关系是康复的中心；②语言给予我们改变自我和他人的力量，通过叙述经历，我们得以了解自我和世界的意义；③我们可以调节我们的生理状况，包括可以通过简单的呼吸、动作和触摸调节我们身体和大脑的自主运动；④我们可以改变社会状态，创造一个大人小孩都能感到安全和蓬勃发展的环境。

　　如果我们忽视这些人性的基本维度，我们就剥夺了人们愈合创伤、恢复自主的能力。作为一个患者，而不是一个疗愈过程的参与者，其实是在将这些受苦的人与他们的环境隔绝，将他们的内在异化。考虑到药物的局限性，我开始思考，是否可以找到一种更为自然的方式，帮助人们应对创伤后的应激状态。

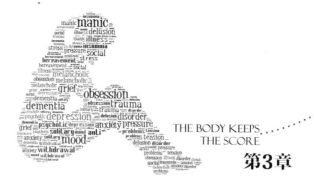

窥视大脑：神经科学的革命

假设我们能透过头盖骨观察一个正在思考的大脑，每当一个区域被使用时，它就会亮起来，那么，我们就会看到在黑暗中，亮起的小点遍布整个大脑皮层，带着波浪起伏的边缘，神奇地变换着大小和形状。

——巴甫洛夫

只要你看，你就能观察到许多事情。

——尤吉·贝拉

在 20 世纪 90 年代初，全新的大脑成像技术让我们获得了从前做梦都不敢想的技术，让我们以前所未有的深度理解大脑处理信息的方式。运用先进的物理和计算机技术，体积巨大的、价值数百万美元的脑成像机器让神经科学很快成为最热门的研究领域之一。正电子发射断层扫描（PET）和后来的功能性核磁共振（fMRI）让科学家可以看出大脑在进行特定任务或者回忆时激活的脑区。这是我们第一次可以看到大脑如何处理记忆、感知和情感，让我们得以描绘大脑思维与意识的回路。早期测量大脑化学物质（例如血清素和去甲肾上腺素）的测量技术可以让科学家得知神经活动的刺激来源，但这就好像通过研究汽油来了解汽车发动机一样。然而，神经影像学让我们得以看清发动机的内部。神经影像改变了我们对创伤的理解。

哈佛医学院在过去到现在都位于神经科学革命的前列。在 1994 年，一位年轻的精神科医生，斯科特·劳赫（Scott Rauch）出任马萨诸塞州综合医院神经影像实验室的主任。在仔细研究了这一新兴领域中可以回答的问题，并且阅读了我写的一些文章之后，斯科特问我能否研究人在闪回时的大脑状况。

那时我刚刚完成创伤是如何被记住的研究（这一问题将在第 12 章回答）。在这个研究中，参与者不断地告诉我，当他们的大脑突然被过往的图像、感觉或声音挟持的时候，他们有多么烦躁不安。一些人表示他们希望知道，大脑在闪回时他们发生了什么问题。因此，我问了其中的 8 个人，是否愿意回到医院，在创伤性事件再现的时候接受脑部扫描。这是一种全新的实验方式。令我惊讶的是，8 个人全部都同意了，而且他们大多表示，虽然他们将在这次的实验中体会到痛苦，他们仍然希望能通过这样做来帮助其他人。

我的研究助理是之前在哈佛医学院和我一起工作过的丽塔·菲斯勒（Rita Fisler）。她与每一位实验参加者在一起，一点点地重建起他们的创伤经历，写成脚本。因为闪回总是碎片性的，我们仔细地收集他们的记忆碎片——特定的影像、声音和感觉——而不是他们的整体故事。丽塔也让参与者描述一个可以让他们感到安全的场景作为安全脚本。其中一个人描述了她的晨间惯例；另外一个人描述了一个位于佛蒙特州、可以看到远处群山的农宅，而她坐在一个农宅的门廊上。我们用安全脚本来收集基线测量。

当参与者默读（比起听见或者说出来，默读不那么难以承受）完这些脚本，验证完它们的准确性之后，他们躺到扫描仪中。丽塔会用录音将他们的故事回放出来。一个典型的脚本是这样的：

　　"你只有 6 岁大。你准备睡觉了。你听见你的母亲和父亲互相吼叫。你很害怕，你感到你的胃在打结。你透过栏杆的扶手，看到你父亲紧紧地抓住你母亲的手臂，你的母亲在努力挣脱。你的母亲在哭叫，像一只动物一样吐口水，发出嘶嘶声。你感到脸部充血、全身发热。你母亲挣脱开来，她立刻跑到餐厅打碎了一只昂贵的瓷花瓶。你向你的父母大喊停止，但他们完全不理你。你母亲跑到楼上，然后你听见她摔烂了电视机。你的弟弟和妹妹试图躲在衣柜里。你心跳加速，你在发抖。"

在第一个环节，我们向参与者解释他们吸入放射性氧气的目的：大脑活动时，大脑各部分进行新陈代谢时使用的氧气量是不同的，这会在扫描仪中显示出来。我们会在实验中全程检测他们的血压和心跳，所以这些生理指标会与他们的大脑活跃情况进行比较。

几天之后，参与者来到神经影像实验室。玛莎，一位来自波士顿市郊的40 岁的老师，是第一个进行扫描的志愿者。她的脚本把她带回到 13 年前的某一天，她把她 5 岁的女儿梅丽莎从日托中心接回来。在她开车的时候，玛莎听到汽车发出持续不断的蜂鸣，报告梅丽莎的安全带没有系牢。当玛莎侧过身子调整安全带的时候，她冲过了红灯。另一辆车从她的右侧撞向她，她的女儿当场死亡。在前往医院急救室的救护车上，玛莎腹中 7 个月大的胎儿也死亡了。

一夜之间，玛莎从一个活泼的、总是处在社交场合中心的女性，变成了一个忧心忡忡、充满自责的人。她从课堂教学转向了学校管理，因为直接与孩子们一起工作变得令她无法忍受——正如很多失去孩子的父母一样，孩子们的笑声变成了一种强有力的触发器。即使将自己埋在文书工作中，玛莎也承受着几乎无法忍受的煎熬。她选择日夜工作来抵挡自己的感觉，即使这么做似乎也是徒劳的。

当玛莎在实验过程之中，我站在扫描仪外面，通过屏幕监控着她的生理状况。我们打开录音机时，她的心跳突然加速，她的血压陡然上升。单是听见这个脚本就能引发 13 年前的事故中相同的生理反应。听完第一段录音之后，玛莎的心跳和血压才回到了正常。我们打开第二段录音：在这段录音中，玛莎起床刷牙。这一次，她的心跳和血压没有变化。

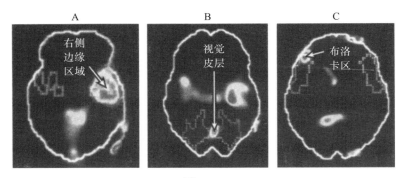

图   3-1

注：**看见创伤性场景时的大脑**：图中的光斑 A（大脑的边缘系统）和 B（视觉皮层），表明
   这两个区域高度活跃；C（大脑的语言中心），表示活跃显著下降。

正如她在扫描仪中显示的那样，玛莎看起来像被过去完全掏空、沮丧而僵硬。她的呼吸很浅、双眼圆睁、弓着后背——典型的脆弱和无法抵抗的形象。我们试图安慰她，但我不知道我们的发现是否值得她再次承受悲伤。

8 位参加者都完成了扫描后，斯科特·劳赫和他的数学家、统计学家共同将被闪回刺激的大脑和处于平静状态下的大脑图像合成在一起。几周之后，他把结果发送给我，就是如图 3-1 所示的那样。我将这些扫描结果贴在我的厨房冰箱里，而且在接下来的几个月里，我每天晚上都看着它。早期的天文学家们透过望远镜看见一个新的星座时，他们一定也和我有同样的想法。

在扫描结果图上有一些令人迷惑的点和颜色。其中，最大的一块活跃区域在大脑左下方的区域，这个区域叫边缘系统，或"情绪脑"。这部分的活跃毫无悬念。我们已经知道，强烈的情绪让边缘系统，特别是杏仁核，变得非常活跃。杏仁核负责向我们警告潜在的危险，激活身体在压力下的反应。我们的研究清楚表明，当一个受过创伤的人暴露在他们曾经体验过的图像、声音或想法下时，杏仁核会发出警告。在玛莎的案例中，即使 13 年过去了，杏仁核也在发出同样的警告。大脑恐惧中心的活跃引发一连串的压力激素和神经冲动，让我们血压上升，心跳加速，氧气吸入增加，让我们的身体做好反击或逃跑的准备。链接玛莎胳膊的监视器记录了她的生理状况发生迅速改变，即使她完全没有处在驾驶失控的状态，仅仅是安静地躺在扫描仪中。

无法描述的恐怖

最出乎我们意料的发现，是一个在前额叶皮层，即布洛卡区发现的白点。在这里，意味着这片脑区的活跃下降。布洛卡区是脑中的语言中心，中风患者的这片大脑区域通常会因为供血中断而出现问题。如果布洛卡区不能正常工作，你就不能让你的思想和感情变成词语。我们的扫描结果表明布洛卡区在闪回触发时不能正常工作，换言之，创伤对大脑的影响可能类似于大脑的物理损伤，例如中风。

所有的创伤都是先于语言的。莎士比亚在《麦克白》中抓住了这种无言的恐怖。当麦克德夫发现国王被谋杀的尸体时，发出惊叫："啊，可怕！可怕！可怕！不可言喻、不可想象的恐怖！"在极端的情形下，人们可能会喊出粗话，或呼叫母亲，或发出嚎叫，或直接吓呆。暴力犯罪的受害者或者事故受害者在急诊室中呆滞地坐着；受过创伤的孩子拒绝说话；照片里，参战士兵空洞的眼神无言地注视着虚空。

尽管创伤性经历可能已经过去多年，人们通常依旧极难谈及他们的经历。他们的身体会重新体会到恐怖、狂怒、无助以及想要战斗或逃跑的冲动，但这些感受都几乎无法言喻。创伤在本质上将我们逼到了理解能力的边缘，我们无法用在日常体验中发展而来的语言描述创伤。

这并不意味着人们不能够谈及在他们身上降临的悲剧。大多数幸存者，或多或少，就如同第 1 章所叙述的退伍士兵，得出了他们叫作"表面故事"的一套说辞对付其他人，来解释他们的症状和行为。然而，这些故事几乎不会触及内核。要将这些创伤性经历变成一个有始有终、完整流畅的叙述，是极度困难的。即使是经验丰富的记者，例如著名的 CBS 记者埃德·默罗（Ed Murrow）也难以叙述他在 1945 年布痕瓦尔德集中营解放时看到的场景："我求求你们相信我所说的：我仅仅是报道了我的一小部分所见所闻而已，而我所见的大部分都超出了语言能描述的范围。"

当语言无力描述时，图像就会以噩梦或闪回的方式萦绕着我们的大脑。与布洛卡区的激活不足不同，布罗德曼 19 区（视觉皮层）高度激活。这一区域负责接收一开始进入我们的大脑图像。我们惊讶地发现，即使创伤性经历已经过去多年，这一区域的大脑皮层仍然持续激活。在正常情况下，布罗德曼 19 区的激活会迅速转移到其他大脑皮层区域，开始解读视觉刺激。我们又一次发现，大脑好像重新面临实际发生的创伤性事件一样。

我们将会在第 12 章讨论到创伤性记忆。有关创伤性经历的记忆碎片独立于创伤性经历的故事本身，记录在大脑里。例如声音和触感，当人们再次体验到类似的感觉，就很有可能再次把创伤性记忆的闪回鲜活地带回到他们的意识中。

转到一侧大脑

扫描结果通常发现，在经历闪回时，被试仅有右半边的大脑被激活。今天，大量科学和流行文献表明左右脑有不同分工。在 20 世纪 90 年代早期，一些人试图将人分成"左脑人（理性、逻辑的人）"和"右脑人（直觉、艺术化的人）"，但我当时并没有留意这一观念。然而，我们的扫描结果清楚表明，创伤会激活右脑，而左脑激活不足。

既有的研究告诉我们，左右脑是不同的。右脑是充满直觉和感性的，掌管视觉、空间和触觉；左脑掌管语言、顺序和分析。左脑负责叙述，而右脑负责体验。右脑通过面部表情和身体语言体验到感情，例如歌唱、咒骂、哭泣、舞蹈或模仿。右脑是子宫中首先发展的部位，它负责母婴之间的非语言交流。左脑在儿童理解语言和学会说话之后开始活跃，这让他们可以给事物命名、比较不同的事物、理解事物之间的关系，以及将他们的主观体验告诉其他人。

左右半脑也通过完全不同的方式处理过去的经历。左脑记住事实、数据以及描述事件的词语。我们把这一过程称为"将我们的体验按顺序进行解释"。右脑储存有关声音、触感、气味和情绪的记忆。类似的声音、面部表情，还有肢体动作、去过的地点，这些记忆都会自动触发右脑记忆。当右脑调动记忆时，人就可以体验到几乎与真实相同的感觉。例如，当我们向他人描述我们的爱人时，我们更有可能会因为她长得像我们 4 岁时喜欢的阿姨而深深动容[3]。

在日常情况下，即使是在那些声称自己更倾向于一侧大脑的人身上，人类的双侧大脑基本上都合作无间。然而，如果有一侧的大脑停止运转，无论是暂时的中断还是像早期大脑手术一样完全切除一侧大脑，都会导致大脑的功能障碍。

左脑激活不足会降低我们将经验以逻辑顺序组织起来、将感受和感知变成语言的能力（位于左脑的布洛卡区在闪回时会激活不足）。如果我们无法按照某种次序将经验组织起来，我们将无法判断事情的起因和后果、无法预测行为的长期后果或为将来做长远打算。人们有时候觉得自己"失去理智"，事实上，他们在经历大脑执行功能的损失。

当外界勾起创伤幸存者的创伤性记忆时，他们的右脑会反应得好像创伤事件正在发生一样。由于他们的左脑功能受损，他们不能很好地区分过去和现在的体验——他们直接陷入了混乱、恐怖、愤怒、羞愧或惊吓中。暴风雨一般的情绪反应过后，他们可能迁怒于一些人或一些事，例如你迟到 10 分钟、把土豆烤焦了，或者你"从来不听我话"。当然，我们多多少少都有这种倾向，我们在事后可以察觉并承认这种错误；但创伤让这种自我觉察不复存在。随着时间的推移，我们的研究发现了这一机制的原因。

卡在战斗或逃跑反应中

我们逐渐明白了玛莎的扫描结果。13 年过去了，她有关这次创伤的感官记忆——例如有关这次事故的声音和图像——仍然牢牢地待在她的记忆里。

当这些记忆浮到表面，她如同再次回到医生告知她的女儿死亡的那个时刻，警报系统疯狂警告，心跳和血压陡然上升，这一应激反应经过了 13 年仍然未消退。

肾上腺素是帮助我们在危险面前逃脱或战斗最关键的激素之一。当被试听见有关他们创伤的叙述时，肾上腺素的上升让被试心跳和血压大幅上升。在正常状态下，人们应对危险的方式是暂时升高他们的压力激素。当危机过后，激素回到正常水平，生理状态也回归正常。相反，对于创伤后的人来说，他们需要更长的时间才能让激素回到基线水平，而且面临轻度压力刺激时，他们的激素压力水平也会飙升。较高的激素水平可能带来的潜在影响包括记忆和注意力问题、易激动和睡眠障碍。对于每个人而言，这也有可能带来很多长期的健康问题，尤其是他们的身体系统最脆弱的那部分。

另一种应对危机但我们的扫描无法测量的方式，是否认。他们的身体记录着这些威胁，但他们的意识上好像没有事情发生一样。尽管他们学会了如何忽略大脑的情绪信息，但身体的警觉信号并不会停止。大脑仍然处理着情绪信息，压力激素继续传递着信号，让肌肉变得紧张以准备行动，或因崩溃而吓呆。这一生理反应持续进行着，直到他们表现出躯体上的疾病。药物、毒品和酒精可以暂时缓解或消除无法忍受的感觉，但身体会记录着。

我们可以从以下几方面解释玛莎的扫描结果，而以下的每一项都给我们应该如何治疗带来启示。我们可以选择关注她的神经化学和生理状况异常：当玛莎在想起她女儿的死时，她的大脑明显处在化学不平衡的状态中。我们可以寻找一种化合药物，帮助玛莎缓解这种化学不平衡的反应，或者最好让她的大脑恢复平衡。根据我们的扫描结果，我的一些在马萨诸塞州综合医院的同事开始寻找药物，帮助人们更能够耐受高水平的肾上腺素。

我们也发现，玛莎对她过去的记忆高度敏感，因此，最好的治疗方式也许是某种脱敏治疗[4]。反复向治疗师回顾自己的创伤细节后，她对于创伤的生理反应也许可以缓解，这样她就能理解，"那时是那时，现在是现在"，而不是一次次反复地体验过去的经历。

100 多年来，几乎每一本心理学和心理治疗的书籍都建议一种方式：通过谈论痛苦来缓解痛苦。然而，我们发现，创伤性经历已经反复促使人们重新体验痛苦。无论我们变得多么成熟、多么有洞察力，我们的理性大脑仍然需要把我们的情绪化大脑表达出来。我很惊讶，那些有过无法言喻的痛苦经历的人几乎不能谈及他们经历的核心。对于他们来说，描述他们发生过什么、简单地叙述一个受害者或者复仇者的故事，比理解、感受、将他们的内在体验变成外显的文字要容易许多。

我们的扫描结果表现了人们的创伤体验如何被日常生活的各方面激活。他们没有将过去的经历融入他们的生活之中。他们一直都在"过去"而无法回到"当下"，他们无法在现实中感到活力。

3 年后，玛莎成了我的患者。我成功地用 EMDR 治愈了她，我们将在第 15 章继续讨论这个问题。

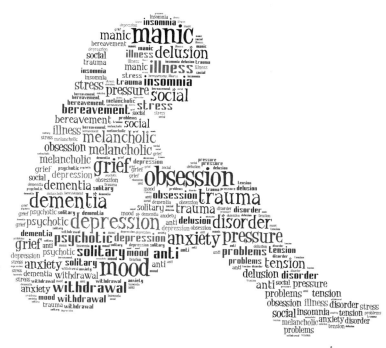

THE BODY KEEPS
THE SCORE

第二部分
创伤中的大脑

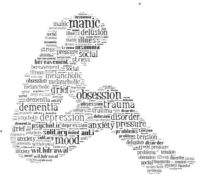

第4章

逃生：生存的解剖学

> 没有大脑，就没有颜色、没有声音、没有气味、没有感觉，也没有
> 情感。没有大脑的世界，也没有痛苦和焦虑。
>
> ——罗杰·斯佩里（Roger Sperry）[1]

2001 年 9 月 11 日的早上，5 岁的诺姆·索尔在他的教室里亲眼看见第一架客机撞向世贸双子塔，他的教室距离世贸双子塔只有 1 500 英尺[⊖]。他和老师同学们一起跑下楼。在门廊处，大多数孩子都和刚刚送他们上学的家长们团聚。这天早上，诺姆连同他的哥哥以及他的爸爸，是数万名在曼哈顿市中心的瓦砾、灰尘和浓烟中逃生的一员。

10 天后，我来到诺姆家，探望我的朋友——诺姆的父母。那天晚上，我和诺姆的父母走到双子塔曾经伫立的地方，一号塔楼的遗址被烧得怪异而焦黑，仍然冒着烟。在刺眼的白炽灯下，救援人员仍然夜以继日地工作。我们不得不给他们让出位子。当我们回到家，诺姆仍然醒着。他给我看一幅他在9 月 12 日早上 9 点画的画。这幅画描述了他在前一天看到的事情：一架飞机

   ⊖ 1 英尺约合 0.3 米。

撞向大厦，一团火球，一些消防员，还有从塔楼的窗子跳下的人们。但在图画底部、塔楼脚下，他画了一个黑色的圆。我问他这黑色的圆是什么。"这是蹦床。"他回答。为什么这里会有一个蹦床？诺姆回答："这样下次人们从楼上跳下来的时候，他们就安全了。"我惊讶了：这个只有 5 岁的小男孩，见证了这样可怕的灾难，仅仅过了 24 小时，他就能用他的想象力处理他目睹的悲剧，从而继续生活。诺姆很幸运。他的整个家庭都毫发无损，他得以在一个充满爱的家庭环境中成长，因此，他能够理解，他所目睹的灾难已经过去。孩子应对灾难的方式通常取决于他们的父母。只要他们的养育者仍然保持平静镇定，回应孩子的需求，那么，即使孩子们经历过可怕的事情，也能够健康地成长。

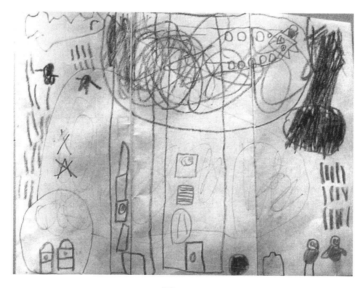

图　4-1

注：**5 岁的诺姆在目睹"9·11"事件之后的绘画。**他描绘了这个在幸存者脑中挥之不去的场景：很多人从楼上跳下来，但他用想象增加了一个并不存在的、可以拯救生命的事物——一张蹦床。

　　诺姆的经历反映了两项对于人类幸存而言至关重要的适应性技能：在灾难发生的时候，诺姆用积极的行动逃离灾难，他得以自我拯救；另外，他一回到安全的家中，大脑和身体的警报就平息了，这让他平静下来，理解刚刚发生的灾难，甚至能用想象（例如一个救生用的蹦床）替代他目睹的场景。

　　与诺姆相反，受创伤的人卡在他们的经历中，因为他们不能将新的经验整合到他们的生活中。我在圣诞节收到巴顿将军麾下的退伍士兵送我的手表时，我很感动，但这也是个悲伤的象征，这实际上意味着他们的生命停顿在 1944年。受创伤意味着你将围绕着创伤组织日常生活，你所有新遇见的人和事都无可避免地沾染上旧日的创伤回忆。创伤过后，人们似乎通过另一个神经系统来观察世界：幸存者将全部精力倾注在抑制他们内心的混乱中，忽视了他们实际的生活。他们试图保持正常、抑制一切不堪忍受的生理状况。他们的这些努力很可能引发一系列生理问题，例如纤维肌痛、慢性疲劳和其他免疫系统疾病。这就是为什么对于创伤的治疗需要牵涉一系列的器官、躯体、思维和大脑。

生存系统

　　图 4-2 表现了全身对威胁的反应。大脑的警报系统会自动激活那早已写在我们原始大脑内部的逃跑程序。和其他动物一样，大脑通过神经细胞和化学物质控制我们全身。当我们的原始大脑接过身体的控制权时，我们的高级大脑和理性思维会暂时关闭，促使我们的身体准备逃跑、躲藏、战斗，或者（有时候）僵住。在可能还没完全了解环境时，我们的身体就已经开始行动了。如果战斗 / 逃跑 / 吓呆反应成功让我们逃脱危险，我们会恢复内在平衡，再逐渐"恢复理智"。

　　当正常的战斗或逃跑反应被阻碍时，例如当人们在被抑制、困住，或处在其他无法采取有效行动的情境中，例如处在战争地区、车祸现场、陷入家庭暴力，或者被强奸，大脑会持续释放压力激素，让大脑回路持续但徒劳地活跃着[2]。危机过去后，大脑仍然向身体发送信号以逃避不存在的危险。自从 1889 年法国心理学家让内（Pierre Janet）正式发表了有关创伤性压力的文章之后[3]，人们就发现创伤幸存者更倾向"在事情一开始就持续采取行动，或者（徒劳地）采取行动"。能否采取积极的行动保护自己，是可怕的经历是否会留下长期伤痕的关键因素。

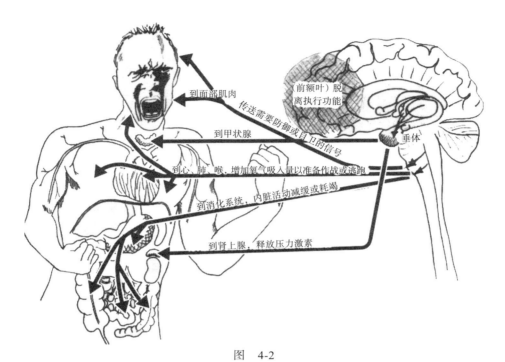

图　4-2

注：创伤会影响人类整个机体——躯体、思维和大脑。在创伤性应激障碍中，整个身体持续性地抵抗发生在过去的威胁。治疗 PTSD 意味着中断这种持续的压力反应，将整个身体机能平复到安全状态。

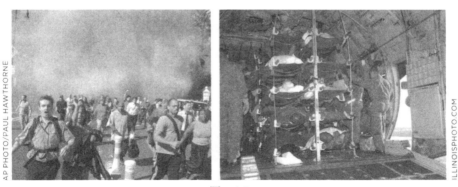

图　4-3

注：**有效行动与无法行动。**有效行动（战斗或者逃跑）可以终结威胁。无法行动会让身体处在无法逃离的震惊，并且变得无助。当面临危险时，人会自动分泌压力激素以抵抗威胁或逃跑。大脑和身体被编好了程序，遇到危险就会跑回家，这个安全的、可以让压力激素水平回归正常的地方。然而，这些因为卡特琳娜飓风背着行李逃离家园的人，他们的压力激素一直处在较高水平，导致了持续性的恐惧、情绪低落、愤怒和生理疾病，反而不利于生存。

在这一章接下来的部分，我会继续探讨大脑对创伤的反应。神经科学越发展，我们就越意识到，大脑是一个各部分相互联系的庞大网络，帮助我们生存和发展。了解大脑各部分是如何共同协作的，是了解创伤如何影响人体各部分的基础，也为如何治疗、缓解创伤性压力提供必要的指导。

从下脑到上脑

大脑最重要的功能是要保证我们即使在最恶劣的情况下都能生存。除此之外，一切都是次要的。为了生存，大脑要做到：①产生足够的信号来提醒我们的基本需要，例如食物、休息、被保护的需要、性的需要，和被庇护的需要；②建立一张心理地图，以标明我们在哪里可以满足这些需求；③产生足够的精力和行动力让我们去到满足需求的地方；④在前往满足生存需求的地方时，警告危险、抓住机会；⑤基于情景的需要调整我们的行动[4]。因为我们人类是哺乳类动物，只能在群体中生存，渴望融入群体，因此，人类之间需要协作。当我们的内在信号失调时，或当我们的心理地图没有带领我们去到满足需求的地方，或者当我们无法行动，或者当我们的行动与我们的需求不符，或当我们与其他人类的关系破裂时，心理问题就会产生。大脑的每个结构都在实现上述这些功能里起着重要的作用，而创伤会干扰上述的每项功能。

我们理性的、负责认知的大脑实际上是我们最年轻的大脑，它只占我们整个大脑体积的30%。理性大脑主要关注我们的外在世界：理解外界事物和人、找出实现目标的方式、管理我们的时间以及为我们的行为排序。在这个理性大脑之下，我们还有两个在进化上更古老，而且在某种程度上相互独立的大脑，负责管理其他理性脑不管的一切：这两个大脑负责记录和管理我们身体的其他生理需要，识别舒适、安全、威胁、饥饿、疲倦、欲望、渴求、兴奋、愉悦和痛苦。

大脑是自下而上建立的。还在子宫里时，大脑就开始一层一层地发育，与进化论的重演一样。最原始的部分是我们的动物脑，也叫作"爬虫类脑"，它在我们一出生时就投入使用了。它位于脑干，正好处于我们脊柱与颅骨连接的上方。爬虫类大脑负责所有新生儿都会的事情：吃、睡、醒来、哭叫、呼吸、感觉温度、感觉饥饿、感觉潮湿和疼痛，还有通过排尿和排便排出身体毒素。脑干和海马体（海马体刚好在脑干上方）一起控制身体的精力。它们也一起负责我们的心肺功能和内分泌免疫系统功能，确保我们的基本生存，也使用激素来保持我们的内在平衡。在我们考虑思维和行为的复杂性时，我们往往忽略呼吸、进食、睡眠、排便和排尿的基础性作用。然而，如果你睡不着、你的肠胃不好，或者你总是感到饥饿，又或是当你被触摸的时候你想要尖叫（这一情况经常出现在受过创伤的儿童或成人身上），整个机体都会处在失衡中。心理问题总会伴随着睡眠、胃口、触摸、消化和性唤起的问题。任何有效的治疗创伤的方式都需要触及这些身体的基本功能。

在爬虫类大脑上方是我们的边缘系统。边缘系统也被叫作"哺乳类脑"，因为所有群居而且喂养幼崽的动物都有这样的一个大脑。这部分的大脑在婴儿出生之后开始飞速生长。这里是情绪所在的地方，负责探测危险、判断愉悦与惊吓、决定什么对于生存来说不重要。这里也是一个控制中心，负责应对我们复杂的社会网络中的挑战。

边缘系统受到经历、婴儿自身的基因和出生气质的影响（父母们会在婴儿出生后很快发现他们的先天气质）。无论婴儿身上发生了什么，这些遭遇都会塑造他们大脑对世界的认知地图。正如我的同事布鲁斯·佩里（Bruce Perry）说的那样，"大脑是通过使用来发展的"[5]——这是神经可塑性的另一种描述形式。最近的研究发现了神经元"一起激活的细胞连在一起"（fire together，wire together）的现象。当同样的大脑回路（一些神经元）反复被激活，大脑就会学会这样的激活模式并反复出现。例如，如果你觉得安全、感到被爱，你的大脑就会特别擅长探索、游戏和合作；如果你总是受惊吓、感到不被需要，你的大脑就会特别擅长感知恐惧和抛弃。

在婴儿和幼儿时代，我们通过移动、抓取和攀爬发现世界，还有哭泣、微笑和抗拒探测世界对我们的反应。我们不断探索我们周围的环境，探索我们对世界的互动如何改变我们的身体感觉。随便参加一个两岁小朋友的生日派对，你就会发现小孩子不需要任何语言就可以跟你打交道，跟你一起玩，甚至逗你。这些早期的探索会影响他们掌管情绪和记忆的边缘系统的发展，但是这些大脑结构也会被日后经历改变：例如被亲密的朋友或恋人改变，或被暴力攻击、无情的欺凌或忽视改变。

总之，爬行动物脑和哺乳动物脑共同构成"情绪脑"（这个名称我会用在全书所有地方）[6]。情绪脑是中枢神经系统的中心，负责善待你。如果它探测到危险或一个特殊的机会（例如遇见一个潜在伴侣），它就会激发大量激素来提醒你。你会因此而感到特殊的内脏感觉（从轻度恶心到严重胸闷都有可能），而这些感觉会影响你当时的想法，让你采取不同的行动或思路。这种感觉即使非常轻微，也会对你日常生活中大大小小的决策产生巨大影响：从我们要吃什么，到我们想和谁在哪里发生关系，或我们喜欢什么音乐，我们想要打理花园还是在合唱团唱歌，我们想和谁做朋友以及我们想讨厌谁。

情绪脑的细胞组织和生化特性都比我们的理性脑——负责处理广泛信息的新皮层简单。情绪脑只会根据大致情景的相似性做出判断，而理性脑会根据更复杂的选择分类进行信息组织（课本上常用的例子是，你看到一条蛇时会立刻后退一步，然后才会意识到这是一条绳子）。情绪脑会激发事先编好的计划，例如战斗或逃跑反应。这些肌肉和生理反应是完全自动的，不需要我们主动去思考或计划，我们的意识和理性思考能力通常只有在危机过后才赶上来。

最后我们来到大脑最表面的新皮层。我们人类和其他哺乳类动物一样都有新皮层，但是人类的新皮层要厚得多。在大约两岁时，人类的前额叶（占新皮层的绝大部分）开始急速生长。古代哲学家将 7 岁称为"理性的年龄"。对我们来说，一年级是围绕前额叶能力组成的未来的序幕：安静地坐着，控制尿道括约肌，使用词语而不是动作，理解抽象和象征概念，为明天做计划，与老师同学们协调一致。

前额叶负责那些让我们在动物王国独一无二的功能[7]。前额叶让我们使用语言和抽象思维，让我们得以吸收大量的信息和其中承载的意义。无论我们如何惊讶于大猩猩和恒河猴的语言能力，但只有人类能够使用语言和符号创造共有的、精神性的和具有历史意义的内容，并用这些符号和意义塑造我们的生活。

前额叶让我们能够计划、反思以及想象未来的情景。前额叶帮助我们预测如果我们采取一个行动之后的后果（例如申请一个工作职位），或不采取一个行动的后果（例如不付房租）。这些选择可能基于我们背后惊人的创造力。一代代人运用前额叶共同合作，创造了文明，让我们从独木舟、马车的时代来到飞机、混合动力汽车和电子邮件的时代。前额叶的想象力也让诺姆画出了救生蹦床。

互相借鉴：人际神经生物学

位于前额叶的共情中心也是理解创伤的关键，这部分功能让我们得以对他人感同身受。在 1994 年有一项在现代神经科学上真正耸动的发现：一组意大利科学家在大脑皮层意外地发现了一组特殊细胞，这些细胞后来被称作"镜像神经元"[8]。这些研究者将一组电极连接在一只猴子的前运动皮质区，然后用计算机观察当猴子拾起花生或香蕉时有哪些神经元被激活。当研究者将食物放在胶囊中时，他观测到计算机屏幕中，那些猴子在活动时会激活的运动神经元全都活跃着，但这些猴子事实上只是安静地待在一边，既没有进食也没有运动。猴子只是盯着研究者看，但它的大脑间接地模仿着研究者的动作。

世界各地开始重复同样的实验，人们很快发现，这些镜像神经元可以解释很多以往无法解释的心理现象，例如同情、模仿、同步甚至语言的发展。一个作者将镜像神经元比喻为"天然的 Wi-Fi"[9]，我们不但可以模仿他人的动作，我们也可以模仿其他人的情绪状态和意图。当人们同步时，他们会使用类似的方式坐或者站，他们的声音会运用同样的节奏。但我们的镜像神经元也会让我们容易受他人的消极状态影响，所以当其他人愤怒时，我们也感到生气；当其他人感到抑郁时，我们也感到消沉。我会在本书后面更多地讨论镜像神经元，因为创伤几乎永远不能被看见、不能被模仿、不能被诉诸语言。对创伤的治疗需要重新激活安全的模仿／被模仿能力，但不会被其他人的负面情绪所挟持。

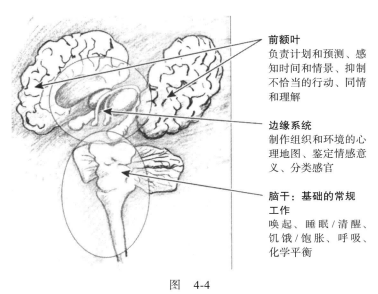

前额叶
负责计划和预测、感知时间和情景、抑制不恰当的行动、同情和理解

边缘系统
制作组织和环境的心理地图、鉴定情感意义、分类感官

脑干：基础的常规工作
唤起、睡眠／清醒、饥饿／饱胀、呼吸、化学平衡

图　4-4

注：**三位一体的大脑**。大脑是自下而上发育的。爬虫类脑在子宫中就发育完全，并且负责基础的维生功能。它在我们的一生中都对危机极度敏感。边缘系统在生命的前6年完成发育，但它有很强的神经可塑性。创伤会对边缘系统功能产生终生影响。前额叶最后发育，但也可能在创伤影响下，变得无法过滤非相关信息，终生都容易在危机下暂停功能。

正如一切照顾、治疗脑损伤患者或痴呆父母的人在艰难中得知，前额叶功能是维持良好人际关系的关键。能够意识到他人可能拥有与自己完全不同的想法和感觉，这是两岁至三岁之间发展的重要能力。他们学会理解其他人的意图，这样他们就能适应一个拥有不同感知、期待和价值观的群体，并且保证安全。如果没有这种灵活的、活跃的前额叶，人们就会变成习惯的生物，他们的人际关系只能是肤浅的和常规的，缺乏创意、创新、发现和好奇。我们的前额叶有时候也会（但不总是）阻止我们做伤害他人或让我们困窘的事情。我们不需要一饿就吃东西、一感到性唤起就亲吻别人、一生气就发脾气。我们绝大多数的麻烦恰恰来自于这种冲动和被社会接受的行为之间。当我们的情绪脑产生的内脏感觉越强烈，我们的理性脑就越难抑制它。

辨别危险：厨房和烟雾探测器

危险是生活的一部分，因此，我们的大脑负责探测危险、组织我们的反应。我们外界的感官信息通过我们的眼睛、鼻子、耳朵、皮肤而被探测到。这些感官信息集中在丘脑，这部分大脑在我们的边缘系统，是我们大脑的"厨房"。丘脑负责将我们所有的感官信息混合成我们的"自传体汤"，变成统一的、连贯的叙述："这是发生在我身上的事情"[10]。这些感官信息会往两个方向传递：一个方向是往下传递到杏仁核，这两个埋藏在我们无意识的边缘系统深处的、小小的、杏仁一样的结构；另一个方向是向上传递到前额叶，到达我们的意识知觉。神经科学家约瑟夫·勒杜克斯（Joseph LeDoux）把通往杏仁核的叫作"下通路"，把通往前额叶的叫作"上通路"；在经历难以忍受的恐惧体验时，信号到达上通路需要比下通路多费时几微秒。然而，丘脑可能会发生故障。视觉、听觉、嗅觉、触觉的记录是相互独立的碎片，而且一般的记忆是分解处理的。当时间冻结，目前的危险感觉就会一直持续下去（见图 4-5）。

我把杏仁核最主要的功能叫作"烟雾探测器"，它负责监测接收到的信息是否事关生存大事[11]。它可以在海马体的帮助下，飞快地得出结果。海马体是处在杏仁核附近的大脑结构，负责处理新和旧的体验。如果杏仁核感觉到威胁，例如可能有辆车撞过来，或者街上有个人看起来很可怕，它就会立刻发送信息给海马体和脑干，激活压力激素系统和自主神经系统（ANS）来策划全身反应。因为杏仁核在处理丘脑传来的信息时比前额叶快，所以它在我们还没有意识到危险的时候就对信息是否威胁生存做出判断。可能在还没意识到发生了什么时，我们的身体就已经采取了行动。

杏仁核的危险信号促使压力激素，包括肾上腺皮质醇和肾上腺素的大量释放，让我们心跳加速、血压升高、呼吸变快，准备好战斗或逃跑。一旦危机过去，身体会很快回到正常水平。但当这个恢复过程被阻断时，身体会继续进行自我防卫，让人们感到焦虑、激越。

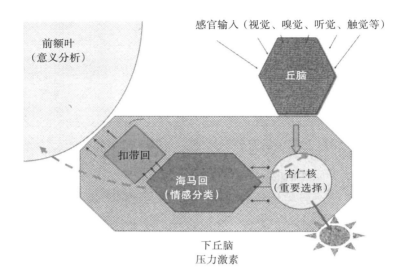

图　4-5

注：情绪脑首先解读输入的信息。有关外界环境的视觉、听觉、触摸和动作的感官信息先被丘脑处理了之后，被传送到杏仁核判定其情绪重要度。这部分的传递快如闪电。如果杏仁核发现了威胁，它会将信息传给下丘脑，让其触发压力激素去应对威胁。神经科学家约瑟夫·勒杜克斯将其称之为"下通路"。第二条神经通路是"上通路"，从下丘脑开始，经过海马体和前扣带回，来到前额叶，也就是理性脑，来做更详细的解读。这需要花费数毫秒的时间。如果杏仁核判定的威胁太强烈，或者加上上通路的大脑活跃太弱，正如PTSD患者的大脑一样，人们就很难控制自动的紧急求生行为，例如长期受惊或有侵略性的爆发。

　　尽管这个烟雾探测器非常擅长检测危险信号，但创伤会增加误判的机会。只有能够正确判断一个人是善意的还是危险的，我们才能与这个人好好相处。即使是微小的误读，也有可能让我们在家庭或工作关系中产生痛苦的误会。特别是在一个复杂的工作环境或者一个充满难对付的小孩的家庭中，我们需要快速而准确地判断他人的感受，才能不断据此调整自己的行为。警报系统的误判可能会让人被无害的评论或面部表情激怒。

控制应激反应：瞭望塔

　　如果说杏仁核是大脑的烟雾探测器，前额叶，特别是处在我们双眼上方的内侧前额叶皮层（MPFC）[12]，就是我们的瞭望塔，让我们能从高处看到全景。闻到的烟味是意味着房子着火了，你需要立刻逃生，还是意味着你煎的牛排温度太高、烧焦了呢？杏仁核不会做类似这样的判断，它只会在前额叶判断之前让你做好反击或者逃跑的准备。只要你不是太激动，前额叶会让你明白你并没有面临实际的危险，让你恢复平衡，中止应激反应。

一般前额叶可以让人们观察到发生了什么事，对他们的行动做出预期，从而做出有意识的选择。能够冷静客观地从整体观察我们的想法、感觉和情感（我在此书中将此能力称作"正念"），然后花时间做出回应，可以让我们的大脑抑制并重新组织、调整情绪脑中预先设定的程序。这一能力对于维持我们的人际关系至关重要。只要我们的前额叶可以恰当地工作，我们就不太可能每次在服务员给我们上菜晚了或是保险公司职员让我们等待时情绪失控（我们的瞭望塔也告诉我们，其他人的愤怒和威胁是他们情绪的功能）。当这一系统故障时，我们就会变成情景动物：可能一探测到危险，我们就会立刻进入战斗或逃跑状态。

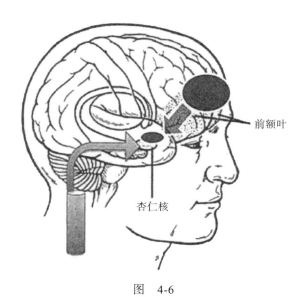

前额叶

杏仁核

图 4-6

注：自上而下或自下而上。情绪脑中的结构决定了我们认为什么是最危险的。有两种方法可以改变危险探测系统：一种是自上而下，通过在内侧前额叶皮层（不仅仅是前额叶）调整传达的信息，另一种是自下而上，通过爬虫类脑，通过呼吸、动作或触摸来传达。

在 PTSD 的患者中，杏仁核（烟雾探测器）和内侧前额叶（MPFC，瞭望塔）的功能发生了极大的改变，让我们难以控制情绪和冲动。神经影像研究表明，当人们处在情绪激动的情况时，例如极度恐惧、悲伤或愤怒时，皮层下大脑掌管情绪的区域活跃会增加，而在前额叶的数个地区，特别是 MPFC 的活跃降低。在这种情况下，前额叶会失去抑制能力，让人们"失去理智"：他们会被巨大的声音惊吓，因为细微的挫折而暴怒，或者受到触摸时就吓呆[13]。

有效处理压力需要烟雾探测器和瞭望塔的共同协作。如果你想更好地控制情绪，可以通过以下两个方式：一种是自上而下，另一种是自下而上。

了解自上而下和自下而上的情绪调节对于理解和治疗创伤后压力非常重要。自上而下的情绪调节意味着强化瞭望塔控制身体感觉的能力。正念冥想和瑜伽都可以帮助这一点。自下而上的情绪调节需要重整自律神经系统（即我们在上图中见到的脑干部位）。我们可以通过呼吸、动作和触摸调整自律神经系统。呼吸是唯——种既可以用意识控制又可以自动进行的身体功能。在本书的第五部分，我们会探索一些特殊的技巧来增加自上而下和自下而上的调节。

骑手和马

我要强调的是，情绪并不与理性对立。我们的情绪衡量我们的体验，因此，情绪是理性的基础。我们的个体经验是理性和感性的大脑平衡下的产物。当这两个系统平衡时，我们"拥有自我"。然而，当我们的生存受到威胁时，这两个系统会相对独立地进行运作。

例如，你在开车时与朋友聊天，这时一辆卡车突然闯进你的视野，你会立刻停止说话，猛踩刹车，打方向盘，让你的车子尽量不要撞上去。如果你的下意识动作可以让你避免车祸，你就会恢复平静。你是否能恢复平静，取决于威胁过后你的内在反应的消退速度。

　　发现了如前文所建立的"三位一体大脑"的神经科学家保罗·麦克莱恩（Paul MacLean），他把理性脑和情绪脑比作骑手和马 [14]。只要天气晴朗、道路平整，骑手就会觉得充满掌控感。然而，意想不到的声音或者来自其他动物的威胁可能会让马不受控制地狂奔，迫使骑手死命地抓紧缰绳。类似地，当人们感觉到他们面临事关生存的大事时，他们会发狂、渴望、恐惧，或产生性欲。他们会停止倾听理性的声音，而且不再与理性争辩。当边缘系统决定这件事事关生死，连接前额叶与边缘系统的通路就会变得极其微弱。

　　心理学家通过唤起人们的洞察力，从而理解和控制他们的行为。然而，神经科学研究表明，只有很少的心理问题是理解不足造成的；我们的意识和感知可以理解大多数起源于大脑深处的压力。当情绪脑中的警铃大作，如何洞察都是不能平息的。我想起一个参加了 7 次情绪管理的人赞美他所学到的技巧："这些技巧都很棒而且非常有用！——但它们只在你没有真正生气的时候有用。"

　　当我们的情绪脑和理性脑相互冲突时（例如当我们因为我们喜爱的人而愤怒、被我们依靠的人恐吓，或贪恋某个我们不应当亲近的人时），一场拔河就开始了。这场拉锯在我们的内在体验中，例如会在胃、心、肺中上演，而且这会导致我们生理和心理的双重不适。在第 6 章，我们会讨论大脑和内脏在安全和危险时的相互作用。这是理解创伤带来的生理不适的关键。

　　接下来，我会用两次脑部扫描结果来结束这一章。这两次脑部扫描揭示了创伤性应激的核心：不会随着时间消退；重新体验图像、声音和情感；以及情感解离。

斯坦和乌特的大脑

　　斯坦和乌特·罗伦斯是一对居住在安大略省伦敦地区、年纪 40 多岁的专业人士夫妇。在 1999 年 9 月的一个早上，他们驱车前往底特律开会。突然，高速公路上起了大雾，能见度瞬间变为 0。斯坦立刻踩下刹车、猛打方向盘以躲避前面的一辆大卡车。紧接着一辆十八轮的货柜车飞过他们的车厢；几辆货车和轿车跟他们撞在一起。人们从车里爬出来逃生时又被别的车撞上。刹车声和撞击声不绝于耳。每一下撞击，斯坦和乌特都觉得他们要死了。斯坦和乌特被困在 87 辆连环相撞的第 13 辆车中。这是加拿大历史上最严重的车祸 [15]。

紧接着是可怕的寂静。斯坦挣扎着想打开车门和窗子，但那辆十八轮大货车卡在他们的车厢前，他无法打开车门。突然，斯坦听到有人在敲他们的车顶。一个女孩在尖叫："救我出来！我着火了！"他们只能眼睁睁地看着另一台车里的女孩被火焰吞没。下一幕，他们看到一个货车司机拿着灭火器站在他们的车顶上。货车司机打碎了挡风玻璃来救他们。斯坦从里面爬出来。当他想要救他的妻子时，他看到乌特呆呆地坐在她的座位上。斯坦和货车司机把她架出来，送上救护车到急救室。除了几道划痕，斯坦和乌特都没有受伤。

那天晚上，他们回到家，斯坦和乌特都不想睡觉。他们有种一旦睡着就会死去的感觉，提心吊胆，坐立不安。那天晚上，以及在之后的很多个晚上，他们都要喝着大量的红酒，麻木自己的恐惧。他们无法停止想象："如果我们早点儿出发呢？如果我们在路上没有停下来加油呢？"这样过了 3 个月之后，他们向西安大略大学的露丝·拉尼厄斯博士寻求帮助。

拉尼厄斯博士在几年前是我在创伤中心的学生。她跟斯坦和乌特说她希望在治疗之前先用 fMRI 来扫描一下他们的大脑。fMRI 通过最终大脑血流的变化来测量神经活动。与 PET 不同的是，它不需要将人暴露在放射线下。拉尼厄斯博士使用了我们在哈佛同样的激活创伤的方式，收集图片、声音、气味以及其他斯坦和乌特被困在车内时的感官体验。

斯坦首先，而且几乎是立刻进入闪回。正如玛莎在哈佛的研究中一样。当他从扫描仪中出来时，他汗如雨下，心跳和血压都飙升。"这正是我在车祸中的感觉，"他回答，"我当时十分确定我要死了，我完全没有办法救我自己。"在他的记忆里，这件事并不仅仅是一件在 3 个月前发生的事情；斯坦每天都在重新经历这件事。

解离和重现

情感解离是创伤的核心。这些难以承受的体验都是碎片化的，我们的情绪、声音、图像、印象、感知也是如此。所有这些与创伤相关的感知都拥有自己的生命力。这些记忆的感知碎片侵入现实，就是它们再现的方式。只要创伤没有被解决，身体释放的压力激素就会自动循环，防卫机制和情绪反应也会不断重复。和斯坦不一样，很多人可能不会意识到他们"快要疯掉"的感觉和对创伤性回忆的感觉是循环往复的。反复的闪回比创伤性经历本身更糟。即使是创伤性事件，这个事件本身也是有始有终的。但对于患有 PTSD 的人来说，闪回随时都可以发生，无论他们是睡着的时候还是他们醒着的时候。没有办法预测闪回出现的时间和持续的时间长短。深受闪回所苦的人们会将生活的重心围绕在抵抗闪回上。他们可能会强迫性地去健身房做剧烈运动（但发现他们永远都不够强壮以抵抗闪回），用毒品麻木自己，试着在极度危险的状况下创造一种"受控制"的感觉（例如摩托赛车、蹦极，或做急救车司机）。持续与看不见的危险战斗令人身心俱疲。

如果创伤的细节反复出现，压力激素就会持续处在较高水平。伴随着这些记忆产生着越来越深的烙印，日常的普通事件变得越来越缺乏吸引力。不能充分投入到日常生活当中，让他们缺少活着的感受，让他们越来越难感受到日常生活的快乐和烦恼，更难专注于手中的事务。他们成了过去的囚徒。

这种应激状况会在很多情况下引发。例如，退伍士兵会因为一些日常的生活细节而做出与战场中相同的反应，例如在颠簸中行车或者看到一个小孩在路边玩，他们就会受惊，进而狂怒或陷入麻木中。儿童性侵犯的受害者可能会性冷淡，或者在性兴奋时感到羞耻，甚至在产生一些中性的、与身体特定部分的感觉愉悦有关的刺激时，他们都有可能会想起被侵犯的情景。当创伤的幸存者被迫谈论他们的体验时，他们中有人会血压急剧升高，有人会偏头痛，也有人会情绪麻木、没有太多情绪反应。然而，在我们的实验中，我们都能发现他们身体里存在扰乱身体机能的、过高的压力激素。

这些压力反应并不是我们的理性能够控制的范围，这些巨大的、无法控制的冲动把人拉出了人类范围。你惊觉自己成了一个麻木不仁的怪物，在你孩子的生日派对上或者你挚爱的葬礼上无动于衷。逐渐地，羞耻感占据了你的情绪，将真实世界掩盖在羞愧感的阴影中。

人们几乎不会触及他们情感异化的根源——而这一根源就是我们治疗开始的地方。治疗可以触及创伤引发的情绪反应，让人有意识地感觉和观察这些情绪。然而，要做到这一点，需要改变我们的大脑危机探测系统，让人们能够掌控对过去创伤的生理反应。

这些由外在世界引发的创伤，其实在我们的内心和身体内进行着搏斗，而我们通常很难将发生在外界的事件与内在感受联系起来。治疗中的挑战不仅仅是接受过去的可怕时刻，更是学会如何掌控一个人的内在感知和情绪。感受、命名、辨认内在感受是康复的第一步。

过度敏感的烟雾探测器

斯坦的大脑扫描表明他正在经历闪回（见图 4-7）。在右下角亮点、左下角暗点和中间的四个对称亮着的地方，这些部位表明创伤性经历在斯坦的大脑重新上演（在第 3 章的哈佛研究中，你也能看到亮着的杏仁核和激活不足的左脑）。斯坦的杏仁核不能区分过去和现在，它像在面临着真正的车祸一样，释放着大量的压力激素，激活神经系统反馈，令斯坦手脚颤抖、冷汗直流、心跳加速、血压升高——在面临车祸时，这些反应通通都是正常的，而且有可能救你一命。

一个有效的烟雾探测器至关重要，不然你就有可能在不知不觉中身陷火海。但如果你每次闻到烟雾都惊慌失措，这就会非常麻烦。你当然需要知道身边是谁在惹你，但如果你的杏仁核太过敏感，你就有可能长期担心会遇到讨厌的人，或者会觉得他们是故意来惹你。

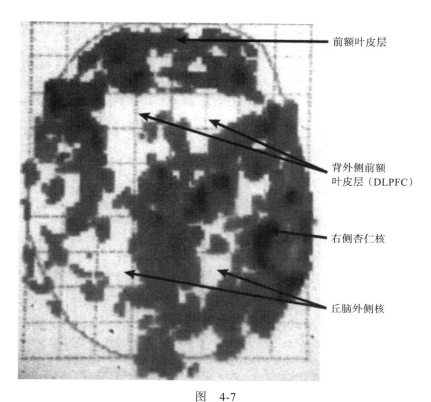

前额叶皮层

背外侧前额
叶皮层（DLPFC）

右侧杏仁核

丘脑外侧核

图　4-7

注：闪回状态下的 fMRI 扫描图。请注意，右脑被激活的部分远远多于左脑被激活的部分。

计时器的崩溃

斯坦和乌特在经历车祸之后都变得非常敏感易怒，这表明他们的前额叶皮层在面临压力时很难保持控制。斯坦的闪回更严重一些。他的左右背外侧前额叶，也就是他的大脑前面的两个白色部分（在图 4-7 上端）都激活不足。当这两个区域激活不足时，人们会失去时间感，无法感觉过去、现在和未来，被困在当下的情景中。

两个脑神经系统是相互关联的，它们分别负责处理创伤的情绪性信息和情景性信息。情绪的强烈程度受烟雾探测器，即我们的杏仁核影响；而我们的内侧前额叶皮层（MPFC），我们的瞭望塔负责与之抗衡。另外，我们背外侧前额叶皮层（DLPFC）和海马体负责收集、解释我们经历的细节信息和含义。DLPFC 处在大脑前端一侧，MPFC 在中间。沿着中轴线附近的大脑结构比较关注你的内在体验，而在外侧的大脑结构比较关注你的环境。DLPFC 相当于大脑的时钟，负责告诉我们现在的体验是否与过去的经历关联，现在的经历是否会影响到未来。当大脑知道这件事很快就会结束，大脑就变得比较能忍受这件事情。我们一般都可以体会到，最可怕的悲伤通常让我们有一种无穷无尽、持续到永远的感觉。创伤也是一种让人"感觉到永远"的极端经历。

斯坦的扫描结果表明，大脑各处因创伤性经历而失去功能，只有这些大脑部位恢复功能，人们才能从创伤中康复。当人们能真正地活在当下，尽可能地感觉到平静、安全，才能够在治疗中重新体验过去（"当下"意味着你能够感觉到坐在椅子上的屁股，看到窗外的光线，感觉到你的腹部，听见风吹着窗外的树枝）。处在当下的同时再回顾创伤性经历，让人更有可能理解过去发生了什么。只有在这种时刻，大脑的瞭望塔、厨房和计时器都正常运作，治疗才有可能成功。

丘脑功能受损

让我们继续看斯坦闪回时的 fMRI 扫描结果，你会发现在大脑下半部有两个白色的空洞。这里的空洞部分是斯坦的左右丘脑，它们如同处在真正的创伤中一样，变成了一片空白。我在前文说过，丘脑和一个厨房一样，负责混合我们所有的感官体验，包括听觉、视觉、触觉，然后把这些体验混合成一锅汤，也就是我们的自传体记忆。丘脑的这部分功能受损可以解释为什么创伤无法像一个有始有终的普通故事一样叙述，而只能以一些碎片的方式（例如图像、声音、身体感觉）携带强烈的情感（多数是恐怖或无助）一同呈现[17]。在一般脑神经连接处，丘脑也作为大脑的过滤器或看门人，因此它也是注意力、专注和新内容学习的中心。但这些功能都会被创伤扰乱。当你坐下来阅读时，你可能会听见背景的音乐声、车辆驶过的声音、你觉得你的胃有点疼，提醒你该吃点东西。为了让你可以专注在这本书的内容上，你的丘脑会帮你过滤掉那些即使忽视也没有严重后果的感觉、让你只处理与书本相关的信息。在第 19 章有关

神经反馈治疗的内容中，我会讨论一些测试和强化这个过滤器的方法。PTSD
患者的过滤器是敞开的——没有任何过滤，这些人一直都处在感官过载的情况
下。为了对应感官过载，他们尝试让自己变得麻木，或将视野变得狭隘和过分
专注。如果他们不能通过自然方式麻痹自己，他们可能会用毒品或酒精来隔绝
自己和外界。这一策略的代价是，他们也会把外界愉快的信息过滤掉。

人格解体：与自我的分离

让我们现在看看乌特的扫描结果（见图4-8）。每个人应对创伤的方式都有
可能不同，但乌特和斯坦的区别尤为强烈，因为乌特就坐在斯坦那辆变形的车
子的旁边。她面对创伤时的方式是麻木：她的思维一片空白、她的大脑几乎所
有部位都停止了活动，她的心跳和血压也没有明显上升。当我们问她在扫描时
有什么感觉，她说："我的感觉和我在车祸中的感觉一样：我什么都感觉不到。"

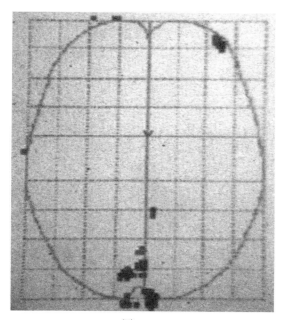

图　4-8

注：**提及创伤时的解离感**。在这张图中，大脑几乎所有部分的活动都减缓了，这影响到人
　　的思维、意志和定向力。

有一个医学名词可以描述乌特的反应：人格解离[18]。任何与受过创伤的男人、女人或孩子们相处过的人迟早都要面对他们空洞的眼神和空白的大脑，这是惊呆反应里最明显的症状。解离感是创伤导致的一种强烈的脱离现实的感觉。斯坦的闪回与他极力逃生却屡受阻挠相关，他所有的感官和情感碎片蜂拥而至，充满了他的现实。然而，与斯坦的极力逃生不同，乌特与她的恐惧隔绝了，她感觉不到任何事情。

我在我的办公室里见过各种人格解离的患者，他们毫无表情地告诉我各种可怕的故事。房间内所有的情绪似乎都抽成了真空，我必须要全力以赴才能把注意力放在患者身上。一个失去活力的患者迫使你要更专注于你的治疗，而我常常都希望这一个小时过得更快一些。

在看完乌特的扫描结果后，我开始使用另一种方式去帮助我那些大脑空白的患者。没有大脑各部分的参与，他们显然不能思考、深刻地感觉、记得或者理解发生过什么事情。在这种情况下，普通的谈话治疗是没有用的。

我大概可以理解乌特为什么采取与斯坦完全不同的方式来应对创伤。她使用的方式与她小时候应对母亲的严厉相同。乌特的父亲在她 9 岁的时候就去世了，她的母亲对她变得越来越恶劣。有时候，乌特发现她可以在她母亲向她吼叫的时候让大脑变得一片空白。35 年后，当她被困在一辆撞毁的车上，乌特的大脑自动回到了她小时候的应对方式——她让自己消失。

类似乌特这样的患者，如果他们想回到他们的生活中，他们所面临最大的、最无可回避的挑战是如何变得警觉和投入 [乌特后来康复了，她把自己的康复经历写成一本书，并开始发行一本叫作《心理健康》（*Mental Fitness*）的杂志]。对于这些患者而言，从下到上的治疗方式是最重要的。这一治疗方式的目的是改变他们的生理状况，改善他们与他们感官之间的关系。在创伤中心，我们进行了一些简单的心跳和呼吸频率测量。我们通过指压按摩[19]唤起病人的身体感觉和他们对这些感觉的察觉。韵律活动也很有效，例如扔沙滩排球、拍健身球、打鼓或随着音乐跳舞。

麻木是 PTSD 的另一面。很多没有经过治疗的创伤幸存者在刚开始时像斯坦一样，有爆发性的闪回，之后，他们的感情会麻木。这一状况在孩子身上尤其常见。因为创伤而产生行为问题的孩子们通常得到更多的注意，但那些变得情感麻木的孩子因为不会打扰到任何人，却会一点一点失去他们的未来。

活在当下

对创伤的治疗最大的困难不是如何面对过去，而是强化他们日常生活的质量。创伤性记忆之所以会占据 PTSD 患者的生活，是因为他们很难有活在现实中的感觉。既然无法活在现实，那么他们就会活在他们感觉到活着的地方，即使这个地方充满恐怖和悲伤。很多对创伤性应激的治疗通过让患者暴露在他们的创伤中，缓解他们对创伤的敏感，减轻他们的情绪崩溃和闪回症状。我认为这些治疗方式是对创伤的误解。我们更应该帮助患者充分地、安全地活在现实生活当中。为了做到这一点，需要恢复那些因为创伤而失能的大脑结构。缓解对创伤的敏感可以减轻患者对创伤的反应，但如果一个人不能在日常生活，例如散步、做饭或与小孩一起玩之中获得满足，那么，他将永远无法生活。

第5章

身体与大脑的连接

> 生命是一种韵律。我们震动、我们的心脏泵出血液。我们是一个有
> 韵律的机器，这就是我们，人类。
>
> ——米奇·哈特（Mickey Hart）

1872 年，查尔斯·达尔文的职业生涯临近结尾，他发表了《人类和动物的表情》（*The Expression of the Emotions in Man and Animals*）[1]。以往有关达尔文理论的讨论大多集中在《物种起源》（*On the Origin of Species*，1859）和《人类的由来》（*The Descent of Man*，1871）。但《人类和动物的表情》是一本对情绪生活的杰出探索，内容充满了达尔文几十年来的观察、各种轶事的叙述和达尔文自己家孩子和宠物的故事。这也是插图图书的里程碑——这是最早的、使用照片做插图的出版物之一（在当时，摄影技术仍然是一项新科技，而且，和所有的科学家一样，达尔文喜欢用最新的科技说明他的问题）。现在，这本书仍然在重印出版。在最近的一次再版中，这本书加入了研究情绪现代先驱，保罗·艾克曼（Paul Ekman）的介绍语和评论。在这本书的一开始，达尔文描述了所有哺乳类动物共有的、维持生命的身体器官，包括肺、

肾、脑、消化系统和生殖系统。尽管现在很多科学家都觉得达尔文夸大其词了，但达尔文作为一个热爱动物的人做出了如下宣言："人类和其他高等动物……（都）有相同的情感。他们有相同的感受、直觉、热情和爱，我们甚至共享一些更为复杂的情感，例如嫉妒、怀疑、竞争、赞赏和宽容。[2]"他观察到我们与动物拥有相同的情感生理状况。例如，当我们在感到害怕时，我们颈后的汗毛会竖起来，当我们狂怒时，我们会露出牙齿。这些行为只能作为人类漫长进化过程中的残留部分来理解。

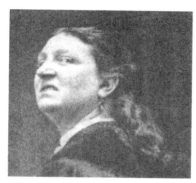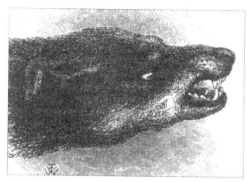

图　5-1

注：当一个人讥笑他人或被人讥笑时，他们会露出一边的犬齿朝向他要讥笑的人吗？——达尔文，1872

达尔文认为，哺乳类动物的情感有其生物根源：情感对行为有不可或缺的促进作用。情感（这个词来源于拉丁文 emovere，意思是"做出"）影响我们行为的内容和方向，而表达情感的方式都是通过面部和身体。这些面部和身体动作传达了我们的心理状态和行为意图：愤怒的表情和威吓的动作可以让他人退却；悲伤吸引他人的照顾和注意；恐惧意味着无助和警告危险。

通过两个人之间是否紧张或放松，他们的动作、语调、变换的面部表情，我们直觉地就能理解到他们的关系。在看一个用你不理解的语言拍出的电影时，你也可以猜出角色之间的关系。我们通常也可以通过类似的方式理解其他哺乳类动物（例如猴子、狗、马）的感情。

达尔文进一步观察到，情绪的基本目的是引发行动，以恢复一个有机体内部的安全和平衡。这是他对于我们现在叫作 PTSD 的症状来源的理解：

> "回避或逃离危险的行为明显有利于有机体的生存竞争。但长期
> 不适当的回避和逃离行为不利于一个物种保存后代，因为保存后代
> 取决于觅食、气息、和交配活动，而这些活动与回避及逃离是恰恰
> 相反的。"[3]

换言之，如果一个生物体处于生死存亡的阶段，它的所有精力都会集中在抵抗看不见的敌人中，而不再关注养育后代、关怀同类和求爱。对我们人类来说，这意味着只要我们的意识开始自卫，我们最亲密的关系就会受到威胁，因为我们不再能想象、计划、玩耍、学习，以及关注其他人的需要。达尔文也论述了我们现在仍然在探索的身体–大脑联系。强烈的情绪不仅仅包含思维的感觉，也包括消化道和心脏的感觉：

> "心脏、胃和脑通过肺胃迷走神经相连，这一神经对于人类和动
> 物的情绪表达和管理至关重要。因此，头脑兴奋的时候会立刻影响
> 到内脏的状态，因而，在兴奋状态下，这两部分最重要的器官会互
> 相作用和反作用。"[4]

当我第一次看到这段话时，我兴奋地读了又读。在经历最糟糕的情绪时，我们通常都能体会到揪心或者心碎的感觉。我们能够在头脑中意识到我们的情绪，而且我们基本上可以平静待之；但诸如心痛、心碎等内在感觉是非常难以忍受的。我们尽一切努力试图摆脱这些令人难受的内在感觉，用一些可以控制的感觉替代那些难以承受的情绪，例如死死地抓住他人、用毒品酒精麻醉自己，或用小刀割伤自己的皮肤。从毒品滥用到自伤行为，有多少精神问题的开始是试图应对难以承受的情绪和生理痛苦呢？如果达尔文是正确的，帮助人们改变他们的内在感知，才是正确的解决方式。

直到现在，身体和思维的双向联系仍然被西方科学所忽视，但这一理论被其他很多国家，特别是印度和中国使用。现在，这一观点正在改变我们对

创伤及其康复的理解。

窥视神经系统

所有我们自然而然就会在谈话中使用的动作和姿势，例如面部肌肉的移动、眼部动作和瞳孔扩大，音调和音速的改变，还有一个人内在状态（例如分泌唾液、吞咽、呼吸、心跳）都由同一个节律系统调节[5]。这些同步的动作都是由我们的两支自主神经系统（ANS）完成的：交感神经系统作为我们身体的加速器，而副交感神经系统是我们的减速器。这就是达尔文所说的"交互作用"，这两个神经系统互相合作，负责我们身体的能量分配，一个负责促进能量消耗，另一个负责节约能源消耗。

交感神经系统（SNS）负责唤起我们的身体反应，其中包括战斗或逃跑反应（达尔文称之为"逃跑或回避反应"）。几乎 2 000 年前，罗马时代的医生盖伦将交感神经命名为"交感"，就是因为观察到这一神经与我们的情绪活动（sym pathos）密切相关。SNS 将血液输入肌肉以帮助肌肉快速反应，也促使肾上腺分泌肾上腺素，引发心跳加速和血压升高。

另一条 ANS 是副交感神经系统（PNS）——副交感的意思是就"反情绪"，这条神经系统负责激发自我保护的功能，例如消化和伤口愈合。副交感神经系统促进乙酰胆碱的释放，负责降低身体唤起度、降低心跳、放松肌肉、将呼吸频率回归到正常。正如达尔文指出的那样，"进食、保护和求偶行为"都取决于 PNS。

你可以通过简单的方式来体会这两条神经系统的不同功能。深吸气时，SNS 就被激活了，刺激了更多肾上腺素的分泌。这就是为什么运动员在开始比赛前要进行几次短而深的呼吸。呼气会激活 PNS，从而减缓心跳。如果你上过瑜伽或冥想课，你的老师会让你特别注意呼气。深而长的呼气会让你平静下来。呼吸时，我们不断增加或减慢心跳速度，因而，我们每两下心跳的间隔都是不同的。有一种测量心跳的方法叫心率变异性（HRV），这种测量方式可以用来评估交感神经和副交感神经系统的灵活性。HRV 良好意味着这两个神经系统都运作得很平衡。通过测量 HRV，我们的研究获得了突破性的进展。在第 16 章，我会解释我如何用 HRV 来治疗 PTSD。

爱的神经密码 [7]

在 1994 年，北卡罗来纳大学的史蒂芬·波戈斯（Stephen Porges），当时还在马里兰大学作为研究 HRV 的研究员，根据达尔文的观察和 140 年来的科学发现，提出了多层迷走神经理论。多层迷走神经理论的意思是迷走神经有连接多个器官的多层分支，包括大脑、肺部、心脏、胃和肠道。达尔文当时称之为肺胃迷走神经（pneumogastric nerve）。多层迷走神经理论让我们更精确地理解，身体如何根据细微的内在感觉、外界的声音和面部表情的交互作用，判断安全和危险。这解释了为什么温和的面部表情和安抚人心的声音可以奇迹般地改变我们的感受，也解释了为什么当我们知道生命中重要的人看着或者听到我们时，我们会感到平静和安全，以及为什么被忽视或蔑视会使我们陷入愤怒或精神崩溃。这也让我们明白，为什么集中注意力与另一个人共鸣时，会让我们远离混乱和恐惧的状态。[8]

简单来说，波戈斯的理论让我们超越了战斗或逃跑反应，而把社会关系放到了我们理解创伤的中心。波戈斯理论暗示了治疗创伤的新方法——重点是强化调节唤起的身体系统。

人类非常擅长根据自己周围的人（和动物）调节自己的情绪。即使诸如眉毛上抬、眼角皱起、嘴角弯曲、脖子转换角度，这些细微的变化都表示了我们是否舒适、怀疑、放松，或因其他人感到害怕[9]。我们的镜像神经元会记录下这些信息，然后根据这些捕捉到的信息，在我们的身体内部进行调整。我们脸部的肌肉也会同样告诉他人，我们是平静还是兴奋，我们是心跳加速或心跳平缓，我们是准备袭击还是马上逃跑。当我们接受到来自他人的信号，"你和我在一起是安全的"，我们就会感到放松。如果我们足够幸运，在亲密关系中，我们在看着对方的脸和眼神时，也会感到充实、被支持和治愈。

我们的文化要求我们关注个人的特殊性，但在更深的层次，我们几乎无法作为一个独立个体而存在。我们的大脑是为了让我们更好地成为群体一员而存在的。即使我们只有一个人，我们也是群体中的一员：无论我们是在听音乐（音乐是其他人创作的），在电视上看棒球比赛（我们的肌肉也跟随着运动员的奔跑跳跃而紧绷），或在准备销售会议上的材料（要考虑老板的反应）。我们大多数的能量都耗费在如何与他人建立联系上。如果我们去看那些精神疾病的诊断标准，我们会发现所有的精神疾病都包括无法建立有意义的，或令人满足的人际关系，或难以控制唤起（一般是习惯性易激惹、情感麻木、过度兴奋或者混乱），或者是两者混合。这些诊断标准试图使用正确的药物去治疗"疾病"，而把我们的注意力从如何作为部落成员的问题转移开。

安全和互惠

几年前，我听哈佛退休的儿童心理学教授杰罗姆·凯根教授说起，每件恶行的背后都有上百件善行与之关联。他总结道："是仁慈而非恶意，更有可能是我们种族的特点。"能够在他人身上感觉到安全，也许是精神健康最重要的一点：安全的联系是有意义的和令人满足的生活的基础。世界上无数的研究灾害应变的研究都表明，社会支持是最有效应对压力和创伤的方式。

社会支持不仅仅意味着陪伴，最重要的是互惠：你要真正地聆听和观察我们周围的人，感觉到我们真正地被其他人在意和牵挂着。我们需要深深地感觉到安全，我们的生理状态才可以平静下来、疗愈以及成长。没有医生可以开出友谊和爱情的药方，因为这些都是复杂和难以获得的技能。你不需要拥有创伤，就能在派对上与陌生人单独相处时感到难为情甚至惊恐。但创伤会把世界变成外星人的群落。

很多受过创伤的人会发现他们长期无法融入。一些人觉得在与有类似背景的人交往时感到安全，例如拥有类似的战场经历、强暴，或被虐待。创伤性经历和受害者背景会提高一个人寻求孤独的倾向，但他们可能会因此无法感知人与人之间的个体差异：成员只有能在共享一些共同守则时才可以成为共同体。

自我孤立并自我定义为狭隘的受害者群体，会让人感觉到与他人毫不相关甚至是危险的——这往往导致进一步的自我异化。帮派、极端政治组织和邪教也许可以提供慰藉，但他们几乎不能提供足够的心理灵活性以帮助他们的成员投入生活，也无法将他们从创伤中解脱。一个功能良好的人应当能接受个体差异，承认他人的人性。

在过去的 20 年，人们逐渐发现，如果成年人和小孩容易受惊或情感麻木、无法从人类那里得到慰藉时，与其他哺乳类动物建立关系则会有帮助。狗和马，甚至海豚都可以提供更简单的陪伴，同时提供足够的安全感。特别是狗和马现在被广泛地使用在治疗一些受过创伤病人的群体中。[10]

三种层次的安全感

经历过创伤之后，人们会变得仅仅通过一种扭曲的、只探测环境是否安全的神经系统来体验世界。波戈斯创造了一个词，来描述这种评估周围环境安全与否的能力，叫作"神经接收"。当我们帮助那些神经接受能力出了问题的人时，最大的挑战是如何平复他们的生理反应，这样他们的生存机制就不再会阻碍他们。这意味着要帮助他们合理地回应危机，甚至恢复体验安全、放松和真正的人际互惠。

我深入地访问和治疗过 6 位空难幸存者。其中两位在事故中失去了知觉，尽管他们身体上没有受伤，但他们的精神垮了。有两位幸存者直到治疗开始前仍然处于恐慌和狂乱中。剩下两位一直都非常平静，而且随机应变地帮助其他乘客逃离着火的飞机。在其他的事故，例如强奸、车祸，或折磨中，都存在类似的幸存者。在上一章，我们看见斯坦和乌特经历了完全相同的高速公路车祸，但他们的反应极为不同。专注、崩溃或狂乱，为什么对创伤会有如此不同的反应？

波戈斯的理论提供了一种解释：自主神经系统调节三种基础生理状态，不同的安全状态决定了哪一种生理状态被激活。当我们感到受威胁时，我们就会自动进入我们的第一种状态，**社会参与**。我们会向我们周围的人求助、呼救、寻求安慰。如果没有人响应我们，或我们面临立即到来的伤害时，我们的身体会转换到一种更原始的求生方式：**战斗或逃跑**。我们击退攻击，或者跑到一个安全的地方。如果这些策略都失败了，我们无法逃脱，或被抓住了，我们的身体会为了保存自己而尽量节省能源、关闭一切不必要的功能。这种状态称为**惊呆或崩溃**。

　　这就是多支迷走神经的作用方式。我会简要介绍一下它的解剖结构，因为这对于理解人们如何应对创伤至关重要。社会参与系统依靠从脑干出发的一支主要迷走神经（也叫作第十对脑神经）和另一支连接面部肌肉、喉咙、中耳、咽喉的迷走神经。当腹侧迷走神经复合体（VVC）运作的时候，我们会向其他向我们微笑的人微笑，会在同意时点头，会在其他人告诉我们不幸时皱眉。VVC 也负责向我们的心脏和肺部发送信号，降低心跳，增加呼吸深度。我们会因此感到更放松、专注和愉快。

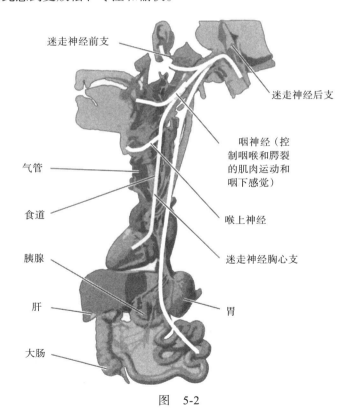

图　5-2

注：**迷走神经各分支。**迷走神经（达尔文把它叫作"肺胃迷走神经"）负责控制心跳和胃肠
　　蠕动功能。当一个人开始觉得紧张不安，他会觉得喉咙干、声音变紧、心跳加速、呼吸
　　变得快而浅。

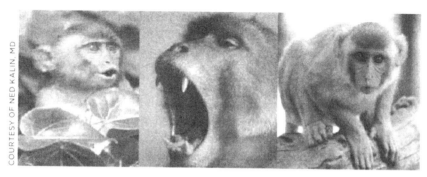

图   5-3

注：**三种应对威胁的方式**

1. 社会参与（VVC）：一只警觉的猴子在探测到危险信号时向同伴呼叫求助。
2. 战斗或逃跑反应（SNS）：露出牙齿，露出狂怒的表情以示威吓。
3. 惊呆或崩溃（DVC）：肢体动作，表现失败和退缩。

任何对我们的安慰或社会关系构成威胁的事物，都会改变那些受 VVC 掌管的区域。当令人苦恼的事情发生，我们会自动用我们的面部表情和声调传达我们的不安，这些改变意味着呼唤他人来帮助我们 [11]。然而，如果没有人回应我们，威胁加剧，我们更古老的边缘系统会被激活。交感神经也加入进来，调动我们的肌肉和心肺，促使我们做好战斗或逃跑的准备 [12]。我们的声音变急促、音调变高、心跳变快。如果这时有一只狗在房间里，它会一边打转一边发出低吼，因为它能够闻到我们被激活的汗腺。

最后，如果我们无处可逃、无法阻挡危机，我们会激活最后的警报系统：迷走背核复合体（DVC）。它穿过我们横膈膜，到达胃、肾、和小肠，迅速降低全身的新陈代谢速率：心率降低（心往下"沉"的感觉），呼吸困难，我们的内脏停止工作或直接排空（"吓到尿裤子"）。这就是我们解离、崩溃或惊吓时的状态。

战斗或逃跑，还是崩溃

正如斯坦和乌特的脑扫描结果，创伤不仅表现为"战斗或逃跑"，也表现为情感麻木、无法感受现实。这两种状况所激活的脑部层次是不同的：哺乳类动物脑负责激活战斗或逃跑系统，负责保护自我、防止自我陷入情感麻木状态；而爬虫类脑负责激活崩溃系统。你可以在任何大型宠物店看到这两种系统。小猫、小狗和小老鼠不断地到处游戏，当它们累了的时候，它们会挤成一团休息。相反，蛇和蜥蜴一动不动地躺在笼子一角，对环境无动于衷[13]。这种由爬行类脑产生的、一动不动的状态，与很多长期处在创伤状态的人一样；相反，刚刚经历创伤的人表现出哺乳类的惊恐和暴怒，显得很害怕，又很吓人。

几乎所有人都知道的一种典型的战斗或逃跑反应，是"公路暴怒"。这是一种突然的威胁，让你有一种强烈的被攻击感。危险让我们的社会参与系统关闭，降低我们对人类声音的回应，增加对威胁的反应。但很多人应对威胁的方式恰恰相反：他们把世界关在外面，进入一种麻木的状态。如果能激活他们的战斗或逃跑状态，可以让他们感到充满精力。这就是为什么很多被虐待的人在面临真正的危险时才充满一种活着的感觉，而他们在更复杂但绝对安全的场景，例如生日派对或家庭晚餐时，他们什么都感觉不到。

当战斗或逃跑反应不能克服危机，我们会激活我们最后的警报系统：我们的爬虫类脑。这个系统最有可能在我们被攻击者抓住而无法行动，或我们年纪还小无法逃脱可怕的养育者时激活。DVC 是负责控制我们进入崩溃或解离状态的副交感系统的一部分。副交感系统是进化史上较为古老的，而且与一些消化系统症状相关，例如腹泻和呕吐相关的系统。一旦这个系统控制了我们全身，其他人和我们自己都不再重要。我们的知觉关闭，甚至不再感受到身体的疼痛。

我们何以为人

在波戈斯的理论里，VVC 是为了应付哺乳类动物中更为复杂的社会关系而进化的。所有的哺乳类动物，包括我们人类自己，都聚集在一起求偶、养育后代、抵抗敌人、一同捕猎或采集食物。VVC 系统越能有效激活交感系统和副交感系统，每个个体的生理系统就越能与部落的其他个体协调一致。

从 VVC 的角度可以理解父母如何在养育过程中教会婴儿自我调整的。新生儿不太与他人互动：他们大多时候都睡着，除非他们饿了或者尿了。他们刚吃饱之后大概会花一点点时间到处张望或到处捣乱，但他们很快会伴随着他们的内在节律，再次睡着。在他们生命的最早阶段，他们几乎无法影响交感神经及副交感神经，他们绝大多数都只运行着他们的爬虫类大脑。

但我们日复一日地与婴儿逗趣，与他们说话，我们激活了他们 VVC 中交感神经的发展。这些交互帮助我们的婴儿学会与他们的环境中的情绪同步。VVC 负责吸吮、吞咽、面部表情和通过喉头发出的声音。当婴儿的这些功能被激发，他们会感到高兴和安全，也帮助他们发展其他关键的社会行为功能 [14]。正如我的朋友艾德·特罗尼克在很久以前告诉我的那样，大脑是一个文化有机体——经历塑造大脑。

通过 VVC 与同类其他个体协调一致，是件很有意义的事情。从母子之间的开始，到与队友配合完美地完成棒球比赛，与舞伴一起跳探戈、在合唱团唱出和谐的音符、演奏出美妙的爵士和室内乐——所有的这些都让我们感到更强的愉悦和更深的归属感。我们可以认为，创伤是 VVC 的协调功能无法起作用时出现的：当行凶者无视你的苦苦哀求；当你还是个被吓坏的小孩，躺在床上听到你的母亲被她的男友殴打；当你看到你的同伴被重物压住无法动弹，但你无法拯救他；当你想要推开那个正在虐待你的牧师，但你却害怕被惩罚。这种"无法行动"的感觉是多数创伤的根源。这时，你的 DVC 很可能会接管你的身体：你的心跳速率降低、呼吸变浅，变得像僵尸，你会失去与你自己和环境的关联感。你会解离、晕倒或崩溃。

自卫或放松

史蒂芬·波戈斯的理论让我们理解，哺乳类动物在自然状态下多半都有所防范。然而，为了能在情绪上更靠近另一个人，我们的自卫系统必须暂时关闭。为了游戏、求偶和养育后代，我们的大脑需要暂时放下戒备。

很多创伤后的幸存者因为过于警觉而难以享受日常生活中的乐趣，而另一些创伤后的幸存者则因为麻木而难以吸收新的体验，或不能探测真正的危险。当大脑中的烟雾探测器不能正常工作时，人们不能在需要的时候回击、逃跑或自卫。童年逆境体验研究（Adverse Childhood Experiences，ACE）发现，早年遭受忽视或虐待的女性在成年时遭受强暴的可能性是正常人的 7 倍。女性在年幼时目睹母亲被伤害，成年后遭受家庭暴力的概率也远远增加。我会在第 9 章进一步探讨 ACE 研究。

很多人能在肤浅的人际交往中感到安全，但实际的接触可能引发强烈的反应。正如波戈斯指出，要实现任何亲密的行为，例如一个紧紧的拥抱、与他人一起睡觉、进行性行为，都需要允许自我在无法行动的同时不感到恐惧 16。这对于创伤幸存者来说尤其困难，因为这需要他们真正地分辨出何时真正安全、何时需要激活他们的防卫。创伤幸存者需要重新体会到安全感，来修复他们的感觉。我们将在后面的章节不断回到这个话题。

新的治疗手段

既然我们明白了受过创伤的孩子和成年人为何困在战斗，或逃跑反应，或情感麻木中，那么，我们要如何帮他们关闭这些一度帮他们幸存下来的自卫系统呢？

一些有天赋的人凭借直觉就知道如何帮助这些创伤幸存者。史蒂夫·格罗斯（Steve Gross）过去在创伤中心进行过一个游戏项目。史蒂夫经常在医院里拿着一个色彩鲜艳的沙滩排球到处游走，当他看到愤怒或麻木的小孩，他会给他们一个大大的微笑。这些小孩几乎不会回应他。但过了一会儿，他走回来，似乎"不小心"把他的球落在小孩坐的地方附近。史蒂夫弯下腰捡起他的球，然后轻轻把球推给这个小孩，小孩通常会毫无热情地推回去。逐渐地，史蒂夫不断地来回传球，小孩和史蒂夫都会开始微笑。

通过这个简单、有节奏的共同动作，史蒂夫创造了一个简单、安全的环境，重新建立一个安全的社交参与系统。同样的，受过严重创伤的人通过在会谈前摆凳子，或在椅背上跟着音乐打节奏，会比他们坐在同样的椅子上谈论他们人生的失败要好得多。

有一件事情是确定的：向一个已经失控的人大吼只会让它更加失控。和你的狗会在你骂它的时候退缩、会在你鼓励它的时候摇尾，人类对严厉的声音感到恐惧、愤怒，或麻木，但会对游戏的语调感到舒畅、放松。我们不能控制这些反应，因为这些都是安全或危险的线索。

不幸的是，我们的教育系统和很多号称可以治疗创伤的方式都倾向于忽略我们的情感参与系统，而关注在我们的认知思维能力中。已经有很多文献研究表明，愤怒、恐惧和焦虑对于理性认知的影响，很多治疗程序仍然试图在大脑安全系统重建前就催促他们使用新的思维方式。学校最不应该取消的就是合唱、体育、暑假和一切包括游戏和愉快参与的活动。当孩子表现出反对、防卫、麻木和愤怒时，无论他们是令我们多么烦躁不安，我们都应该明白这些"不好的行为"与生存系统面临严重威胁时相关。

波戈斯的理论深刻地影响了我和我在创伤中心的同事对创伤幸存者的治疗。我们依照波戈斯的理论制定了针对创伤儿童和成年人的治疗计划；我们甚至制定了一个给予女性的治疗性瑜伽课程，而我们发现，瑜伽课成功地让她们重获平静，与她们的身体建立联系。我们也在波士顿市中心的学校为强暴幸存者开设叫作"攻击模型暴徒"的空手道课程，还有一些其他的游戏或感知方式，例如感官刺激，都被广泛地运用在世界各地的幸存者中（所有这些方式都会在第五部分详细讲述）。

但多层迷走神经理论让我们理解为什么这些迥然不同的技术能够起效。它也能让我们更有意识地结合自上而下的通路（激活社会参与）和自下而上的通路（平复身体中的生理反应）。我们也不吝于使用其他拥有悠久历史的非药物方式，从呼吸法（pranayama）或吟咏，到其他武术例如气功，或打鼓、集体唱歌或舞蹈。所有这些依靠人际间的内在韵律达成的理解，以及声音和面部表情的交流，都能帮助人们从战斗或逃跑反应中转移出来，重新整理他们对于危机的感知，增强他们处理人际关系的能力。

身体会记得一切[17]：既然创伤的记忆真的铭刻在身体深处、在痛彻心扉的情绪中、在免疫性系统和骨骼／肌肉问题中，既然思维、大脑和身体的交流是情绪控制的康庄大道，我们的治疗思维就需要进行严肃的转变。

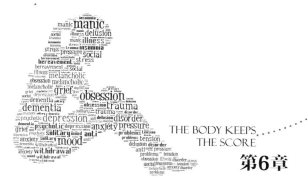

THE BODY KEEPS
THE SCORE

第6章

失去身体，失去自我

> 对于你心里一切的疑难要多多忍耐，要去爱这些"问题的本身"……
> 现在你就在这些问题里"生活"吧。或者，不大注意，渐渐会有那遥远
> 的一天，你生活到了能解答这些问题的境地。
>
> ——里尔克，《给一个青年诗人的十封信》[⊖]

雪莉走进我的办公室，双肩下垂，她的下巴几乎可以碰到前胸。在她开口说话之前，我就知道她不敢面对这个世界。我留意到她的长袖几乎遮不住她前臂的痂。她坐下后，用尖锐又单调的声音告诉我，她不能停止抓自己的手臂和前胸的皮肤，甚至会一直抓到鲜血直流。

自雪莉记事开始，她的母亲就办了一个寄养院。他们家常常挤满了多达15个陌生的、捣乱的、可怕的和被吓呆了的孩子，他们常常突然到来，又突然消失。雪莉一直都在照顾这些来去无踪的孩子，她感到这个家里没有自己的空间，也无法实现自己的需求。"我知道我不被需要，"她告诉我，"我不确定我是什么时候发现这一点的，但我想我母亲告诉过我，而且到处都是痕迹。她过去跟我说过，'我觉得你不属于这个家。医院把你抱错了。'她虽然是笑

⊖　译文来自冯至译，里尔克著，《给一个青年诗人的十封信》，北京：生活·读书·新知三联书店出版社，1994。——译者注

着这么说的，但你知道，人们在说严肃的事情时总是假装他们在开玩笑。"

多年来，研究不断发现长期的情感虐待和忽视可以造成与身体虐待或性虐待同等严重的后果[1]。雪莉正是这样的一个例子：不被看见，不被理解，没有办法感到安全，这对于任何年龄的人来说都极为可怕，但这对于年幼的孩子来说尤其可怕，因为他们仍然在试图寻找他们在世界中的位置。

雪莉大学毕业后，从事着一份毫无乐趣可言的文书工作，和她的猫一起生活，没有亲密朋友。当我问及她是否有过男朋友时，她回答说，她唯一发生过的"关系"是她大学在佛罗里达度假时，被一个男人绑架。她被关在一个地方，5天之内被连续不断地强暴。她记得她大多时候都蜷缩着，惊恐万分，无法动弹。直到她发现她可以离开。当绑架她的人上厕所时，她轻易地逃出了被绑架的地方。她试图打电话向母亲求助，但她母亲拒绝接电话。雪莉最终在一个家暴庇护所的帮助下回到了家。

雪莉告诉我，她之所以开始抓皮肤，是因为这样可以让她从麻木中解放出来。抓破皮肤的痛感让她感到活着，但也让她感到深深的羞耻。她知道这是病态的，但她无法停止。她在见我之前已经向无数精神卫生专业人士求助。她被反复问及是否有"自杀意念"，甚至被强迫住进过精神病院，因为精神科医生拒绝治疗她，直到她保证不再抓自己的皮肤。然而，从我的经验来看，那些割伤自己或者像雪莉一样抓自己皮肤的患者几乎都不会自杀，他们自残的原因是，因为这是他们唯一知道的、能让自己好一点的方式。

然而，很多人很难理解这一点。我在之前的章节讨论过，应对压力的最常见方式是向我们喜爱和信任的人求助，给予我们勇气去克服困难。我们也会在参与体育活动后重获平静，例如骑自行车或上健身房。我们之所以会学会这些自我调节的方式，是因为在我们饥饿时有人喂我们、寒冷时有人给我们盖上被子、感到痛苦或害怕时有人摇晃我们。

但如果从来没有人用充满爱意的眼神或微笑看着你，如果从未有人急急赶来给你帮忙（取而代之的是说"别哭了，不然我就给你好看"），你就需要找到别的方式照顾自己。你很有可能会用其他方式来让自己好过一点，例如毒品、酒精、暴食，或自伤。

虽然雪莉每次都按时来接受治疗，也很诚实地回答我的问题，但我仍然感到我不能与她建立必要的、关键的联系以确保治疗生效。为了打破她的戒备和紧张，我建议她去见利兹，一个我从前认识的按摩师。在她们第一次见面的时候，利兹让雪莉闭着眼躺在按摩台上，然后走到按摩台的另一边，轻轻地握住雪莉的脚。雪莉合着眼躺着，突然间惊恐地大叫："你在哪儿？"雪莉突然无法感知到利兹，尽管利兹就在这里用手握着雪莉的脚。

雪莉是最早告诉我这种极端的身体割裂症状的、众多曾遭受忽视和创伤的患者之一。我发现我的专业训练集中于理解和思考，几乎完全忽视了这个活生生的、会呼吸的身体是我们的基础。雪莉知道她不能控制地抓破自己的皮肤与她早年被母亲忽视有关，但知道这一点并不能让她控制自己的行为。

失去你的身体

一旦我注意到这个问题，我就发现，许多病人都会告诉我他们无法感觉到他们的整个身体。有时候我会让他们闭上双眼，然后让他们告诉我把什么放在他们伸出的手里。无论我放的是车钥匙、一个硬币，还是一个开罐器，他们通常都猜不出他们拿着什么。他们的感知系统完全不能运行。

我和我在澳大利亚的朋友亚历山大·麦克法兰（Alexander McFarlane）谈起这个问题。他也观察到了这一现象。他在阿德莱德的实验室研究着这样一个问题：我们为什么不用看就知道我们拿着车钥匙？通过手心辨认物体需要感觉到它的形状、重量、温度、质地和尺寸。每一种感官体验都被储存在我们大脑的不同地方，但我们需要将它们拼合成一种单一的感知进行判断。麦克法兰发现，患有 PTSD 的人通常很难把感官碎片拼起来 [2]。

如果我们的感觉是模糊的，我们就很难真正地感到活着。美国心理学之父威廉·詹姆斯（William James）在 1884 年发表的文章《什么是情绪？》中描述了一个令人震惊的"感知障碍"案例。他的一位女患者在访谈中说道："我好像……

没有了人类的感官，"她告诉他，"（我）现在被一切可以让生活变得愉悦的事物环绕着，但我那负责感觉愉快的感官仍然在寻寻觅觅……我的每一个感官、每一个自我的部分，都好像和我割裂了一样，无法再向我提供任何感知；这种'感觉不能'可能和我脑中的空洞感有关，也有可能和我不能感觉到身体表面有关，对我来说，我似乎不能感觉到我触摸到的任何东西。这些问题似乎很小，但它们造成的可怕后果是，我没有任何感觉，也没有任何快乐；但我仍然需要，而且渴望这些感觉和快乐。这让我的生活变成了普通人难以理解的折磨。"

这些创伤的应激反应向我们提出了一个严肃的问题：创伤幸存者如何才能学会组合日常生活中的普通感觉，来帮助他们以一种自然的方式感受生活，同时感觉到他们的身体是安全和完整的？

我们何以知道我们是活着的

很多早期的有关创伤幸存者的神经影像学研究都和我们在第 3 章看到的一样：他们关注被试如何回应特定创伤的线索。在 2004 年，我那扫描了斯坦和乌特·罗伦斯夫妇大脑的同事露丝·拉尼厄斯提出了一个新问题：当创伤幸存者没有在想以前的创伤时，他们的大脑是怎样工作的？她的研究针对空闲状态下的大脑，也叫作"默认状态下的神经连接"（DSN），这打开了一个新的方向，让我们明白创伤如何影响自我意识，特别是自我意识的感觉 [4]。

拉尼厄斯博士召集了 16 个"正常"的加拿大人，让他们什么都不想地躺在大脑扫描仪里。"什么都不想"是很不容易的，我们只要醒着，我们的大脑就会不断翻腾。她让被试者试着把注意力集中在呼吸上，尽量清空大脑。之后，她在 18 个曾经遭受过严重的，或在儿童时期受过长期虐待的人身上重复了这个实验。

当你的脑子里什么都不想的时候，你的脑子在做什么？通常来说，你会把注意力集中在你自己身上：这个默认状态激活了的脑区，一起构成了你的"自我"感觉。

当露丝看着她正常被试的扫描结果时，她发现了 DSN 区域的激活与此前研究者的发现相同。我喜欢把这个叫作"莫西干自我意识"，因为大脑激活的区域从双眼上侧开始，从大脑内侧一直穿过大脑中间，到大脑后部。所有沿着内侧分布的结构都与我们的自我意识有关。最亮的地方在大脑后部的后扣带回，这部分负责感觉我们在哪儿，相当于我们的内置 GPS。这部分区域与内侧前额叶皮层（MPFC），也就是我在第 4 章所称的"瞭望塔"，有强烈的联系（这一联系并没有在扫描结果中显示出来，因为 fMRI 不能够测量到这一联系）。后扣带回也连接着其他负责身体感觉的脑区，例如脑岛，负责将内脏感觉信息传送到情绪中枢；例如枕叶，负责整合感官信息；例如前扣带回，负责协调情绪和思维。所有的这些脑区都一同形成我们的自我意识。

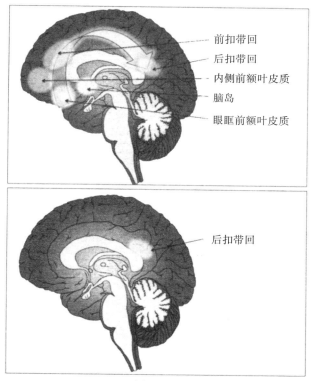

图　6-1

注：**自我的大脑定位**。莫西干自我意识。从大脑前段开始（图示右边），这里包括的结构有：眼眶前额叶皮质，内侧前额叶皮质，前扣带回，后扣带回和脑岛。有过长期创伤历史的人，上述脑区的活动性大为降低，让人更难理解内在状态，也更难评估外在信息中与个人相关的信息。

那 18 名罹患 PTSD 并且在人生早期受过长期严重创伤的患者，他们的扫描结果令人震惊。他们的大脑中负责自我意识的部分几乎没有任何活动：MPFC、前扣带回、枕叶、脑岛完全没有变亮；唯一一处有微弱活动的脑区是负责基本空间定向的后扣带回。

这一现象只有一种解释：为了应对创伤，以免自己长期处于恐惧中，这些患者学会了将大脑的一部分关闭，以缓解那些随着恐怖而来的内脏感受和情感。但在日常生活中，这些大脑部位也负责产生我们自我意识的情绪和感受。于是，我们就见到了这悲剧性的大脑适应：为了不再有可怕的感觉，他们也失去了生命力。

内侧前额叶的活动消失可以解释为什么创伤幸存者失去他们的目的感和方向感。过去有很多患者向我询问一些稀松平常，但他们却几乎不能做到的事情。我现在才明白，这是因为他们与内在真实的联系受损了。如果他们不能知道他们想要什么，或更确切地来说、不能确认他们的身体感知和情绪的来源，他们又怎样能做决定，或实现任何计划呢？

在童年时长期受到虐待的人可能会严重缺乏自我意识，以至于他们几乎不能在镜子中认出自己。大脑扫描表明这不仅仅是注意力缺失的结果，他们负责自我认识的大脑部位也很有可能和自我意识的部位一起关闭了。

当露丝·拉尼厄斯给我看她的研究结果时，我想起我在高中时听到的一个经典故事。数学家阿基米德在教杠杆原理的时候说过："给我一个支点，我能撬起整个地球。"或正如 20 世纪的著名的康复治疗师摩谢·费登奎斯（Moshe Feldenkrais）说过的那样："你只有在知道你自己在做什么的时候，你才能做你想做的事情。"这些故事其实都在说同一个道理：要感觉到现在，一个人必须要知道自己在哪里、觉察到自己到底怎么了。如果自我感知系统受损，我们就要想办法重新激活它。

自我感知系统

看到雪莉如何在她的按摩治疗中受益相当令人着迷。她现在能在日常生活中感到更加放松大胆，也能更自在地对我敞开心扉。她变得真正投入到她的治疗中，而且对她的行为、思想和感觉感到由衷地好奇。她不再抓她的皮肤，夏天来临，她开始在她的门廊外乘凉，和她的邻居聊天。她也加入了教堂合唱团，这种美好的集体活动的体验。

正在这时，我在哈佛大学心理学系主任丹·薛克特（Dan Schacter）组织的一个专家小组里遇到了安东尼奥·达玛西奥（Antonio Damasio）。达玛西奥写了一系列文章和书，清晰地描写了身体状况、情绪和身体系统之间的关系。作为一个治疗过各种脑损伤的神经学家，他希望找到那些有关自我意识和自身感觉的大脑部位。他把自己的事业献身给建立找到"自我"的地图。他最重要的著作《感受发生的一切》（ *The Feeling of What Happens* ），对我而言，完全是革命性的 [5]。达马西奥在书中一开始就指出我们严重地分离了我们的自我意识和我们对身体的感知。他诗意地做了一个比喻："有时候，我们运用心灵不是为了发现事实，而是为了把他们隐藏起来……这道屏障最有效地隐藏起来的东西之一就是身体，我们自己的身体，我的意思是指身体的内部，它的内在性质，就像是为了显示端庄而盖在脸上的一块面纱，但盖得不太好，这道屏障把身体的内部状态与心灵部分地分离开，这里的身体内部状态是指，当生命在每一天的旅程中漫游时构成生命流动的那些状态。" [6] ⊖

他继续描述这个"屏障"如何帮助我们抑制外界的问题，但这样做是有代价的："它倾向于阻止我们感受到我们称为自我的这个东西的起源和本性。" [7] ⊖从威廉·詹姆斯在一个世纪前的研究开始，达马西奥强调，我们自我意识的核心在于我们躯体内在状态的感觉：

"原始感觉让我们直接感觉到活生生的躯体，这是一种无须表达、不加修饰、直截了当的彻底的存在感。这些原始感觉反映了身体各种各样的感受……和快乐与痛苦的程度。而且，这些原始感觉

⊖ 译文来自杨韶刚，达马西奥，《感受发生的一切：意识产生中的身体和情绪》，北京：教育科学出版社，2007，第 23 页。——译者注

⊖ 同上。

起源于脑干而不是大脑皮层。所有的情绪都是原始感觉的变奏曲。"[8]

我们的感官在我们出生之前就开始塑造我们了。在子宫中，我们的皮肤感到羊水的流动，我们听见血液流动和消化道工作的声音，我们随着母亲的移动而颠簸。出生之后，我们通过生理感觉来界定自我以及自我和环境之间的关系。这一切都从**感受**到我们的潮湿、饥饿、饱足和困倦开始。刺耳嘈杂、难以理解的声音和图像不断刺激我们尚未开发的神经系统。即使我们获得了自我意识和语言之后，我们的身体感觉系统仍然时刻给予我们重要的反馈：沟通内脏感觉、面部和躯体的肌肉动作，强化痛苦和舒适的信号，以及产生食欲或性欲之类的欲望。周围发生的事情都会影响我们的生理感觉。看见我们认识的人、听见特定的声音（例如音乐、警报），或感觉到特定的温度变化，在我们的思考和行动之前，我们的注意力已经在我们没有觉察到的时候转移了。

正如我们看见的那样，大脑的工作持续模拟和分析我们身上和周围发生的事情。这些分析会转换为我们血液中的化学信息和神经电信号，让我们的身体和大脑发生或微小或剧烈的变化。这些改变通常在我们意识到达之前就发生了：大脑的下皮层区可以以惊人的效率调整我们的呼吸、心跳、消化、激素分泌和免疫系统。然而，这些系统在面临长期的威胁，甚至持续的危机感时，都有可能不堪重负。这解释了为什么创伤幸存者往往会遇到各种各样的躯体问题。

但我们的自我意识也在保持自我平衡中起到关键作用：我们需要记下我们的躯体感觉并对此做出回应，来保证我们的人身安全。意识到冷会让我们多穿一件衣服；感觉到饿和晕眩意味着我们的血糖降低、迫使我们去吃点什么；膀胱胀满的感觉让我们上厕所。达马西奥指出，所有下意识地记录下我们感觉的大脑结构都肩负着我们最基本的生存机能，例如呼吸、食欲、排泄和睡眠周期："这是因为情绪和注意力会与我们有机体维持基本生存息息相关。如果不知道躯体目前的生理状态，躯体的基本机能就无法维持。"达马西奥把这些负责基本生存的大脑区域叫作"原我"，因为这部分负责创造的"非语言信息"是我们自我意识的基础。

危机下的自我

在 2000 年，达马西奥和他的同事在世界最尖端的科学刊物《科学》杂志上发表了一篇论文，报告负面情绪会严重影响大脑区域接受来自肌肉、内脏和皮肤的神经信号，而这些受影响的大脑区域对于基本的躯体生存是极端重要的。他们研究小组的扫描结果表明，回忆过往的情绪性经历会让我们体会到与原本事件相同的情绪感觉。每一种情绪在扫描结果上都呈现出独一无二的形态。例如，脑干的一个特定区域"会在悲伤和愤怒时激活，但不会在愉快和恐惧时激活"[10]。所有的这些脑区都在边缘系统（这个一直以来被认为是掌管情绪的脑区）之下。我们的日常表达中都包含情绪与身体的关系，例如，"你让我感到恶心""这让我起鸡皮疙瘩""我被噎住了""我的心沉下来""他让我毛发倒竖"。

大脑中最基础的自我系统和边缘系统会在人们面临灭顶之灾时被充分激活，让我们感到压倒性的恐惧和强烈的生理唤起。创伤重现时，其他的一切都毫无意义，他们陷入了生死关头，充满了令人瘫痪的恐惧和盲目的愤怒。思维和身体如同面临真正的危机一样持续不断地处于激昂的状态。他们会被最轻微的噪声惊吓，或被细微的刺激招惹。他们的睡眠长期有问题，也无法从进食中感到愉悦。进而，他们会极力试图希望通过人格解离和情感麻木来避免一些感受。[11]

当人们的动物脑被困在生存斗争中时，应该如何帮助他们恢复自我控制呢？如果我们进一步通过研究我们的动物脑来理解我们的感受方式，如果我们的身体感觉是大脑的下皮层结构的精心策划，我们应该怎样重新获得对它们的控制呢？

拥有自我能动性

"能动性"是一个术语，用来描述一个人对于生活的掌控感。这意味着：

你能明白你的立场、能改变事情发生、能在一定程度上影响周围的环境。退伍士兵在诊所的墙上打出一个个拳印，也是为了重获他们的能动性——让一些事情发生。但他们最终依然感觉失控。他们中的很多人曾经充满自信，然而，他们现在却处在暴跳如雷或无法动弹的循环中。

科学家们认为，能动性源自"内感觉"，也就是我们的身体作为一种微妙的感官感知到的内容。这种内感觉越大，我们就越能控制我们的生活。了解我们产生感受的原因，首先需要了解我们感受的内容。如果我们能意识到我们不断变化的内在和外在环境，我们就能主动地控制他们。但做到这一点的前提是我们的瞭望塔，MPFC，学会如何观察我们的内在环境。这就是为什么正念练习是创伤康复的基础，因为它会强化 MPFC 的功能。[12]

看了纪录片《帝企鹅日记》之后，我想起了我的一些患者。这些企鹅是如此坚忍不拔又令人喜爱。它们自古以来就保持着一种近乎壮烈的繁殖习惯。它们长途跋涉，到达距离海边 70 英里的繁殖地，忍受着难以形容的艰辛，损失了无数可以孵化的卵，然后饥肠辘辘地回到大海。如果企鹅有我们的前额叶，它们就可以学会用它们小小的前肢建造冰屋，进行更好的劳动分工、更好地寻找食物来源。我的患者中那些创伤幸存者，大部分都有惊人的勇气和耐力，但他们总是不断地陷入同样的麻烦中。创伤让他们失去了内在的方向，也夺走了他们更好地应对状况所需的想象力。

自我和能动性的神经科学基础证实了我的朋友彼得·莱文[13]和帕特·奥登[14]所建立的躯体治疗法。我会在本书第五部分讨论躯体治疗法和其他感觉运动治疗方式。但这些治疗方式的关键目标都包括以下三点：

- 帮助患者提取出那些被创伤关闭的感觉信息；
- 帮助患者与他们的内在体验相处（而不是抑制这些感觉）；
- 帮助患者实现那些被恐惧抑制的自保行为。

我们的直觉告诉我们什么时候是安全的、有助于生存的，或是危险的，尽管我们不太能解释我们为什么会有这样的感觉。我们的内在感官不断告诉我们躯体的需要。直觉也帮助我们评估周围的状况，例如警告我们对面走来的那个人是不是很奇怪，也告诉我们那个沐浴在阳光下的、朝西的房间让我们感到宁静。如果你和你的内在体验联系得很好，你相信你的内在体验是正确的，你就会觉得你很好地掌控着你的身体、你的感觉和你自己。

然而，创伤幸存者长期内在地感到不安：过去一直在啮咬着他们的内心。他们的身体频频不断地接收到危险信号，所以，为了控制这些信号，他们必须学会忽视他们的内在感觉，或者使他们的内在感觉麻木。他们学会隐藏他们的自我。

他们越是忽略他们的内在感觉，他们就越有可能因为这些感受而困扰，而迷惑，而羞耻。那些不能自如地感知到内在的人，会更容易因为感觉的变化而受惊吓或陷入惊恐——他们害怕陷入恐惧。

我们现在知道，惊恐症状的维持，主要是因为这个人恐惧于惊恐发作过程中的身体体验。惊恐发作有可能由一些发作者自己也明白的非理性恐惧引发，但惊恐发作中感受的恐惧令他们的症状加剧，发作到全身。"吓呆"或"冻结"（崩溃及麻木）这两个词形象地描述了恐怖和创伤的感觉。这些就是恐惧的内在基础。这些恐惧反应的原因是无法逃跑，对威胁的原始反应无法实现。如果这些内在反应不发出改变，人们就会一直被恐惧裹挟。

忽略或扭曲身体信息的代价是，不能够真正地体会到危险与伤害，而且同样糟糕地不能体会到安全与丰盛。自我调节仰赖与你和你自身的友好关系。没有这种关系，你只能依靠外界调节——从药物、物质（例如酒精），或他人的反复保证，或强迫自己服从他人的意愿。

很多向我求助的患者应对压力的方式都不是察觉或者叙述，而是偏头痛和哮喘发作[15]。桑迪是一个中年访视护士，她告诉我她在童年的时候被酗酒成瘾的父母忽视，长年感到既惊恐又孤单。她的应对方式是顺从她依赖的所有人（包括我，她的治疗师）。无论何时她丈夫说了无情的话，她都会哮喘发作而病倒。当她感到不能呼吸时，使用吸入器已经太晚了，她只能立刻被送往急诊室。

抑制我们内心的哭喊不能阻止我们的压力激素继续对我们的身体产生作用。尽管桑迪学会了忽视她的亲密关系问题，也屏蔽了她的压力信号，但这些压力最终变成哮喘发作来获得她的关注。她的治疗集中在发现她的身体感觉和她的情绪之间的关系，我也建议她报名参加拳击课。在她找我治疗的 3 年内，她没有再进过急诊室。

没有明显生理基础的躯体症状在受过创伤的孩子和成年人之间很常见。他们也包括长期背痛和颈痛、纤维肌痛、偏头痛、消化问题、肠痉挛和肠易激综合征、慢性疲劳和一些类型的哮喘[16]。创伤后的儿童得哮喘的概率比非创伤后的儿童高 50 倍[17]。很多研究都发现，很多经历致命性哮喘发作的成人和儿童在发作之前都没有任何呼吸问题。

述情障碍：无法描述感觉

我有一个寡居的姨妈，她有过痛苦的创伤史，但她现在成了我们孩子的和蔼的祖母。她经常来我们家做很多东西，例如制作窗帘、重新布置厨房的架子、缝补孩子们的衣服，但她很少说话。她总是渴望让我们开心，但我们很难知道她喜欢什么。通常经过几天的寒暄后，对话就中止了，而我必须要很努力去填补这之间漫长的无言。她来访的最后一天，我载她去机场。她给了我一个僵硬的告别拥抱，泪水顺着她的脸流了下来。紧接着，她不含一丝讽刺地向我抱怨起洛根国际机场的冷风让她流泪。她要离开她最亲近的亲戚、离开我们这个年轻家庭了，她的身体感觉到悲伤，但她的思维无法觉察这个情绪。

精神科医生把这个现象叫作"述情障碍"（alexithymia），这是个希腊词，意思是无法表达感受。很多受创伤的孩子和成人都不能明辨他们的躯体感觉。他们可能看起来气急败坏，但他们拒绝承认他们在生气；他们可能看起来吓坏了，但他们可能坚持说他们很好。不能识别他们身体内部的状态让他们不能理解他们的需求，他们不能很好地照顾自己，无论是定时定量地吃饭还是睡足够的觉。

　　和我姨妈一样，述情障碍让我们无法用语言行动来表达我们的情绪。当被问到"如果你看到一辆货车以每小时 80 英里的速度冲向你，你会有什么感觉"时，大多数人会回应，"我会被吓到的"或"我会被吓呆的"。如果一个人有述情障碍，他可能会回答："我会觉得怎样？我不知道……我会跑掉吧。"[18]他们习惯性将情绪以实际问题的方式记住，而不是某些需要他们注意的信号。他们不是感觉生气或悲伤，而是感觉到肌肉酸痛、肠道异常或其他毫无来由的症状。大约 3/4 有神经性厌食症的患者和超过一半的暴食症患者，都不能理解他们的情绪感受，而且在描述他们的情绪感受时感到十分困难[19]。当研究者给述情障碍的患者展示带有生气或悲伤的脸的图片时，他们不能搞清楚这些脸的主人到底感受到什么[20]。

　　首先教会我何谓述情障碍的人之一是精神科医生，亨利·克里斯塔尔（Henry Krystal），他治疗过超过 1 000 名大屠杀幸存者，并从中极大地了解了严重精神创伤[21]。克里斯塔尔他自己也是一名集中营幸存者，他发现他的患者很多都取得了职业上的成功，但他们的亲密关系惨淡而疏远。压抑自己的感受可能可以让他们取得商业上的成功，但这是有代价的。他们关闭了自身难以承受的感觉，结果，他们不再能感觉到他们的感觉。他们之中几乎没有人有兴趣接受治疗。

　　西安大略大学的保罗·弗勒旺（Paul Frewen）对有述情障碍的 PTSD 患者进行了一系列的脑扫描。其中一个实验参加者告诉他："我不知道我现在感觉到什么。我觉得我的头脑和我的身体是割裂的。我好像生活在一个隧道里，或是迷雾中。无论什么事情发生，我觉得它们都是一样的——麻木，空虚。我的脑袋没有感觉。"弗勒旺和他的同事露丝·拉尼厄斯发现，人们越是不能感觉到他们的感觉，他们的大脑中负责自我意识的部分活动就越少[22]。

　　因为受创伤的人经常很难感觉到他们的身体是怎么回事，他们对挫折缺乏细致入微的回应。他们面对压力时可能会变得魂不守舍，或气急败坏。无论他们对压力的反应如何，他们几乎都不能说出是什么在困扰他们。正是因为他们无法与身体达成良好的联系，他们常常也缺乏自我保护行为，有较高的概率成为受害者，也极难体会到快乐、感官的愉悦和生活的目的感。

正如色盲只有学会区分灰度之后，才能进入色彩的世界一样，有述情障碍的人只有学会觉察他们的身体感觉和情绪之间的联系，才能好转。正如我姨妈和亨利·克里斯塔尔的患者一样，他们不愿意这么做。他们大多都无意识地觉得，不断因为一些无法治疗的小病去看医生，也好过痛苦地面对过去的恶魔。

人格解体

进一步忘记自我的方式是人格解体，这是一种失去自我的感觉。在第 4 章，乌特几乎一片空白的大脑扫描，正是人格解体的生动地呈现。人格解体在创伤性经历中非常常见。我曾在我家附近的公园被抢劫，那时是晚上，我好像飘浮在现场上空，我看见自己躺在雪地上，头部受伤，周围环绕着三个握着小刀的青少年。我脱离了被刀刺伤手的疼痛，没有一丝恐惧，我冷静地和他们商量，让他们把我空空如也的钱包还给我。

我没有因此而产生 PTSD，我觉得部分原因是我很好奇拥有与我的患者相近的体验会怎样，另外部分原因是，我觉得我能把抢劫者的画像呈现给警察。当然，最后这些抢劫者都没有被抓，但我幻想中的复仇让我的能动性得到满足。

受过创伤的人们没有那么幸运，而且仍然感到与躯体的解离。有关解离有一段特别好的描述，由德国精神分析师保罗·希尔德（Paul Schilder）在 1928 年写成："对于人格解体的人来说，世界是奇怪的、陌生的、怪异的、像梦一样的。物品有时候好像变小了，有时候是扁的。声音好像从很远的地方传来……情绪也好像发生了明显的变化。患者们抱怨说他们既感觉不到痛苦，也感觉不到愉快……他们好像变成了一个自己都不认识的陌生人。"

一群在日内瓦大学的神经科学家在用电流刺激颞部顶骨连接部位时，引发了类似的体外体验。我被这吸引住了。一个患者表示，这个刺激让她感觉自己好像被挂在天花板上，看着她的身体；另一个人说她感觉好像有人一直站在她后面，十分诡异。这一研究确认了患者告诉我们的现象：自我可以远离躯体、可以像一个幽灵一般独自存在。类似的，拉尼厄斯和弗勒旺以及一组格罗宁根大学的研究者 [26] 对一组声称与无法感觉到恐惧的人进行扫描时发现，他们在回忆事件时，他们大脑的恐惧中枢是关闭的。

和身体做朋友

创伤幸存者只有在重新熟悉、与他们的身体友好相处之后，才能够康复。被惊吓意味着你总是生活在一个时刻处在防守状态的身体中。愤怒的人生活在愤怒的身体中。遭受儿童虐待的身体总是很紧张、很防卫，直到他们可以找到一个方式感到安全。为了改变，人们需要了解他们的感官，以及他们身体如何与周围的环境互动。在躯体上的自我觉察是从往事的暴政中解脱的第一步。

人们是如何愿意敞开心扉、探索他们内在的感知和情感的呢？我开始试图让病人们注意到并进而描述他们身体的感受——不是例如愤怒或焦虑或害怕这种情绪，而是具体的身体感觉：压力、热、肌肉紧张、刺痛、屈服、空洞感，等等。我也试着让他们感觉那些与放松或愉快相关的感觉。我帮助他们领会他们的呼吸、他们的姿势和动作。我让他们在谈及那些不会影响到他们的负面事件时，注意他们身体的微小变化，例如他们胸部的紧张，或他们腹中的啮咬感。

注意到感官是远离痛苦的第一步，它也可能触发闪回，让人们痛苦地蜷缩起来保持着一个防卫的姿势。这些动作是身体对于无法消化的创伤的反应，而且也很有可能是他们在创伤发生时表现的最真实姿态。图像和身体感觉的记忆可能会如洪水一般涌入，治疗师必须熟悉如何遏制情绪和感知的洪流，防止他们在过往的记忆再受创伤（学校老师、护士和警察大多知道如何安抚对恐惧的反应，因为他们在日常工作中都会接触到失控或痛苦狂乱的人）。

然而，人们多数只会被要求服用诸如阿立哌唑、再普乐和思瑞康等处方药物，而没有学会应对压力反应的技巧。当然，药物只会钝化感觉，而无法解决感觉麻木的问题，也无法把这些有害的感觉变成朋友。

对于人类来说，当他们感到不安，最自然的安慰方式是靠近另一个人。这对于曾经被躯体虐待或性虐待的患者们来说，意味着一个两难处境：他们极度渴望被靠近，但同时他们又极为害怕身体接触。他们的心智都需要重新学会感觉躯体和需要，同时，也需要帮助身体学会容忍和享受触摸的舒适。缺乏情绪感知的人经过练习之后，可以将他们的生理感觉和心理事件联系起来。然后，他们可以逐渐与他们的自我产生联系。

连接自我，连接他人

我会用一个有关失去与身体联系的案例来结束这一章。露丝·拉尼厄斯和她的研究小组结束大脑在休息时间的扫描时，他们把注意力放在了另一个日常问题上：遭受长期创伤的人在面对面交流时会发生什么？

来我办公室的很多病人都不能进行眼神接触。我立刻发现，对他们来说，与我有眼神接触是多么难受。他们觉得眼神接触十分令人不快，同时他们不能让我看见他们是有多么可鄙。我从来不会感觉到和他们一样强烈的羞耻感，而这些强烈的感觉会反映在他们异常的大脑活动中。

露丝·拉尼厄斯又一次表明思维与大脑是不可分割的——发生在一方的事情必然会在另一方上有所反映。露丝买了一部昂贵的设备，可以用来呈现一个视频角色给躺在扫描仪里的被试看。在这个试验中，呈现的是一幅看起来和蔼可亲的李察·基尔卡通图像。这个角色可以直直地走向被试（直接看着被试），或者以 45° 角、带着回避的眼神走向被试。这样，就可以比较直接的眼神接触和回避的眼神是否会影响大脑活动 [28]。

在创伤幸存者和正常被试之间，最惊人的区别是他们在回应直视时前额叶的活动。前额叶（PFC）一般只负责帮助我们评估走向我们的人，我们的镜像神经元帮助我们理解他的意图。然而，患有 PTSD 的被试不能激发他们前额叶的任何部分，这意味着他们不能对这个陌生人鼓起任何好奇心。另外，他们激活了位于更深的、更原始的情绪脑部分，例如中脑导水管周围灰质，这部分负责产生惊讶、过度警觉、畏缩和自我保护行为。没有任何一部分有关社会参与的脑被激活。仅仅是被观看，他们就进入了生存模式。

这对于他们的人际交往能力有何影响？这对于他们的治疗意味着什么？一个有 PTSD 的人可以在深深恐惧的同时相信他们的治疗师吗？要与他人建立真正的联系，你必须理解其他人是一个独立个体，每个人都有他特别的目的和意图。当你需要维护自己时，你也需要明白其他人有他们自己的计划。创伤会令这一切蒙上朦胧的灰色。

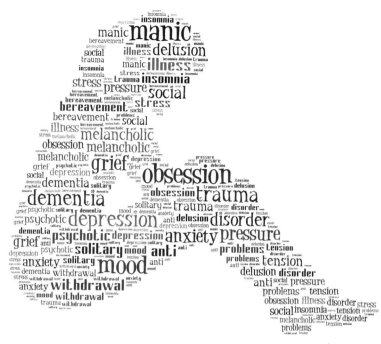

THE BODY KEEPS
THE SCORE

第三部分

儿童的心智

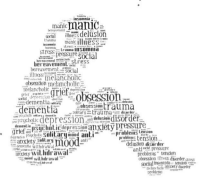

第7章

调和波长：依恋和情绪协调

恢复能力的根源……在于感到自己在一个充满爱、和谐和冷静沉着的人心中：被牵挂，被理解。

——戴安娜·福沙（Diana Fosha）

马萨诸塞精神卫生中心的儿童医院满是令人头痛的小孩。他们都是些不能安安静静坐下、总是要骚扰其他孩子甚至医护人员的"野生动物"。他们会跑向你、抱住你，然后跑掉、被吓呆，然后继续。其中有些会强迫性地手淫；有的会对物品、宠物甚至他们自己排便。他们都渴望得到爱护，但又充满了愤怒和对抗。小女孩可能会特别顺从。无论是那些特别反叛还是特别黏人的小孩，他们中没有一个和同龄人一样玩耍和探索。他们中有的人几乎不能建立自我——他们甚至不能在镜子中认出自己。

在那时，除了我的两个学龄前孩子，我对孩子知之甚少。但我很幸运，我的同事妮娜·菲舍·莫瑞（Nina Fish Murray）在日内瓦向皮亚杰学习过，而且她自己养育了五个孩子。皮亚杰基于他对儿童和他自己的孩子细致入微的直接观察，发展了他的儿童发展理论；而妮娜把这一观察精神带到了马萨诸塞精神卫生中心儿童医院。

妮娜与前任哈佛心理学系主任，也是人格理论的先驱者之一亨利·莫瑞（Henry Murray）结了婚。她不断地鼓励一切年轻的系里成员分享她的兴趣。她对于我的退伍士兵的故事非常感兴趣，因为这让她想起她在波士顿公立学校里遇见过的那些问题儿童。妮娜的特殊地位与个人魅力让我们得以进入儿童医院，虽然这里的儿童精神科医生对创伤一点兴趣都没有。

亨利·莫瑞也因为设计了被广泛使用的主题统觉测试（TAT）而格外著名。TAT 测试是一种投射测试，它使用一系列卡片来探索人们如何用内在现实来理解外在世界。不像我们在退伍士兵身上用的罗夏测试，TAT 卡片客观地描述了一个场景，但这个场景是模棱两可的，甚至是有些困扰的：一个男人和一个女人忧郁地对视着，一个男孩看着一个坏掉的小提琴。被试会被要求叙述这些图片中正在发生什么、可能发生过什么和即将发生的故事。大多数情况下，他们的叙述会立即反映出他们担忧的事情。

妮娜和我决定用医院休息室里的杂志创造一系列适合孩子用的主题卡片。我们的第一个研究比较了 12 个 6 ~ 11 岁来求诊的小孩，和一组从附近学校中找来的、在年龄、种族、智商和家庭构成都尽量类似的小孩[1]。我们的患者组唯一的特征就是，他们被家人虐待。这里面包括一个身上带着严重淤青、反复被母亲殴打的小男孩；一个从 4 岁起就被他父亲虐待的小女孩；两个总是被捆绑在椅子上反复鞭打的小男孩；以及一个小女孩，5 岁的时候目睹她的妓女母亲被强暴、肢解、烧毁，最后被扔在车子的后备厢里，她也许也被她母亲的皮条客侵犯过。

而我们控制组里的孩子都生活在波士顿的一个贫民区，那里经常发生可怕的暴力事件。当实验开始时，一个小男孩在学校里往他的同学身上洒汽油然后点燃了。另一个小男孩因为和他的父亲及朋友一起走去学校时被困在了一场枪战中，他腹股沟中弹，而他的朋友被杀。在这种高基线的暴力水平下，他们对于卡片的回应会与医院里的小孩产生区别吗？

其中一张卡片呈现了一个家庭场景：两个微笑着的小孩看着父亲修理汽

车。每一个小孩一看到这张图都表示躺在汽车下面的男人处在危险中。控制组的小孩描述了一个相对良善的故事结局：车子修好了，爸爸大概会带小孩去麦当劳；而受创伤的小孩通常都会讲出可怕的故事。一个小女孩说，图上的小女孩几乎被爸爸用锤子敲碎了脑袋。一个9岁、被严重躯体虐待的小男孩说了一个故事，详细描述了图中的小男孩如何踢开车子的千斤顶，这样车子就会砸在父亲身上，他的血溅满整个车库。

在他们描述这些故事的时候，我们的患者变得非常兴奋、混乱。我们不得不在继续下一张图片之前花费大量的时间在饮水机旁，或者出去散步。难怪他们几乎都被诊断为ADHD（注意缺陷多动障碍，伴多动），而且都在接受派甲酯（又称利他林）的治疗——尽管在这种情况下，药物似乎完全不能缓解他们的兴奋。

这些备受虐待的小孩也不约而同地对一张无害的、一个孕妇在窗前的剪影图片做出类似回应。当我们把这张图给一个在4岁时被性虐待的7岁小女孩看时，她反复地说起阴茎和阴道，而且反复问妮娜诸如"你和几个人性交过"这种问题。正如其他几个受过性虐待的小女孩一样，她变得焦虑不安，以至于我们要暂停实验。一个7岁的、在控制组中的小女孩感到了这幅图中伤感的情绪：她的故事是有关一个寡妇，看着窗外，思念着她的丈夫。但在结尾，这个妇人找到了一个充满爱的男人，成为她孩子的好父亲。

从一张又一张的卡片中，我们发现，这些没有被虐待的小孩虽然对图片中令人不安的部分十分敏感，但他们基本上仍然相信世界是善良的；他们在想象中可以逃脱一些恶劣的情形。他们似乎在家中感到安全和被保护。他们也觉得他们至少被其中一个家长爱着，而这些爱让他们对学校和学习产生极大的热情。

而在医院中的小孩，他们的回应令人担忧。即使是最纯洁的图像都会引发他们强烈的危机感、攻击性、性冲动，或恐怖。我们在选择这些图片的时候不是根据某些敏感的人可以发现其中隐藏的信息——这些图片仅仅表现了最普通的日常生活。这只能说明，对于受到创伤的小孩来说，这个世界危机四伏。既然，对于他们来说，在最无害的情景中也只能想象到最灾难性的后果，那么，任何一个走进房间的人、任何一个陌生人、任何在屏幕上或墙上的图像都有可能被认为是灾难的预兆。在这种情境下，这些小孩在儿童医院里的奇怪行为是完全可以理解的 ²。

令我惊讶的是，医院员工几乎从不讨论这些孩子们可怕的日常生活体验，或者创伤是如何影响他们的感觉、思考和自我情绪调节的。相反，他们的医疗记录里面充满了诊断标签：对那些愤怒的、反叛的小孩，就给他们贴"品行障碍""对立违抗性障碍"或"双相障碍"的标签。ADHD 几乎是所有孩子的"通病"。这些暴风雪一般的诊断遮蔽了底下掩藏的创伤吗？

现在我们面对着两个挑战。其中一个是：孩子们之所以能拥有正常世界观，是否是因为他们超强的复原能力，以及更深层的原因是，每个孩子是如何创造他们内心的世界地图的？另一个同等重要的问题是：有可能帮助这些被残酷对待的孩子重塑他们脑内的世界地图，为他们注入更多对未来的自信和信任吗？

没有母亲的人

有关母婴之间的重要关系的研究，是由一群处在上层社会、从小就被送去男女分校的寄宿学校的英国人开始的。我在第一次造访著名的伦敦塔维史托克诊所（Tavistock Clinic）时，我注意到走廊的墙上挂着的那些著名的 20 世纪精神病学家的黑白照片：约翰·鲍尔比（John Bowlby）、威尔弗雷德·比昂（Wilfred Bion）、哈里·甘翠普（Harry Guntrip）、罗纳德·费尔贝恩（Ronald Fairbairn）以及唐纳德·温尼科特（Donald Winnicott）。他们中的每一个人，都以自己的方式探索早期经验如何成为我们后来人际交往中的原型，以及我们最深的自我意识是如何通过与养育者的密切交流而塑造的。

科学家们研究最让他们困惑的事情，所以他们时常能在一些被他人习以为常的领域内成为专家 [或许正如研究者比阿特丽斯·毕比（Beatrice Beebe）跟我说过的一样，"大多数研究都是针对自我的探索"]。这些人研究了母亲在孩子生涯中的角色，因为他们自己在最脆弱的时候（通常是 6 ~ 10 岁，人们在这时还远远不应该独自面对世界）就被独自送到了学校里。鲍尔比告诉我，这种寄宿学校的经历很有可能启发乔治·奥威尔写下了小说《1984》，这本小说表现了人类如何为了被当权者喜爱、接受，宁愿牺牲一切他们本身最珍贵和真实的东西，包括他们的自我。

因为鲍尔比是莫瑞的好朋友，我得以在他访问哈佛大学时和他聊聊他的工作。他出生于一个贵族家庭（他的父亲是皇室的医生），他受过英国正统的心理学、医学和精神分析训练。从剑桥大学毕业后，他在伦敦东区，一个在 1940 年闪电战期间被空袭摧毁、后来因为犯罪滋生而臭名昭著的地区，治疗有行为问题的男孩们。在第二次世界大战期间及之后，他观察到战争期间的撤退和集体养育将年幼的孩子与他们的家人分离开。他也发现在住院期间，短暂的分离（父母不允许在探视时间过夜）也会加剧孩子的病症。在 1940 年年末，鲍尔比成了英国精神分析社区不受欢迎的人，因为他激烈地提出，儿童的问题行为是对于恶劣的现实生活环境的反应——忽视、虐待、分离——而不是婴儿时期的性幻想的产物。他百折不挠地，将余下的生命投入到我们今天所称的依恋理论的发展中 [3]。

一个安全的基地

我们一来到这个世界，就用尖锐的声音来宣告我们的存在。有人立刻帮我们洗澡、把我们抱起来、喂饱我们，最棒的是，我们的母亲会把我们放在她的肚子上或胸前，让我们享受舒适的肌肤接触。我们是彻底的社会动物，我们的生命历程包括找到自己在人类社会中的位置。我喜欢一位法国精神科医生让内（Pierre Janet）说过的一句话："每一个生命都是一件艺术品，用一切可行的手段放在一起。"

我们在成长的过程中，就逐渐学会了照顾自己，无论是身体上还是情绪上，但我们自我照顾的第一堂课都起源于我们是如何被照顾。掌握自我控制的技能很大程度上取决于我们早期与养育者互动的和谐程度。如果孩子们的父母是舒适和力量的源泉，他们就有了贯穿人生的巨大优势，足以抵抗他们可能面对的最糟命运。

约翰·鲍尔比发现孩子会被面部表情和声音吸引，而且他们对面部表情、动作、语调、生理状况的改变、动作的节奏和习惯性动作都很敏感。他认为这一与生俱来的能力是进化的产物，而且对于这些无助的小生命来说是关键的生存技能。孩子们也被设置好，会选择一个（最多几个）特定的成人，与他们一起发展沟通系统。这样，他们就结成了他们初始的依恋。成人越是回应孩子的需求，他们的依恋就越深，而孩子也越有可能与其他人发展健康的回应。

鲍尔比经常在伦敦的摄政公园系统地观察孩子与母亲的互动。当母亲们静静地坐在公园长凳上织毛衣或看报纸时，孩子们就会到处探索，偶尔回头看看母亲是否还在看着他们。然而，当一个邻居路过，用聊天吸引了他们母亲全部的注意力时，孩子们就会跑回来待在较近的地方，试图吸引母亲的注意力。如果婴儿和小孩子发现他们的母亲没有把注意力都放在他们身上，他们会感到紧张。当他们的母亲消失在视线里，他们会伤心欲绝地哭，但只要他们的母亲一回来，他们就会安静下来继续玩。

鲍尔比发现依恋是孩子探索外界的安全岛。在接下来 50 年的研究中，证实了稳定的安全岛可以促进孩子的自信、逐渐建立起对他人痛苦的同情和帮助之心。从这种依恋亲密的给予与接受，孩子们学会理解其他相似或不同的人的感受和想法。也就是说，他们学会与环境和周围的人"同步"，发展出自我意识、同情、控制冲动和自发动机，以让他们更好地成为对外在社会有贡献的一分子。很可惜，这些特质在我们儿童医院里的孩子身上是缺失的。

情绪协调之舞

孩子们会与任何可以满足他们主要需要的人建立依恋。但这个依恋的性质，无论是安全的还是不安全的，都会极大地影响到他们的人生。当养育者与他们情绪协调时，他们之间会建立安全依赖。情绪协调建立在婴儿与养育者最微小的肢体互动中，这些互动让婴儿有被满足和理解的感觉。正如爱丁堡依恋研究者科尔温·崔弗顿（Colwyn Trevarthen）说的："大脑调节身体动作节律，让他们与他人的大脑产生共鸣。婴儿甚至在出生之前就开始倾听和理解他们的母亲了。"[4]

我在第 4 章描述了镜像神经元的发现，这些神经元负责给予我们共情的能力。镜像神经元在我们出生之前就开始起作用了。当俄勒冈大学的研究者安德鲁·梅尔佐夫（Andrew Meltzoff）向刚出生 6 小时的婴儿咧嘴吐舌时，这些婴儿就会跟着他进行同样的动作[5]（新生儿只能把视线聚焦在距离他们眼睛 8 ～ 12 英尺的物品上，仅仅能看到那些抱着他们的人）。模仿是我们最基础的社会功能，这确保我们能够立刻接受和反应我们父母、老师和同伴的行为。

大多数父母都自然地与婴儿发生情感依恋，以至于他们几乎不能觉察情感协调是如何发生的。但我的朋友依恋研究者艾德·特罗尼克（Ed Tronick）让我有机会近距离观察这一现象。透过哈佛人类发展研究室的单向玻璃，我看到一个母亲和她的两个月大的儿子玩耍，她的儿子靠着一张婴儿凳支撑着自己，面对着他母亲。

他们互相发出咕咕声，看起来非常开心——直到母亲向前靠近，用鼻子爱抚婴儿。婴儿吓了一跳，猛地扯住她的头发。母亲毫无防备，痛得惊叫一声，把婴儿的手拿开。母亲的脸生气地扭曲着。婴儿立刻松手。两人拉开了距离。他们以往是对方欢乐的源泉，现在对方却成了痛苦的来源。婴儿显然吓坏了，他用双手捂住自己的脸，试图不让生气的母亲看到自己。母亲，相反，发现婴儿的不安，于是她重新将注意力放在婴儿身上，发出安慰的声音来化解这件事。婴儿依然用手遮住脸和眼睛，但他想要建立联系的渴望很快重新出现。他用眼睛偷偷看是否还有危险时，他的母亲带着关切的神情向他靠近。她开始给他的肚子挠痒痒。婴儿放下手，爆发出咯咯的笑声。婴儿和母亲重新变得协调。整个愉快、破裂、修复、新愉快的过程只花了不到 12 秒。

特罗尼克和其他研究者现在表明，当婴儿和养育者情绪协调时，他们也会在生理上同步[6]。婴儿不能自主调节他们的情绪状态，更不用说改变伴随情绪的心跳、激素水平和神经系统活动。当一个儿童与他的养育者同步时，他的愉悦感和联系感通过他稳定的心跳和呼吸、以及低水平的压力激素反映出来。他的身体是安静的，他的情绪也是。当这一和谐被打破时——正如每天都会发生的一样——所有的生理因子都会改变。当这些生理因子都回复较低时，表明恢复了平衡。

我们安慰新生儿，但父母很快就要开始教育他们的孩子忍受更高水平的的冲动，而这个任务通常都由父亲来完成 [我曾经听心理学家约翰·戈特曼（John Gottman）说过，"慈母严父"]。如何控制冲动是生活中的基本技能，因此，父母必须先于孩子能做到这一点之前，为孩子控制冲动。当腹中的饥饿感让婴儿哭泣，乳房和奶瓶就该送到；当孩子感到恐惧，有人应当去抱着并摇动他，直到他安静下来；如果他尿床，应当立刻去清理。与强烈的安全感、舒适感和控制感相关，这些是自我调节、自我安慰、自我养育的基础，这也是我贯穿全书的主题之一。

安全依恋与能力的发展，逐渐构成控制感的核心，成为贯穿人生中健康的应对模式的关键。安全依恋的孩子能学会什么可以让他们感觉良好，他们发现是什么让他们自己（和其他人）感觉不好，从而，他们得到了能动性的感觉：他们的行为可以改变自己的感受和他人的回应。安全依恋的小孩能够区分哪些情况下他们能够对付、哪些情况他们需要帮助。他们明白他们可以在困境中积极应对。相反，被虐待或被忽视的小孩学会不让自己的恐惧、哀求和哭泣被养育者照顾。无论他们说什么或做什么，都不能带来关注或帮助。结果就是，他们在面临日后的挑战中也习惯投降。

真实感

与鲍尔比同时代的儿科医生和精神分析师唐纳德·温尼科特（Donald

Winnicott）是现代情绪协调研究之父。他从母亲如何抱着婴儿开始，细致入微地观察母亲和孩子的互动。他提出，母婴之间的肢体互动帮助建立婴儿的自我意识，以及日后随之发展的身份认同。母亲抱着婴儿的方式奠定了"感知灵魂栖息的地方的能力"[8]。这种对身体的内在感受和对肌肉的触觉感受打下了我们体验"真实"的基础。

温尼科特认为大多数的母亲都可以与她们的婴儿进行很好的情绪协调——我们不需要特别的天赋就能成为他所说的"足够好的母亲"[10]。但如果母亲不能接受他们婴儿感觉到的真实，就可能会带来严重的后果。如果母亲不能满足婴儿的冲动和需要，"婴儿就会学会如何成为母亲心中的婴儿"。这是一种不完整的内在感受，它会试图进行自我调整，优先满足养育者的需要，使孩子认为自身内在产生的需要"是错误的"。缺乏在身体上与母亲协调的孩子，他们的身体通常不能够接收到身体直接反馈这种快乐、目标和方向感。

自从鲍尔比和温尼科特的观点被广泛传播后，世界上的研究发现大多数的儿童都与他们的父母产生着安全依赖。当他们长大后，他们与养育者可靠、积极的反应经历会帮助他们远离恐惧和焦虑。除非暴露在一些令人难以承受的生活事件——例如创伤——让他们的自我控制系统崩溃，他们在一生中都将保持着基本的安全感。安全依恋也会成为孩子们关系的模板。他们可以感觉到其他人的感觉，能够较早分辨游戏和现实，他们也会更好地察觉到虚伪和危险的场景或人。安全依赖的儿童通常是一个令人愉快的玩伴，他们也会有很多与同伴的自我肯定经历。懂得如何与他人协调后，他们倾向于觉察到声音和面部表情的微小变化，然后根据这些变化调整自己的行为。他们学会生活在一个充满共同理解的世界里，而且非常有可能成为对社会有价值的成员。

这种螺旋式上升的学习过程可能会被虐待与忽视抑制。被虐待的小孩通常对声音和面部表情的改变非常敏感，但他们对这些变化的回应方式是把它们作为威胁而不是保持情感协调的线索。威斯康星大学的赛特·波拉克博士（Seth Pollak）做过实验，比较一组受虐待和未受虐待的8岁儿童辨别从生气到悲伤的面部表情。他发现，受过虐待的儿童对最微小的愤怒表情都保持着高度警觉[11]。

这是为什么被虐待的孩子很容易处于戒备或受惊吓状态。想想看，你每天看着学校里的人海，试图找出一张会攻击你的脸。那些对同龄人的敌对情绪过度敏感、不能接受其他孩子的需要、常常情感麻木或失控冲动的人，都很可能错过在朋友家过夜或一起出去玩的机会。最终，他们只能掩盖他们的恐惧，假装很坚强。他们也可能花更多的时间在看电视、玩计算机之类的个人活动上，在人际关系的技能和情绪控制上越来越落后。

依恋的需要从来不会减少。大多数人类完全不能忍受被一丝一毫的忽略。如果人们不能通过工作、友谊，或者家庭等寻常方式找到联系感，大概就会通过疾病、官司，或家族斗争找到联系感。怎样都好，只要不沉闷乏味、无足轻重、与世隔绝就好。

几年前的一个圣诞节前夜，我被叫去萨福克县监狱给一个 14 岁的男孩杰克做检查。杰克被捕是因为他溜进出门度假的邻居家盗窃，防盗铃响，警察抓到了在客厅里的他。

我问杰克的第一个问题是，圣诞节会不会有人来监狱看你。"不会，"他告诉我，"不会有人关心我的。"我发现，他已经因为入室盗窃被捕无数次了。他跟警察都互相认识。他语气轻松地跟我描述，当警察看到他站在客厅中间时，他们大喊："噢天啊，又是杰克，这小浑蛋。"有人认出他来，有的人听说过他的名字。过了一会儿，杰克向我坦白，"你懂，（被人认出来）这让一切都值了。"孩子们会不惜一切以获得注意力和联系感。

与既有的父母相处

孩子们有与生俱来的依恋倾向——他们没有选择。无论他们的父母或养育者是充满关爱的，还是疏离的、迟钝的、拒绝的，甚至是虐待的，孩子们为了满足基本需要，他们都会发展出对应的依恋方式。

两位美国科学家，玛丽·安斯沃斯（Mary Ainsworth）和玛丽·梅因（Mary Main）以及她们的同事多年来数千小时的母婴行为观察，我们现在可以依靠评估和辨认依恋风格。安斯沃斯基于此前的观察创造了一个实验程序，叫作"陌生情景"（strange situation），用来观察母婴短暂分离时婴儿的反应。正如鲍尔比之前观察到的一样，安全依恋的婴儿在母亲离开时会感到痛苦，但他们在母亲回来时表现出愉快，而且在短暂地确认母亲的存在之后，他们可以平静下来继续玩耍。但不安全依恋的婴儿表现出更复杂的反应。那些拥有反应迟钝，或拒绝接纳的养育者的婴儿，会发展为以下两种截然不同的方式以应对焦虑。研究者们发现，他们中的一些看起来长期沮丧，或对母亲苛求；另一些表现出退缩和被动。拥有这两种与母亲关系的婴儿都难以平静下来——当母亲回来后，他们没有办法像安全依恋的婴儿一样继续玩耍。

其中一种模式叫作"回避依恋"，婴儿表现得好像无所谓一样——他们在母亲离开时不会哭闹，但当母亲回来时他们也忽略她。然而，这并不意味着母亲离开对他们毫无影响。事实上，他们的心率长期较高，表明他们长期处于过度唤起（hyperarousal）中。我和我的同事把这个模式叫作"解决但不感觉"[12]。回避依恋的婴儿的母亲看起来好像不喜欢与他们的孩子接触。她们不太会抱紧婴儿，她们也不能用面部表情和声音来与孩子进行愉悦的节奏交流。

另一种模式，叫作"焦虑"或"矛盾"依恋，婴儿持续通过哭泣、大叫、纠缠或尖叫来获得注意：他们是"在感觉而不解决"[13]。看起来，他们好像发现，除非他们把事情弄大，否则没人关注他们。当他们不知道他们的母亲在哪里时，他们变得极度苦恼，母亲归来也不能缓解分毫。甚至，他们不再享受母亲的陪伴，他们变得被动或生气地注视着母亲，甚至不参与那些其他小孩都非常喜欢的游戏[14]。

依恋的研究者认为，这三种"有条理"的依恋策略（安全、回避、焦虑）都是有效的，因为这些策略能让他们的养育者提供尽量多的关爱。如果婴儿能够获得稳定的照顾（即使这种照顾充满着情感疏离或迟钝）他们都能够适应自我，以维持与养育者的关系。这并非毫无问题：依恋风格会持续到成年期间。焦虑的儿童会变成焦虑的成年人，回避的儿童会成为回避的成年人，不能感觉到自我和他人感受（正如这句话所说的："打小孩没什么错的。我小时候被打，才有我今天的成就"）。在学校，回避的儿童很有可能欺负其他小孩，而焦虑的儿童通常是受害者 [15]。然而，发展过程并不是线性的，很多生活体验会影响、甚至改变这些后果。

但有另一组的依恋方式并不那么常见，而这一组是我们在儿童医院以及之后在精神科遇见的成年人之中的大多数。20 年前，玛丽·梅因和她在伯克利大学的同事就发现了一组孩子（大约占他们研究对象的 15%），似乎无论如何都无法与他们的养育者打交道。最后，他们发现这一问题的关键是：养育者成了儿童痛苦和恐怖的来源 [16]。

在这种情况下，孩子们无从依靠，而且他们面临着一个无法解决的困境：他们的母亲既提供他们生存的需要，又是他们恐惧的源头 [17]。他们"既不能靠近（安全和矛盾依恋所采取的'策略'），转移他们的注意力（回避依恋的'策略'），也不能逃走" [18]。如果你在幼儿园或依恋实验室观察到这些孩子，你会看见他们瞟见父母走进房间之后会立刻转头。无法靠近又无法回避他们的父母，这些小孩的手或膝盖会抖动起来，好像进入了催眠状态，又好像只要一朝他们的父母招手或者站起来与他们的父母问候之后就会立刻倒下。不知道谁是安全的、不知道他们属于谁，他们可能会对陌生人表现出强烈的关爱或者无法信任任何人。梅因把这种依恋风格叫作"混乱依恋"（disorganized attachment）。混乱依恋是一种"无法解决的恐怖"（fright without solution）。[19]

内在的混乱

认真细心的父母会看到依恋研究时，担心他们偶尔的不耐烦或者日常中的情绪失调会对孩子造成永久的损害。现实生活中充满了误解、回应无能、无法沟通。父母亲可能误读了情绪线索，或者只是因为他们太忙于其他事务，婴儿们时常被迫单独面对自己的问题，学会让自己平静下来。有限度地这样做是没有问题的，孩子们需要学会如何应对沮丧和失望。与"足够好"的养育者相处，孩子们会学到中断的联系是可以修复的。修复关系的关键是儿童是否可以在与父母或养育者的相处中打心眼里感到安全。

在一个依恋研究中，在2 000名"正常"的、来自中产阶级环境的婴儿中，62%属于安全依恋，15%属于回避依恋，9%属于焦虑（或者矛盾）依恋[21]。有意思的是，这个大型研究发现，孩子们的性别和先天气质几乎不会影响依恋风格。例如，有"困难"气质特征的儿童并非更容易产生混乱依恋。来自较低社会经济状况家庭的儿童更有可能产生混乱焦虑[22]，因为他们的父母更多会因为他们的经济或家庭不稳定状况而感到压力。

那些在婴儿时期不能感到安全的儿童，长大后更难控制他们的情绪和反应。从幼儿园开始，很多混乱依恋的婴儿会表现得很有攻击性，或神不守舍，或产生各种精神问题[23]。他们也表现出更多的生理问题，例如较高的心率和心率变异性（HRV）[24]、压力激素释放，或者更低的免疫因子[25]。这些生理异常会在孩子成年后或者回归安全环境后自动变回正常吗？根据我们目前了解的状况，这是不可能的。

父母虐待并不是混乱依恋的唯一源泉：那些疲于应对自己问题的父母，例如家庭暴力、强暴，或较近的父母亲属的死亡，都有可能变得情绪不稳定、不能持续地提供安慰和保护[26, 27]。尽管所有的父母都需要各方面的帮助来养育安全依恋的小孩，那些受过创伤的父母特别需要帮助，来理解他们孩子的需要。

养育者通常不能发现他们与婴儿的情绪脱节了。在比阿特丽斯·毕比给我看的一个录像里生动地表现了这一点，让我至今难忘[28]。影片中，一个年轻的母亲和她刚出生3个月的婴儿玩耍。刚开始一切都很好，直到婴儿后退，脖子扭到一边，意味着他需要休息。但母亲没有接收到这一信号，仍然试图让孩子参与到游戏中，把脸靠近他、提高音量。当婴儿退缩得更多时，她甚至用指头弹他、戳他。最后婴儿开始尖叫，于是母亲把他放下来，走开。他看起来垂头丧气。母亲看起来感觉糟透了，但她仅仅是忽视了一个线索。可想而知，如果这种误解持续发生，将会带来长期的情感分离（任何一个养育过啼哭不止或过度敏感的婴儿的人，都知道无计可施时，压力是如何持续增长的）。如果母亲长期无法让婴儿平静下来，也无法享受与孩子面对面的交流，母亲很有可能认为这个孩子是个问题儿童，让她感觉自己是个失败的母亲，从此放弃安慰孩子的努力。

事实上，混乱依恋的后果或创伤带来的后果很难区分：它们常常是交织在一起的。我的同事瑞秋·耶胡达（Rachel Yehuda）研究纽约成年人中受过伤害或强暴的比率[29]。那些母亲是犹太人大屠杀幸存者且患有 PTSD 的人，显然在遭受创伤性经历后有更高的比例发生严重的心理问题。这里面最合理的解释是他们的养育过程导致了他们脆弱的生理基础，让他们在生理平衡被打破之后很难恢复。耶胡达在"9·11"事件中从被困在世贸中心的那些母亲和儿童中也发现了类似的易感性。[30]

类似的，儿童应对痛苦事件的反应绝大多数也取决于他们父母的压力水平。我以前的学生，现在纽约大学的儿童精神病中心，格伦·萨克森（Glenn Saxe）的研究表明，根据孩子们认为母亲的安全程度，可以预测因为严重烧伤而住院的儿童 PTSD 的发展情况[31]。对母亲的安全依恋程度可以预测所需要的吗啡量——依恋程度越安全，需要的止痛药数量越少。

我的另一个同事，在纽约大学朗格尼医学中心（Langone Medical Center）带领家庭创伤研究小组的克劳德·切姆托勃（Claude Chemtob），对纽约市中心 112 名亲眼看见"9·11"事件的儿童进行研究[32]。如果孩子的母亲被诊断为 PTSD 或抑郁症，这些孩子比起其他人出现情绪问题的概率高 6 倍、出现高攻击性的概率高 11 倍。父亲出现 PTSD 的孩子也会有行为问题，但切姆托勃发现这一效果是间接通过母亲起作用的（也就是说，与一个易怒、退缩，或被吓坏的配偶一起生活是一个极大的心理负担，甚至引发抑郁）。

如果你没有内在的安全感，你就很难区分安全与危险。如果你感到长期的麻木，可能的危险处境就会让你感到活着。如果你认定自己是个糟糕的人（不然父母怎么会这样对待你？），你就会开始希望其他人糟糕地对待你。你可能是自找的，但总的来说，你无能为力。当一个混乱依赖的人的自我认知是这样的，他们就注定会被以后的经历打击[33]。

混乱依恋的长期后果

在 20 世纪 80 年代早期，我的同事，在哈佛的依恋研究者卡伦·里昂－露丝开始通过录像研究母亲和 6 个月、12 个月和 18 个月时的婴儿的面对面互动的情况。之后，她在婴儿 5 岁、7 岁或 8 岁时再做一次录像[34]。这些婴儿和母亲都来自高危险家庭：他们全都符合联邦贫困线，而且其中一半都是单亲妈妈。

混乱依恋以两种方式呈现出来：一组母亲看起来似乎疲于应付她们自己的问题，已无暇顾及自己的孩子。她们总是在侵扰婴儿，或者表现出敌意，她们会在拒绝婴儿或者热情回应婴儿的需求之间切换。另一组母亲似乎又无助又恐惧，她们大多表现得甜蜜又脆弱，不知道如何在亲子关系中作为一个成年人，似乎希望她们的孩子来安慰他们。她们不会在归来时和孩子打招呼，也不会在孩子难过时抱着他们。这些母亲似乎不是故意这么做的——她们只是不知道如何适应孩子，不知道如何回应孩子给出的线索，因此不能够安慰和肯定他们。敌意或侵扰的母亲更有可能在孩童时期被身体虐待或目睹家庭暴力，而那些退缩和依赖的母亲更有可能经受过性虐待或父母丧失（而不是身体虐待）[35]。

我很想知道父母为什么会虐待他们的孩子。无论如何，养育健康的后代是人类的目的和核心意义。是什么让父母故意伤害或忽视他们的孩子呢？卡伦的研究给了我回答：在她的录像中，我看到孩子们变得越来越伤心、忧郁、拒绝无法理解他们的母亲；同时，母亲在双方互动时也变得越来越沮丧、挫败、无助。一旦母亲不再把孩子看作可调和关系中的一员，而是看作一个令人沮丧、令人生气、无法沟通的陌生人时，虐待的舞台就准备就绪了。

大约 18 年之后，这些孩子都接近 20 岁了，里昂 – 露丝进行一项追踪研究，看他们是如何处理问题的。那些在 18 个月时与母亲有严重的沟通问题的婴儿，在成年后面临的问题包括不稳定的自我意识、自伤冲动（包括过分挥霍、不安全性行为、物质滥用、危险驾驶和暴食）、不合适的强烈愤怒以及反复的自杀行为。

卡伦和她的同事都以为敌对 / 侵扰的母亲是儿童成年时精神不稳的最主要因素，但研究结果并非如此。情感退缩的影响才是最强烈和最久远的。情感疏离和角色错位（母亲希望孩子来照顾她们）与对自我及他人的攻击行为联系特别明显。

人格解离：知道或者不知道

里昂 – 露丝对解离的现象特别感兴趣，解离的最主要特征是：感觉迷失、不知所措、被抛弃感、与世界的失联感，以及感到自我是不被爱的、空虚的、无助的、被困住的以及不堪重负的。她发现了一个"惊人和意想不到的"联系——母亲在子女生命头两年的不投入和不回应与孩子成年期间的解离症状有联系。因此，里昂 – 露丝认为："如果婴儿无法真正被他们的母亲理解和察觉，他们在青少年时期就很有可能无法理解和察觉他人。"[36]

在安全关系中的婴儿，不仅仅能学会如何面对沮丧和压力，他们也找到了他们的自我——他们的兴趣、偏好和目标。充满同情心的回应让婴儿（和成年人）避免极端的恐惧唤起。但如果你的养育者忽略你的需要，或拒绝你的存在，你也就学会了拒绝和退缩。你尽可能地对付这个问题，就好像毫不在乎母亲的敌意或忽视一样，但你的身体仍然会保持着一种很高的警觉状态，随时准备抵挡打击、剥夺，或抛弃。解离状态意味着你既知道又不知道。[37]

鲍尔比写道："不能与母亲传达的也就不能被自我理解。"[38] 如果不能忍受你知道的或感觉到的，你唯一的选择就是否认或人格解离。这样做导致的最毁灭性的长期后果，也许是无法感到真实，这种状况我们在儿童医院也时常见到。如果你觉得没有事情是你真正在意的，你就不可能在危险前保护自己。也许你会用极端的方式去让自己产生感觉——甚至用刀片割伤自己，或与陌生人打架。

卡伦的研究表明，解离症状是在早期经历中习得的；后来的虐待或其他创伤都不会导致成年早期的解离症状[40]。虐待和创伤会导致很多其他问题，但不会导致长期的解离或对自我的攻击。这个问题之下隐藏的，是这些病人不知道应当如何感到安全。与早期养育者的关系中缺乏安全感，会导致缺乏内在现实、过分依赖，或自伤行为。贫穷、单亲，或母亲的精神状态都不会导致这些症状。

这并不意味着儿童时期的虐待与解离症状毫不相关[41]，但早期养育者的质量独立于其他创伤，对于预防日后的精神问题极为重要[42]。因此，治疗不仅仅需要强调创伤性事件的印记，而且也要面对不被回应、不被同情，以及没有持续的关爱后果：解离和缺乏自我调节能力。

恢复情绪协调

早期的依恋模式创造了贯穿我们一生的关系原型，不仅仅包括我们期待他人的方面，也包括在他们在场时我们能够体会到多少舒适和愉悦。我怀疑，如果诗人卡明斯（E. E. Cummings）在童年早期遭遇的都是冷酷的表情、敌对的注视，他是否还能写出类似"我喜欢我的身体，当它和你的在一起……肌肉更好，神经更多"[⊖]这种快乐的诗句。我们的关系原型是隐藏着的，铭刻在我们的情绪大脑中，而且无法通过理解它而逆转。你也许会发现，你对亲密关系的恐惧与你母亲的产后抑郁症或她小时候被猥亵过有关，但得知这一切并不可能让你重新变得愉快而且信任他人。

然而，这一理解也许可以促使你寻找其他方式建立人际联系——这既

⊖ 译文来自潘灵剑，载自《诗歌月刊》2008 年第 11 期。——译者注

是为了你自己，也是为了不把不安全依赖传递给你的孩子。在第五部分，我会讨论一系列通过韵律和互动的方式重建受损的共感系统 [44]。与自我及他人共感需要整合我们身体的感觉——视觉、听觉、触觉和平衡感。如果这一整合没有在婴儿时期及儿童早期发生，就增加了日后出现感觉统合问题的风险（创伤和忽视绝不是唯一的会产生这种问题的途径）。

情绪协调意味着要根据相应的声音和动作产生共鸣，这些调整潜伏在我们日常活动的感官节奏中，例如做饭、打扫卫生、睡觉和醒来。共鸣也许也意味着在正确的时间露出笑脸、拥抱他人、表现出愉快或反对。我的患者也告诉我他们通过很多其他方式获得共鸣，从在合唱团的唱歌到跳交谊舞，到参加棒球队、爵士乐队或室内乐团。所有的这些都促进了情感的共鸣，令人感到分享的喜悦。

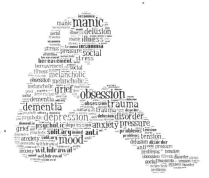

第8章

困于关系之中：忽视与虐待的代价

> "夜海之旅"，是在我们分裂的、否认的、未知的、不想要的、去除的、放逐到众多潜意识的世界中自我碎片的旅行……这一旅行的目标是连接自我。这种回归有可能非常痛苦甚至残忍。为了进行这个旅程，我们必须首先接受一切。
>
> ——斯蒂芬·寇培，《你生命中最好的事》

玛丽琳是一个高个子、看起来十分健美的女人，三十多岁，她在附近的一个手术室里当护士。她告诉我，几个月之前，当她开始在她的运动俱乐部里打网球时，她认识了一个波士顿消防员迈克尔。她说，她通常都会避开男人，但在和迈克尔的交往中，她逐渐建立起舒适的感觉，可以一起去跟他吃比萨。他们谈论网球、电影、他们的侄子侄女，但并不是非常的个人化。迈克尔显然享受她的陪伴，但她心想，他并没有真正理解她。

8月的一个周六晚上，在打完网球、吃完晚饭之后，她邀请他来到她的公寓。她形容，当她单独和他待在一起时，她感觉"拘谨不安，极不真实"。她想起自己叫他慢一点，但她几乎不知道接下来会发生什么。他们喝了几杯红酒，看了几集《法律与秩序》电视剧，之后几乎在床上睡着了。在大约深夜两点，迈克尔睡着的时候翻了个身。当玛丽琳感到他的身体碰到了自己，她爆发了——她拳打手抓牙咬，尖叫着："你这个浑蛋！你这个浑蛋！"迈克尔惊醒了，立刻抓住他的东西逃走。她感到深深的羞愧感，憎恨自己的所作所为。现在她来向我求助，希望我能在她对于男人的恐惧以及无法理解的愤怒攻击上有所帮助。

我以往与退伍士兵的工作经验让我能够先聆听玛丽琳痛苦的故事，而不是直接着手解决问题。治疗通常会以一些无法解释的行为开始：在半夜攻击男友，当被双眼注视时感到惊吓，用玻璃把自己割得血淋淋，或者在每餐之后刻意催吐。这些症状背后的真正问题，需要花时间和耐心才能逐渐浮现。

恐怖和麻木

我们在谈论中发现，迈克尔是玛丽琳 5 年来第一个带回家的男人，但这并不是她第一次在与男人过夜时失控。她在和男人单独相处时，她总是感到拘谨不安和魂不守舍。有时候，她会在自己的公寓里醒过来，蜷缩在角落里，想不起发生了什么。

玛丽琳也告诉我，她觉得自己的生命在"走过场"。除了在打网球或在手术室工作的时候，她都没有任何感觉。几年前，她发现用刀片割伤自己可以缓解她的麻木感。然而，她发现为了让自己平复下来，她需要把自己割得越来越深，越来越频繁。她吓坏了。她也试过用酒精麻木自己，但这会让她想起自己父亲酒后的失态，让她讨厌自己。所以，她只要有时间，就疯狂地打网球。这让她感觉自己还活着。

当我问她过去的经历时，玛丽琳说她"必然有过"幸福的童年，但她几乎不记得 12 岁之前发生的事情。她告诉我，她曾经是一个腼腆的少女，直到她在 16 岁时，与酗酒的父亲发生了一场激烈的冲突，之后她离家出走。她最后在没有任何父母帮助的情况下，在社区大学获得了一个护士学位。她对她当时滥交的经历感到羞愧，她把自己描述为"在所有错误的地方寻找爱"。

就像我通常会让新患者做的那样，我让她画一幅家族肖像。当我看到这幅画时（见图 8-1），我决定放慢治疗的脚步。显然，玛丽琳曾经有一些可怕的记忆，但她没有承认这幅画呈现的内容。她画了一个狂乱又受惊吓的孩子，被关在一个笼子里，受到 3 个噩梦般的人的威胁，而且她的空间还被一只巨大的阴茎突破。但这位女士说，她"必然有过"幸福的童年。

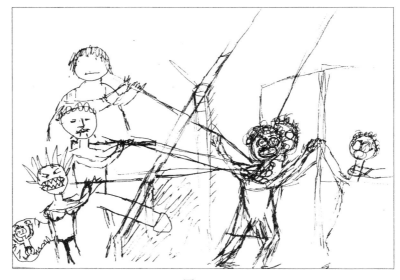

图　8-1

正如奥顿写道：

真实，正如爱和睡眠，讨厌太强烈的接近。[1]

我把这叫作"奥顿原理"。因此，我特地没有迫使玛丽琳向我揭露她的回忆。事实上，我们没有必要了解患者创伤的所有细节。重点是让患者学会与他们的感受与经历共存。这可能会花费数周甚至数年的时间。我决定在治疗的开始邀请她参加一个小组，在那里她可以得到支持和接纳，而无须面对怀疑、羞耻和愤怒。

正如我预想的那样，玛丽琳第一次参加小组治疗时，她与家庭自画像中的她很相似，看起来吓坏了；她很畏缩，没有与任何人主动交谈。我选择这个小组让玛丽琳参加，原因是这个小组总是接受，而且帮助那些不敢说话的新成员。他们都能从自己的经历中明白，打开秘密需要一个缓慢的过程。但让我惊讶的是，这次他们问了许多入侵性问题，特别是有关玛丽琳情史的问题，让我想起图画中那个被侵犯的小姑娘。让玛丽琳不知情地参加这个小组几乎复制了她在图画中表现的创伤。我介入了，帮助她在一些问题中建立安全距离，她慢慢开始能适应小组治疗。

3 个月之后，玛丽琳在小组治疗中说道，她在从地铁站到我办公室的人行道上走得东倒西歪，摔倒了好几次。她担心她开始失明：她最近在打网球时也经常无法击中球。我想起在她的画中，那个双眼圆睁、惊惧的小孩。这是通过身体机能问题而表达内在冲突，即所谓的"转化反应"（conversion reaction）吗？很多参加过两次世界大战的士兵都承受着无明确原因的瘫痪，我在墨西哥和印度也见过很多"癔症盲"的病例。

然而，作为一个医生，我不会不经过检测就断定这"都是她脑子的问题"。我把她介绍给我在马萨诸塞州眼科耳科医院（Massachusetts Eye and Ear Infirmary）的同事们，让他们给玛丽琳做一个详细的检查。几周之后，她带着检查结果回来了。玛丽琳的视网膜出现红斑狼疮，这种自身免疫性疾病侵蚀了她的视力。她需要立即接受治疗。我感到惊骇：玛丽琳是我这一年里见到的第三个怀疑有乱伦问题，而且有自体免疫性疾病的人——这种疾病是身体对自身的攻击。

当我确定玛丽琳可以得到恰当的医学治疗后，我咨询了两个在马萨诸塞州总医院的同事，精神科医生斯科特·威尔逊（Scott Wilson）和理查德·卡拉丁（Richard Kradin），他们也负责那里的免疫学实验室。我把玛丽琳的故事告诉他们，给他们看了她画的图，还问他们是否参与合作研究。他们慷慨地献出了时间和昂贵的费用，进行了全面的免疫学检查。我们招募了 12 名有过乱伦历史但没有服用任何药物的女性，以及 12 名没有任何创伤史而且也没有服用任何药物的女性（招募这个控制组惊人的困难）。玛丽琳不在这个研究中：我们一般不让任何正在被治疗的患者成为我们实验研究的一部分。

当我们的研究数据完整分析完成之后，理查德发现，比起没有受过创伤的女性，有乱伦史女性的 CD45RA/RO 比值异常。CD45 是免疫系统的"记忆细胞"。这些细胞中的一些叫作 RA 细胞，会在遇到以往经历过的毒性物质时激活；它们对于外界环境中的威胁十分敏感。相反，RO 细胞负责记录新的挑战，它们负责对付来自身体内部从未见过的威胁。CD45RA/RO 细胞比意味着识别旧有毒性物质和识别新的激活信息之间的平衡。在有乱伦史的患者中，准备激活的 RA 细胞的数量高于正常值。这让免疫系统过分敏感，免疫系统会在没有危险的时候开始进行抵抗，甚至攻击身体自身的细胞。

我们的研究在更深的层次表明，乱伦受害者的身体不能很好地识别危险与安全。这意味着创伤性经历的残留不仅仅扭曲我们识别外界信息的方式；机体本身也很难识别安危。过去不仅仅残留在思维上，残留在对无害情景的错误解读上（因为当迈克尔无意中碰到玛丽琳的身体时，玛丽琳攻击了迈克尔），更残留在他们的核心：他们的人身安全上。[3]

破碎的世界地图

人们是如何分辨安全与危险、内在与外在、何时应抵抗而何时可以接纳？了解儿童虐待和忽视造成的影响，最好的方式是聆听类似玛丽琳这样的人告诉我们的事情。我越了解玛丽琳，我就越发现，她有自己的一套理解世界的方式。

在儿童时期，我们都认为我们自己就是宇宙的中心，从自我中心的角度理解世界的一切。如果我们的父母或祖父母都不断告诉我们是世界上最可爱的事物，我们完全不会怀疑——我们必然是最可爱的。在我们的内心深处，无论我们如何更多地了解到自我，我们都有一种最基本的感觉：我们是可爱的。结果，如果我们在后来碰到那些对我们很糟糕的人，我们会很生气。我们会感到不对：这不是我们熟悉的、被对待的方式，这不是我们该待的地方。然而，如果我们在童年时被长期虐待，或成长在一个厌恶性的家庭，我们的内在地图可能就包含了截然不同的信息。我们的自我就被打上了轻视和羞辱的烙印，更容易感到"他在知道我打什么主意"而且让我们更难在被虐待时保护自己。

玛丽琳的过去改变了她对所有人际关系的看法。她确信，男人只会掠夺自己想要的东西，完全不在乎他人的感觉。女人也无法相信，因为女人太软弱，无法为自己挺身而出，所以她们向男人出卖自己的身体来换取保护。如果你陷入困境，没有人愿意尽举手之劳出力帮忙。这种世界观在玛丽琳与同事的交往中显得特别突出：她怀疑一切对她怀有善意的人的目的，她会因为他们轻微地违反了护理规则就告发他们。对于她自己，她觉得她是一颗坏种子，一个从里到外都是有毒的人，对周围所有的人都有害。

当我第一次见到类似玛丽琳那样的患者时，我会质疑他们的思维方式，试图让他们形成一个更积极、更灵活的观点。直到有一天，一位叫凯瑟的患者纠正了我。那天，一个小组成员来晚了，因为她的车在半路坏了，凯瑟立刻开始责备自己："我上周就见到你的车有多破了。我就知道我该载你过来。"她的自我责备一直升级——仅仅过了几分钟，她开始为她以往的性侵犯承担责任："我是自作自受：我 7 岁，我爱我的爸爸。我也希望他爱我，所以我做一切他希望我做的事情。这都是我自己的错。"我试着干涉并使她安静下来："拜托，你只是一个小女孩——你父亲才应该承担责任而且维持关系的界线。"凯瑟转向我。"你知道，巴塞尔，"她说，"我知道你是一个好的治疗师，所以当你像这样愚蠢地进行评论时，我依然衷心感谢你。然而，我是一个乱伦幸存者——我从小就被训练得很好，去照顾那些成年的、不安的男子。但现在，已经两年了，我相信你，所以我可以告诉你，你这些评论让我感到恶心。是的，只要我周围的人发生了什么不好的事情，我都会本能地责备我自己。我知道这完全是没有道理的，而且我觉得这种感觉非常愚蠢，但我就是有这样的感觉。当你试着说服我，让我更理性，我只能感到更孤独、更无助，这确认了我的一种感觉：这个世界没有谁能理解我的感受。"我由衷地感谢她给我的这些反馈。从此之后，我尽力不和患者说"你不该感觉到这样"。凯瑟让我明白，我的责任在更深处：我应该帮助他们重新建立内心的世界地图。

我在前一章讨论了，依恋研究者表明，我们最早的养育者不仅仅喂养我们、帮我们穿衣服、当我们不安时安慰我们，他们还塑造了我们快速发展的大脑接受世界的方式。我们与养育者的交流表明了安全和危险：谁是我们可以依靠的，谁是会让我们失望的，我们需要做什么才能够满足我们的基本需求。这些信息保存在我们的大脑回路中，构成了我们对自我的认知和对周围世界的认知。这些内在地图可能历经多年都保持稳定。

但这不意味着我们的内在地图不能通过我们的经历发生改变。一个充满爱的人际关系特别是在青少年之间的人际关系，当大脑再一次经历指数级的改变，会极大地改变我们。一个小孩的出生，正如我们的孩子教会我们如何去爱。在童年时被虐待或忽视的成年人仍然可以明白亲密以及互相信任的美好，或者拥有帮他们打开更宽广的世界的灵性体验；相反，在儿童时期未受污染的世界地图，仍然可以因为成年时遭受强暴或攻击，或其他导致恐怖或绝望的体验而扭曲。这些反应并非是合理的，因此不能仅仅靠改变他们的不合理信念来改变他们。我们的世界地图深深地刻在我们的情绪脑中，因此改变他们，意味着重组这部分的神经系统，这也是本书治疗部分的重心。

总之，学会了解非理性思绪和行为可以是有效的第一步。像玛丽琳这样的人常常发现他们与朋友之间的假设并不总是一样的。他们的不信任和自我厌恶让他们很难与他人合作——如果他们幸运的话，他们的朋友和同事会用语言、而不是行动告诉他们这一点；但这基本不可能。玛丽琳的经历非常典型：她攻击了迈克尔之后，他绝对不会再有兴趣解决这个问题，她也就失去了他的友谊。这时，玛丽琳，这个聪明又有勇气的女人，她开始寻求帮助，在反复面对挫折时仍然保持着好奇心和决心。

只要我们的恐惧不再绑架我们，理性脑就可以慢慢地控制情绪脑（例如，你本来因为被警察拦下来充满恐惧，但警察告诉你，他拦你下来是因为你前面出现了事故，之后，你的恐惧就立刻平静下来）。但当我们感到走投无路、愤怒，或被拒绝时，我们就很容易激活我们以往的大脑地图并做出和以往相同的决定。改变始于我们学会"拥有"我们的情绪脑。这意味着学会观察和忍受那些与悲惨或羞耻有关的心碎以及揪心的感觉。只有学会聆听我们身体内部的状态，我们才能开始与那些使我们心灵地图僵化的情绪做朋友，而不是抹杀它们。

学会记住

在大约一年以前，玛丽琳的小组中的另一个成员玛丽，在小组治疗时询问小组是否能听她说她 13 岁时发生的事情。玛丽是一名监狱看守，她和另一个女性保持着虐恋关系。她希望小组明白她的背景，这样就更能容忍和理解她的反应，例如她会因为一些很小的事情关闭情感或者发怒。

玛丽吞吞吐吐地告诉我们，在她 13 岁的一个夜晚，她被她的哥哥和他的一帮朋友轮暴。而且这次强暴导致了怀孕，她母亲在家里厨房的桌子上帮她堕了胎。小组敏感地觉察到玛丽在向大家倾诉什么，而且在她抽泣的时候安慰她。我深深地被他们的同情所打动了——她们安慰玛丽的方式一定是通过他们自己第一次面对创伤时其他人对他们的安慰中学到的。

时间快结束时，玛丽琳问她是否可以用一点时间来谈她的经历。小组同意了，她告诉我："当我听到这个故事时，我想知道我是否曾经被性侵犯过。"我的下颚一定都快要掉到地上了。从她的家庭画像来看，我一直都觉得她应该知道，至少在一定程度感觉到这个问题。她对迈克尔的反应就像一个乱伦受害者，她长期的行为就好像她生活在一个可怕的世界中。

尽管她画了一个被性侵犯的小孩，她——或者她的认知里、语言上的她——对于发生在自己身上的事情一无所知。她的免疫系统、她的肌肉、她的恐惧系统都记录了这件事，但她意识上的思维缺乏对这个经历的表达。她通过绘画重演了她的创伤，但她的叙述完全没有提及这件事。我们会在第 12 章看到，创伤性记忆与日常的记忆非常不同，这些差异存在于各个层面的思维和大脑中。

　　受到玛丽故事以及接踵而至的噩梦的刺激，玛丽琳很快开始与我进行个人治疗，来处理过去的问题。一开始，她体验到一波波强烈的、无法逃离的恐惧。她停止治疗了几周，但当她失眠到必须请假时，她继续前来治疗。正如她后来告诉我："我唯一判断情景安全与否的方式就是感觉，如果我不逃出来的话，我会被杀。"

　　我开始教玛丽琳冷静下来的技巧，例如注意呼吸——吸气，呼气，每分钟循环 6 次——在呼吸的同时注意身体的感觉。同时配合指压，帮助她不至于太难以忍受。我们也试了正念治疗：在专注于身体感觉的同时保持心灵活跃，这逐渐让玛丽琳可以在观察自己的经历时保持一定距离，不至于立刻被自己的感觉攫取。她过去尝试用酒精和运动来减弱或去除这些感觉，如今她能够在感到安全的情况下，体会她在小女孩时发生过什么。她在重新掌控自己的身体感觉时，她也开始能够区分过去与现在：现在，如果她感觉到她的腿在晚上碰到什么东西时，她能够感觉到那是迈克尔的腿，是她邀请这个帅气的球友到她的公寓来的。这条腿不属于其他什么别的人，而与它的接触并不意味着有人要试图侵犯她。她依然能感受到（彻底地、真切地）她是一个 34 岁的女人，而不是一个小女孩。

　　玛丽琳最终开始触及她的记忆，它们以她童年时卧室墙纸的片段出现。她意识到，这是当父亲在她 8 岁强暴她时，她的视线聚焦的地方。被父亲性侵犯远远超出了她的承受极限，她必须把这件事从自己的记忆里挤出去。因为无论如何，她必须要继续和这个侵犯她的男人，即她的父亲一起继续生活。玛丽琳记得她曾经向她的母亲寻求帮助，但当她跑向她、试图把脸埋在她母亲的裙子里躲起来时，她只得到一个虚假的拥抱。有时候，母亲会保持沉默；有时候，母亲会哭叫着，或者愤怒地责骂玛丽琳"让父亲生气"。玛丽琳，这个受惊的孩子发现没有人可以保护她、给予她力量或庇护。

　　正如罗兰·萨米特（Roland Summit）在他的经典研究《儿童性侵害顺应症候群》（*The Child Sexual Abuse Accommodation Syndrome*）中提出："儿童性侵犯，这个秘密从一开始，就伴随着恐吓、侮辱、隔绝、无助和自责——它的存在取决于一个可怕的事实：任何试图向成年人透露这个秘密的儿童，都会遇到成年人不约而同的沉默和不信任。'别担心这种事，这永远不会发生在我们家。''你怎么会想到这么可怕的事情？''别再让我听见你说这种事！'然而，正常的孩子从不问，也从不说。"

在我从事我现在这份工作40年之后，我仍然时常在听到患者描述他们的童年时表示"这简直难以置信"。他们跟我一样怀疑——父母怎么可能用这么残酷又恐怖的方式对待自己的孩子呢？他们中有一部分人一直强调，他们有可能夸大了事实，或者这些经历不是真的。他们对于过去发生的事情全都非常羞愧，他们责备自己——某种程度上，他们坚信，这些可怕的事情之所以发生，是因为他们自己是糟糕透顶的人。

玛丽琳现在开始探索一个无助的孩子是如何封闭自己的情绪，同时服从一切对她的要求的。她让自己消失：她一听到父亲在她房间外的脚步声，她就会"把脑子埋在云上"。我的另一个类似的病人用图画来表现这个过程。当她的父亲开始摸她时，她让自己消失：她飘浮在天花板上，看着承受着创伤的小女孩[4]。她很高兴，因为这不是真正的她，而是另一个小女孩在被性侵犯。

看着这些思维被一道坚不可摧的迷雾从身体里区隔开来，让我真正体会到解离状态——这种症状常常在乱伦受害者身上发生。玛丽琳后来明白，作为一个成年人，她仍然会在和性有关的情景中漂浮在天花板上。当她更积极地进行性行为时，她的伴侣有时会告诉她在床上是如何棒——他几乎不能认出她来，而且她说话的方式也完全改变了。她常常不能想起到底发生了什么，但有时候她会变得很生气，很有攻击性。在性这方面，她完全不知道自己是谁，所以她逐渐不再与任何人约会——直到遇见了迈克尔。

憎恨你的家庭

儿童无法选择他们的父母，也无法理解他们父母的情绪变化（例如忧郁、愤怒、心不在焉等）和行为与他们无关。儿童只能让自己适应他们所在的家庭，这样他们才能活下去。不像成年人，他们不可能寻求其他权力部门的帮助，他们的父母就是"权力部门"。他们不能出去租一个房子自己住，也不能搬去和别人一起住：他们只能依赖他们的养育者。

尽管他们不曾直接地受到过威胁，但儿童能感觉到，如果他们向老师们谈起他们被打、被性侵犯，他们会受到惩罚。所以，他们反而努力不去想发生过的事情、不去感觉恐慌在他们身体上留下的痕迹。他们无法忍受思考这些经历的细节，他们因此也无法理解他们的愤怒、恐惧，或崩溃其实与他们的经历有关。他们不说话；他们通过发怒、冷漠、服从或挑衅去表达和抵抗他们的感觉。

孩子们也会全心全意忠诚于他们的养育者，即使养育者会虐待他们。恐惧增加依恋的需要，即使依恋的对象也是恐惧的来源。我从未见过一个不到10岁、全身骨折和烫伤、饱受家人虐待的孩子会选择离开他的原生家庭；如果让他自己选择，他一定不会选择被安置到寄养家庭。当然，对施虐者的依恋不仅限于儿童时期。被绑架的人会愿意付钱给绑架者，表明想要嫁给他们，或表明想要与他们发生性关系的意愿；家庭暴力的受害者也通常掩护他们的虐待者。法官们常常告诉我：他们好多次为了保护家暴受害者签署了禁制令，但他们总是发现受害者让他们的伴侣偷偷回来。这让他们觉得脸上无光。

玛丽琳过了很久才准备好跟我提及她受过创伤的经历。她还没准备好违背她家庭的忠诚——在她内心深处，她仍然需要家人来保护她免于恐惧。但她这份忠诚的代价是无法承受的孤独和绝望，以及无法避免的因无助而产生的愤怒。这份无处可去的愤怒最终指向了她自己，在她的绝望、自责、自我伤害的行为中。我的一个患者告诉我："这就好像憎恨你自己的家、你的厨房、你的锅子、你的床、你的椅子、你的桌子、你的毯子。"没有什么是安全的，尤其是你自己的身体。

学会信任是最大的挑战。我的另一个患者是一个小学老师，她的祖父在她6岁之前反复强暴她，她发给我这样一封邮件："我在结束治疗、开车回家的路上，我在考虑向你暴露我自己的危险；当我驶入124号公路时，我发现我破坏了一个我自己的原则：我不应该依恋你，或者是我的学生。"

　　在我们的下一次会面中，她告诉我，她也被她大学的实验室老师强暴过。我问她是否寻求过帮助或控告过他。"我当时不敢让自己到马路另一边的医院，"她回答。"我渴望帮助，但我站在那里的时候，我强烈地感到我可能只会被伤害得更深。这很可能是真的。当然，我必须隐藏一切，不让我父母，不让任何人知道。"

　　当我告诉他，我很关心她发生过的事情，她写给我另一封邮件："我在试着提醒自己，我没有做任何事情，我并不值得受到这种待遇。我甚至想不起来有任何人用同样的眼光看着我，同样地跟我说他们担心我。我很珍视这种'我是值得被我尊敬的人关心'的感觉，以及那些深深地理解我的挣扎的人。"

　　为了了解我们自己，拥有一个身份认同，我们必须能够意识到（至少有一种"意识到"的感觉）现在的"真实"与过去的"真实"。我们必须仔细观察周围的事物并进行正确的分类；我们也必须相信我们的记忆，而且能够将这些记忆与我们的想象加以区分。失去区分现实与想象的能力，正如精神分析师威廉·尼德兰（William Niederland）所说的那样，是"灵魂的谋杀"。抹除知觉、培育否认常常是生存必需的手段，但这样做的代价，是不知道你自己是谁、不知道你的感受，也不知道你能相信谁。[5]

重演创伤

　　在玛丽琳有关她童年创伤的噩梦里，有一部分和窒息有关：一条白色的茶巾绕着她的脖子，有人把她用这条茶巾提起来，让她的双脚无法沾地。她在惊恐中醒来，以为她刚刚肯定死了。她的梦境让我想起那些退伍士兵的战场噩梦：他们清晰无误地看见那些在战场中见过的脸和残肢。这些梦如此可怕，以至于他们不敢睡着；只有在白天，这个与夜间埋伏无关的时刻，他们才感到片刻的安全，得以午睡休息。

　　在玛丽琳接受治疗的时候，她不断地感觉到与窒息梦有关的图像和感觉。

她记得她 4 岁时，她坐在厨房里，眼睛肿着，喉咙沙哑，鼻子流血，而她的父亲和哥哥都嘲笑她，说她蠢，是个蠢女孩。有一天，玛丽琳告诉我："我昨晚在刷牙时，我被一阵窒息感袭来——我就像一条离了水的鱼，痛苦地扭动着身体，试图获得一点氧气。因为我在刷牙，我被呛得眼泪直流。惊恐在我的胸中升起，我感到被殴打。我站在洗脸池前，必须用尽全力才能抑制自己的尖叫：'不不不不不！'"之后，她上床睡觉，就像要上发条一样，她每隔两小时就会自己醒来。

创伤并非以叙述的方式，依照开头、中间、结尾这样的顺序储存起来。我会在第 11 章和第 12 章详细叙述记忆一开始恢复的状态，就像玛丽琳这样：伴随着经历的碎片、互相孤立的图像、声音、以及身体感觉的闪回，伴随着恐惧和惊恐。当玛丽琳还是一个孩子时，她无法用语言来描述那些经历，而且说与不说也没有区别——没人在听。

像很多儿童虐待幸存者一样，玛丽琳的经历展现了生命的力量和生存意志如何抵抗创伤毁灭性力量。我逐渐发现，唯一能让治愈创伤成为可能的，是对病人求生意志的敬畏——正是他们的意志让他们忍受虐待，进而承受着疗愈过程中不可避免的灵魂黑夜。

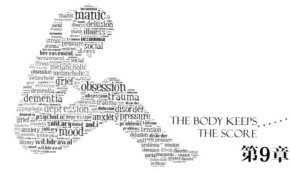

THE BODY KEEPS
THE SCORE

第9章

与爱何干

儿童性侵犯的出现，连同它带来的恐惧、污名化、孤立、无助和自责取决于以下这个令人震惊的事实（任何试图向成年人透露这个秘密的儿童，都会被成年人不约而同的沉默和不信任抵制）："别担心这种事；这永远不会发生在我们家。""你怎么会想到这么可怕的事情？""别再让我听见你说这种事！"正常的孩子从不问，也从不说。

——罗兰·萨米特，《儿童性侵害顺应症候群》

我们应该如何去思考诸如玛丽琳、玛丽、凯瑟这样的人，我们应该如何去帮助他们呢？我们定义他们问题的方式和我们的诊断，会决定我们怎样给予他们治疗。这些病人通常都会在精神科得到5、6种不同的诊断。如果他们的医生更关注他们的情绪起伏，他们会被认为是双相障碍，得到锂盐或丙戊酸盐的治疗；如果医生对他们的绝望印象更深，他们会被认为有重度抑郁、会拿到抗抑郁药的处方；如果医生更关注于他们的焦躁和注意力问题，他们会被认为有 ADHD，会被用以利他林或其他兴奋剂治疗；如果医生恰好发现他们的创伤史，而且患者主动提出相关的信息，他们大概会被标记为 PTSD。

这些诊断中，没有一个是完全错误的，但也没有一个可以提供有意义的信息、去描述这些病人是谁、他们又承受着什么。

精神科，作为医学的分支之一，渴望精确地定义精神疾病，最好能精确到像"胰腺癌"或者"肺部链球菌感染"那样。然而，我们的思维、大脑和人际依恋系统本身的复杂性，远远不能到达我们想要的精确程度。理解人们目前经历的"问题"更多取决于医生的思维观念（和保险公司的赔付方式），而不是可证实的、客观的事实。

对于创造系统化的精神疾病诊断指南的第一次认真的努力发生在1980年，由美国精神医学学会（APA）出版了官方精神疾病列表《精神疾病诊断与统计手册》第三版（DSM-III）。在DSM-III前言部分，清楚列明手册上的分类并不精确、不足以用于法律或保险目的。然而，它逐渐拥有了无限权力——保险公司需要一个符合DSM的诊断才能进行赔付、直到现在所有的研究都遵循DSM的诊断、学术系统根据DSM的分类来组织。DSM的疾病分类很快蔓延到大众文化。数百万人都知道《黑道家族》的东尼·沙普兰诺有惊恐发作和抑郁症，《国土安全》的凯莉·麦迪逊有双相障碍。这本诊断手册逐渐变成了APA的虚拟工厂，每年为APA盈利超过1亿美元[1]。相比之下，这本手册有对它本该服务的患者提供相应的好处吗？

精神科诊断会带来严重的后果：诊断贯穿治疗始终，而错误的治疗会造成可怕的后果。而且，诊断标签会附着在一个人的余生，极大地影响这个人的自我认知。我见过数不清的患者告诉我，他们"是"双相障碍或边缘型人格障碍，或他们"有"PTSD，这就如同基度山伯爵一样，他们被罚在地牢里度过余生。

这些诊断中没有一个考虑到我们很多患者都有的、异乎寻常的生存勇气。绝大多数情况下，这些诊断只是描述了他们最明显的症状，从而使玛丽琳、凯瑟和玛丽这些患者仅被看作一些需要被纠正的、失控的女人。

字典中对于"诊断"的定义是："a.通过评估患者的历史、检查或查找实验数据，识别或确定一种疾病或伤害性质和原因的过程。b.基于上述评估过程得出的观点。"[2] 在这一章接下来的部分和下一章，我会通过描述我与同事努力改变有长期创伤史的患者的诊断方式，探讨官方诊断和患者痛苦之间的鸿沟。

你如何考虑创伤历史

在 1985 年，我刚刚开始与精神科医生朱蒂斯·赫尔曼（Judith Herman，后称朱蒂）合作。那时她的第一本书《父女乱伦》（*Father-Daughter Incest*）刚刚出版。我们都在剑桥医院（哈佛众多教学医院之一）工作，我们都对创伤如何影响患者的生活非常感兴趣。我们开始有规律地见面，而且比较笔记。我们都发现，很多告诉我们可怕童年回忆的患者都被诊断为边缘型人格障碍（BPD）。边缘型人格障碍与不稳定的人际关系、极端的情绪波动和自毁行为密切相关，包括自残和反复的自杀企图。为了了解童年创伤与创伤是否相关，我们决定设计一个正式的科学研究，并向国立卫生研究院申请了研究基金。但这个申请被拒绝了。

我们没有屈服。朱蒂和我决定自己出钱做研究，而且我们还联合了剑桥医院研究主任克里斯·佩里（Chris Perry），他受到国立卫生研究院的资助，在剑桥医院招募被试进行 BPD 和其他相关诊断，即人格障碍的研究。他在这一课题下收集了大量珍贵的数据，但他从未考虑过童年虐待和忽视。尽管他毫不掩饰对我们研究计划的怀疑，但还是慷慨地让我们访谈他的 25 个门诊患者，而且他也同意让我们将结果与他已收集的数据库进行比较。

朱蒂和我遇到的第一个问题是：我们应该如何谈及创伤性历史？你总不能直接问："你小时候被侵犯过吗？"，或"你的父亲打你吗？"谁会对一个陌生人和盘托出如此敏感的信息呢？既然人们通常都会对自己的创伤性经历感到羞愧，我们设计了一个访谈工具，创伤过往问卷（the Traumatic Antecedents Questionnaire，TAQ）[3]。访谈开始于一系列的简单问题："你住在哪里？你和谁一起住？""谁负责付账单，谁负责煮饭和清洁？"如此这般，我们逐渐推进到一些更显露日常的问题。例如，如果我们要问"你在日常生活中依赖谁?"我们就会问:"如果你病了，谁会负责购物和带你去看医生?"而"你会在不开心的时候找谁谈谈?"这个问题意味着我们想知道"谁会给予你情绪上和生活上的支持"。一些患者会给我们令人惊讶的回答:"我的狗""我的治疗师"，或是"没有人"。

我们也会问与他们童年相关的问题:谁和你一起住? 你搬家的频率如何? 谁是你的主要养育者? 很多患者都说，他们小时候反复搬家，让他们总是在学年期中被迫转学。其中一些人的主要养育者在监狱、在精神病医院，或参军。还有一些人不断在各个寄养家庭或不同的亲戚之间辗转。

问卷的下一部分关于童年关系:"你的家庭中谁最喜欢你?""谁会把你当作一个特别的人对待?"接着是一个重点问题——其中一个，据我所知，从未在一个科学研究中被问及:"你在成长过程中，有任何人可以让你感到安全的吗?"1/4 的受访者想不起任何一个让他们在小时候感到安全的人。我们在"没有人"这个选项上打钩，虽然我们都没有说什么，但我们都震惊了——想象一下，一个没有安全感的孩子，缺乏保护和关注，自己一个人在世界上挣扎求存。

问题继续:"谁负责在家里制定和维护规矩?""如果孩子们违反规矩，他们会受到怎样的惩罚? 是谈话、责骂、打屁股、殴打，还是被锁起来?""你的父母是怎样解决他们的意见不合的?"一般到这时，闸门就打开了，很多患者主动提起他们小时候经历的细节来。一位女性患者目击她妹妹被强暴;另一位患者告诉我她的第一次性经历是在她 8 岁时——与她的爷爷。男人和女人们都说过，他们躺在床上时听到家具被砸破、父母在叫骂的情景;一位年轻男人报告他下楼时发现母亲躺在血泊中。其他人谈及他们在小学时没有被接走，或者回到家发现家里空无一人，只好在家独自过夜。一位当厨师的女士告诉我，她在母亲因为毒品犯罪被关进监狱时，学会了为家人做饭。另一个人 9 岁时在繁忙时段的高速公路上控制汽车方向盘，因为她母亲醉酒后驾驶，并突然转向。

我们的患者从未有过逃跑或脱离家庭的想法；他们没有人，也没有地方可以寻求庇护。但他们用某些方式控制着他们的恐惧与绝望。他们也许在第二天早上去学校时假装一切都很好。朱蒂和我发现，BPD 小组的问题——例如人格解离、渴望依附于任何可能有效的人——可能是一种有效方式，帮助小时候的他们处理这些难以忍受的情绪和无法逃避的残酷。

朱蒂和我完成访谈之后，我们根据患者的回答进行打分，也就是说，将他们的回答变成数字，便于计算机进行分析，而克里斯·佩里将这些分析数值与他储存在哈佛超级计算机里的、庞大的患者数据进行比较。在 4 月的一个星期六的早上，他给我们留了一个信息，让我们到他的办公室。在那儿，我们发现一大摞打印数据，克里斯还在那堆数据上面放了一张格雷·拉尔森的卡通画，上面画着一组研究海豚的科学家被海豚"奇怪的'喔巴啦呃嘶叭唷'的声音"困惑的样子。他说，这些数据说服了他：只有理解了创伤和虐待的语言，才能理解边缘型人格障碍。

我们后来向《美国精神病学杂志》报告，在剑桥医院中，81% 的边缘型人格障碍患者都报告过小时候的受虐待或忽视；而且，绝大多数的虐待始于 7 岁以前。[4] 这一发现极为重要，因为这意味着创伤的影响取决于，至少是部分取决于创伤开始的年龄。后来，麦克莱恩医院（McLean Hospital）的马丁·泰歇尔（Martin Teicher）研究发现，不同类型的虐待对于不同脑区的发展会有不同的影响。[5] 尽管此后无数实验都与我们有同样发现，[6] 我仍然不断在科研论文中见到诸如这样的叙述："我们假定，边缘性人格障碍患者可能有童年创伤。"这个假设什么时候可以变成一个被科学证明的事实呢？

我们的研究明显支持了约翰·鲍尔比的结论：孩子们之所以感到持续的愤怒、充满负罪感，或长期恐惧于被抛弃，或充满被抛弃的感觉，是由于他们过去的实际经历。例如，孩子们之所以会产生害怕被抛弃的感觉，不是因为他们抑制内在，而是因为他们曾在身体上或心理上被抛弃，或被反复威胁要遭抛弃。孩子们长期感到愤怒，是因为他们曾被拒绝，或因为曾受到过恶劣的对待。当孩子们与他们的内在愤怒之间有剧烈的冲突时，很有可能是因为他们被禁止表达，或者他们认为表达自我是危险的。

鲍尔比发现，当孩子们否认他们强烈的体验时，会引发严重的问题，包括"对他人的长期不信任、好奇心抑制、否认他们的感受，以及感觉一切事情都不真实的倾向。"[7]我们将发现，这些问题对于治疗有重要暗示。

我们拓宽了创伤性经历的研究范畴，从 PTSD 诊断扩展到虐待或忽视在抚养关系中的长期影响。这也让我们想起另一个重要问题：到底怎样的治疗方式对于有创伤史的人，特别是有长期自杀意念和自残行为的人来说，是有效的呢？

自残

我在做住院医师的时候，有一次，我连续 3 天在凌晨 3 点被叫起来，去给一个女士缝合伤口——她只要一有机会，就会用任何能够得到的利器割自己的脖子。她甚至有点胜利感地跟我说，她割伤自己是为了让自己能够好过一些。从那以后，我就不断问自己，为什么。为什么有些人在感到难过的时候就去打三局网球或是喝一杯猛烈的马丁尼，但有的人就会用刀片割伤自己的脖子？我们的研究表明，儿童时期的性虐待和身体虐待可以预测大多数的反复自伤、自杀行为[8]。我怀疑他们的自杀和抑郁从他们很小的时候就开始了，而且他们很有可能通过想象中的死亡和伤害来获得舒适感。这些自伤行为一开始是出于获得控制感的努力吗？

克里斯·佩里的数据库持续地记录了门诊部中反复自杀和自伤患者的数据。经过大约 3 年的治疗，2/3 的患者都显著好转。现在的问题是，哪些人在治疗中获益最大，而哪些人持续自伤 / 自杀？通过比较这些人的行为和我们 TAQ 访谈的结果发现，那些持续自伤自杀的患者在童年时感觉不到安全；他们被抛弃、从一个地方搬到另一个地方、逐渐放任自流。

我的结论是，如果在童年时有过与某个人的安全记忆，成年后，通过激活这些早期的爱的记忆，就能建立协调的人际关系，无论是在日常关系还是在治疗关系中。然而，如果你在记忆深处从未有过被爱和安全的感觉，大脑中应对人类善意的受体就很有可能没有发展[9]。如果是这样的话，人们如何学会让自我平静下来，在自己的身体里感到踏实呢？这是对于治疗的重要暗示，我将在第 5 章回到这个问题。

诊断的权力和力量

我们的研究也发现，受过创伤的人，与被诊断为 PTSD 的战场士兵或意外事故的幸存者非常不同。像玛丽琳和凯瑟，以及我和朱蒂访谈的人，还有我在第 7 章描述的、在 MMHC 的孩子们，他们都不大记得自己以往的创伤（记得创伤是 PTSD 的诊断标准之一），至少他们的思绪都没有被受虐记忆占据，但他们表现得好像持续身处在危险当中。他们从一个极端到另一个极端；他们无法专注于完成某个事件，而且他们不断抨击自己，或把身边的人赶走。在一定程度上，他们的问题与战场士兵相同，但他们的童年创伤也抑制了他们某些心理能力的发展；但对于战场士兵而言，他们在创伤发生前是拥有这些心理能力的。

当我们发现这一点之后，我们[10]与主导 DSM-III 编撰、当时又在组织 DSM 修订的罗伯特·斯皮策（Robert Spitzer）商谈。他仔细聆听了我们的叙述。他跟我们说，日夜治疗特定人群的临床医生也许能够相当专业地理解这些病症的发展。他建议我们进行一项研究，进行所谓现场试验（field trial），来比较不同种类的创伤患者之间的问题[11]。斯皮策让我负责这项研究。我们首先制作了一个评分系统，包含了不同科研论文中的各种创伤症状，然后我们在全国 5 个不同的地方访谈了 525 名成年患者，研究特定的人群是否遭遇不同组合的问题。我们把所有受访者分成三类：在儿童时期被养育者进行过身体或性侵犯；最近受到家庭暴力的的受害者；最近遭遇自然灾害的幸存者。

这三组受访者明显不同，特别是那些最极端的：儿童虐待的受害者和自然灾害的幸存者。这些在儿童时期被虐待过的成年人常常无法集中注意力、感觉紧张和充满自我厌恶。他们极难处理亲密关系中的问题，常常从毫不鉴别的、高风险和不满足的性行为转向彻底的性欲中止。他们的记忆也充满空隙，常常有自伤行为，而且有一大堆医疗问题。这些症状相对在自然灾害幸存者中要少一些。

每一种主要的 DSM 诊断标准都有一个工作小组负责在下一个版本中进行修订。我将我们的田野调查结果提交给 DSM-IV 的 PTSD 工作小组，而且我们以 19 票对 2 票的数量支持为人际创伤受害者建立新的诊断标准："极端创伤障碍，未列明"（Disorders of Extreme Stress, Not Otherwise Specified, DESNOS），简短来说，就是"特殊的 PTSD"[12, 13]。然后，我们热切地期望在 1994 年 5 月出版的 DSM-IV 中见到新的诊断标准。但令我们惊讶的是，这个在我们工作小组以压倒性人数支持的诊断修订，并没有出现在新版的 DSM 中。我们之中没有一个人因此而受到过咨询。

这个排除是悲剧性的。这意味着大量的患者无法被正确地诊断，而临床医生和研究者也不能为他们提供科学恰当的开发治疗方案。你不能为一个不存在的状态设计治疗方案。缺乏诊断，让治疗师面临着一个严重的两难处境：如果我们被迫将那些每日在虐待、背叛和抛弃中挣扎的人诊断为抑郁症、惊恐症、双相障碍，或边缘型人格障碍，我们到底应该如何治疗他们？到底哪种诊断可以真正描述他们的问题？

比起一场飓风或摩托车意外，来自养育者的虐待或忽视更有可能造成复杂的影响。但我们诊断系统的决策者无视这些证据。迄今为止的 4 次 DSM 修订，都完全忽视了儿童虐待 / 忽视的受害者——这就好像他们在 1980 年 PTSD 诊断标准建立之前，完全忽视那些退伍士兵的困境一样。

隐藏的流行病学

一个拥有无限可能的新生儿，是怎样变成一个 30 岁的无家可归的醉汉的？内科医生文森特·费里提（Vincent Felitti）无意中发现了这个过程。

在 1983 年，费里提是当时最大的疾病筛查部门，圣迭哥凯撒健康促进组织预防医学部的主任。他当时也在一个减肥诊所，使用所谓"辅助下的禁食"（supplemented absolute fasting）技术而不是外科手术帮助人们大幅度减重。有一天，一个 28 岁的年轻护士助理来到他的办公室。费里提承认如她所说，她的主要问题是体重问题，因此他让她进入了这个减肥疗程中。在接下来的 51 周里，她的体重从 208 磅降到 132 磅。

然而，当费里提几个月后再见到她时，她几乎在生理学上完全不可能的短时间内增加了更多的体重。这期间到底发生了什么？结果似乎是，她苗条的新形象吸引了一个男性同事，这个同事开始与她调情，进而提议他们进行性行为。她一回到家就开始吃东西。她在白天把自己吃撑，晚上梦游的时候也在吃东西。当费里提调查她的极端反应时，她透露，她与爷爷有很长的乱伦历史。

这是费里提在他的二三十年执业历史中第二次听到乱伦的事例，但这离他上一次听说乱伦仅仅相距 10 天。所以他和他小组决定进行更详细的询问，结果令人震惊：他们发现，大多数病态肥胖的患者都在儿童时受过性侵犯。他们也发现了一大堆其他家庭问题。

在 1990 年，费里提来到亚特兰大，在北美肥胖症研究协会的回忆中提交了 286 名患者的访谈数据结果。他被一些专家的冷酷回应惊呆了：你为什么会相信这些患者？你不知道患者们会粉饰他们的失败生活吗？然而，一位来自美国疾病控制中心（CDC）的流行病学家鼓励费里提，让他做一个更大范围的研究，描述更广泛的人群，而且邀请他参加 CDC 的一个研究小组。这一研究的结果就是里程碑式的儿童时期不良经历研究（即所谓 ACE 研究），由 CDC 和凯撒健康促进组织合作，由罗伯特·安达（Robert Anda）医生和文森特·费里提医生共同调查。

超过 5 万名凯撒健康促进组织的患者通过疾病预防部进行年度综合评价，填写一份非常长的医疗问卷。费里提和安达花了超过一年制定了 10 个新问题，来仔细覆盖了各类儿童期不良经验，包括身体和性侵犯、身体和情绪忽视、家庭失能（例如父母离婚、精神疾病、成瘾，或在坐牢）。然后，他们向 2.5 万名时常到访的患者，询问他们是否愿意提供他们童年时代的信息。17 421 名患者同意了。于是他们的回答将与凯撒健康组织的所有患者资料进行对比。

ACE 研究发现，儿童和青少年时期的创伤性经历比预想中更常见。这些研究的回应者大多数是白人、中产阶级、中年、教育程度更高，而且经济收入稳定，可以负担更好的医疗保险，但这些人里面，只有 1/3 的人没有不良的童年经验。

1/10 的人在回答"你的父母之一或者其他成年人在家中经常，或者总是骂你、侮辱你或者贬低你"这个问题时给予肯定。

超过 1/4 的受访者对以下问题回答"是"："你的父母之一经常或者总是推你、抓住你、扇你巴掌，或者朝你扔东西？""你的父母之一经常，或者总是打你，让你身上留下伤痕或者受伤？"换言之，超过 1/4 的美国人在童年时很有可能反复地被身体虐待。

对于类似以下问题"有成年人，或者比你至少大 5 岁的人以带有性意味的方式抚摸你的身体""有成年人或者至少比你大 5 岁的人尝试和你口交、肛交，或阴道插入的方式性交"，28% 的女性和 16% 的男性给出肯定的回答。

1/8 的人对以下问题给出肯定回答："你还是一个孩子时，你目睹过你的母亲有时候，或者经常被推倒、被抓住、被掌掴或者被扔东西？""你还是一个孩子时，你见证过你的母亲有时、经常，或总是被踢、被咬、被拳打，或者被人用工具击打？"[15]

ACE 分数范围会在 0 ~ 10 之间，每一个肯定的回答都计 1 分。例如，如果一个人时常受到语言虐待，有一个酒精成瘾的母亲，而且他的父母离婚，他的 ACE 分数就是 3。2/3 的受访者都报告了至少一项不良经历，其中的 87% 报告了两项或以上不良经历。全体受访者的 1/6 报告了 4 分或更高的 ACE 分数。

总之，费里提和他的小组发现不良经历之间是互相关的，尽管这些不良经历都被分别研究。人们一般不会成长在一个哥哥在监狱中但其他所有事情都很好的家庭，也不会生活在一个除了母亲经常被打但其他方面都很好的家庭。患者每报告一项不良经历，后来的损伤就增加。

费里提和他的研究小组首先发现童年创伤对学校生活的影响。超过一半ACE 分数超过 4 的人报告了学习和行为问题，而 ACE 分数为 0 的人只有 3%的人有类似问题。这些孩子们成年后，并没有"超出"他们早期经历的影响。费里提写道："创伤性经历时常消失在时间里，隐藏在羞愧、秘密和社会禁忌中，"但这个研究揭露创伤在患者成年生活中的广泛影响。例如，高 ACE 分数与更严重的工作失职、经济问题和更低的收入相关。

有关个人问题的结果更令人绝望。ACE 分数越高，成年后长期抑郁的比例也大幅上升。ACE 分数在 4 分或以上的，有 66% 的女性和 35% 的男性有长期抑郁，相比之下，ACE 分数为 0 的人只有 12% 的人有长期抑郁。正在服用抗抑郁药或者处方止痛药的概率也随着 ACE 分数成比例上涨。正如费里提指出，我们现在也许在处理 50 年前的问题——而成本不断上升。抗抑郁药和止痛药在全国健康支出中所占比率急剧上升 [16]（讽刺的是，研究表明，之前没有虐待或忽视问题的患者对于抗抑郁药和止痛药的疗效更好 [17]）。

自我报告自杀意念的概率随着 ACE 分数成指数增长。从 0 到 6 分，自杀意念的可能性增加了 50 倍。人们越感到孤僻、越感到没有依靠，他们就会感到死亡是他们唯一的解脱方式。当媒体报道某项环境因素会增加患上某种癌症的概率 30% 时，都能上头条新闻了。然而，比这些概率严重得多的数字却被忽略。

因为这是一项医学评估，研究参与者也会被问及"你曾觉得你是个酒鬼吗？"ACE 分数超过 4 的人们比 0 分的人有 7 倍的概率认为自己酒精成瘾。毒品的使用也成指数增加：那些 ACE 得分在 6 分或以上的人，使用注射类毒品的概率是 ACE 得分为 0 的人的 46 倍。

这项研究中的女性也会被问及他们成年时期被强暴的经历。ACE 分数为

0 的人中，被强暴的只有 5%；但 ACE 得分在 4 分或以上的人，就有 33% 的人有被强暴的经历。为什么这些受过虐待或被忽视的人更有可能被强暴？对于这一问题的回答远远超过强暴本身。例如，无数研究发现，目睹过家庭暴力的女孩在成年后更有可能自己进入有暴力行为的亲密关系；而目击过家庭暴力的男孩，暴力虐待他们伴侣的可能性比没有目击过家庭暴力的人上升 6 倍。[18] 超过 12% 的研究参加者目睹过他们的母亲被虐待。

ACE 分数预测的一系列高危行为包括抽烟、肥胖、意外怀孕、多个性伴侣，以及性病。最后，最令人震惊的健康代价是：ACE 分数为 6 或以上的人中正在承受美国十大致死疾病的数量比 ACE 分数为 0 的人中高 15%，这些疾病中包括慢性阻塞性肺病、缺血性心脏病和肺病。他们有 2 倍的概率患上癌症，4 倍的概率患上肺气肿。持续的压力让身体付出了极大的代价。

当问题行为成为解决方式

费里提在 12 年之后，再次见到那位戏剧性地减重和复胖的女士。她告诉他，她后来接受了减肥外科手术，但在减重 96 斤之后，她出现了自杀倾向。为了控制她的自杀意念，她住过 5 次精神病医院，接受了 3 次电击治疗。费里提指出，肥胖，这个公共卫生问题，可能是许多人选择的一种解决方案。这意味着：如果你把一个人面对困境的解决方式当作一个问题而去除了，患者不仅仅要面临可能的治疗失败，而且其他问题也会接踵而至，正如很多脱瘾治疗一样。

一位强暴受害者告诉费里提："肥胖会让我不被注意；而不被注意正是我需要的。"[19] 体重也可以保护男人。费里提记得在他的减肥诊所中有两名狱警，他们几乎一出院就立刻恢复他们减去的重量，因为"身为监狱里体型最大的人"这件事让他们觉得安全。另外一个男性患者在他父母离婚、他搬去与他酗酒又暴力的祖父同住后变得肥胖。他告诉我："我完全不是因为很饿、吃太多才变得肥胖的。肥胖让我感到安全。从幼儿园开始，我就经常被别的小朋友打。当我变胖之后，再也没有人打我了。"

ACE 研究总结道："尽管大家都知道这些适应性行为（例如吸烟、喝酒、滥用药物、肥胖）是有害健康的，但它们每一种都很难放弃。很多长期看来有害健康的行为，很可能在短期内是有益的，但几乎没有研究注意到这一点。我们不断听到病人们描述他们如何从这些'有害健康的行为'中获益。尽管这看起来让人不舒服，但将问题行为作为解决方式之一这种观念，这种逆向的力量毫无疑问存在于我们的生理系统……呈现出来的问题，通常只是那些被时间埋藏、被患者的羞耻、保密甚至时而的遗忘和时常表现出的临床不适所隐藏。

儿童虐待：国家最严重的公共卫生问题

当我第一次听罗伯特·安达报告 ACE 研究的结果时，他忍不住洒下了泪水。他过去在几个最危急的领域中工作，包括烟草研究和心血管健康研究。但当 ACE 研究的结果呈现在他的计算机中时，他发现他遇见了美国最严重的和付出最高昂代价的公共健康问题：儿童虐待。他计算出，儿童虐待导致的支出超过了癌症或心脏病的支出。如果在美国能消灭儿童虐待，将能降低一半的抑郁症发病率、2/3 的酒精滥用问题和 3/4 的自杀、注射毒品和家庭暴力。[20] 这也可以极大地提高工作表现、降低监管的需要。在 1964 年，美国卫生部长第一次公布有关吸烟和健康的研究时，开启了长达数十年的法律和医学运动，改变了数百万人的日常生活方式和健康状况。美国成年人的吸烟率从 1965 年的 42% 下降到 2010 年的 19%；1975 ~ 2000 年，防止了大约 80 万宗因为肺癌而死亡的案例。[21]

然而，ACE 研究并没有这样的效果。后续研究和论文仍然出现在世界各地，但日常生活中，类似玛丽琳这样，或者是到门诊，或在社区治疗中心接受治疗的孩子并没有减少。唯一不同的是，现在他们都接受了高剂量的精神活性药物。药物让他们更温驯，但也伤害了他们感觉愉快和好奇心的能力，以及去成长和发展情感的智力，使他们难以成为对社会有用的成员。

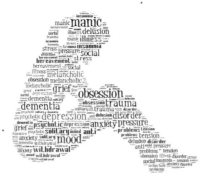

发展性创伤：隐藏的蔓延

"儿童期不良经验引发的发展障碍"，这一说法看起来更像是一种临床直觉而不是一个有研究基础的事实。现在没有证据表明发展性缺陷是因为任何创伤综合征随着时间增长的后果。

——美国精神医学学会拒绝"发展性创伤障碍诊断"的意见，2011 年 5 月

有关早期虐待的研究展现了另外一幅景象：早期虐待对于大脑发育有长期的负面影响。我们的大脑受我们的早期经历塑造。虐待令我们的大脑适应冲突，但代价是深刻持续的伤痛。儿童虐待不是某种你可以"克服"的事情。如果我们想要解开这个国家的暴力冲突循环，儿童虐待是一个我们必须了解和面对的事实。

——马丁·泰歇尔，医学博士，《科学美国人》

像我接下来要描述的孩子，这样的孩子有成千上万个，他们消耗了数不尽的资源，但却几乎没有任何可察觉的好转。他们通常会塞满我们的监狱、我们的社会福利机构、我们的医院。大多数公众几乎只能通过统计数据知道他们。只有大约 1% 的学校老师、缓刑犯监视官、法官、心理健康专业人士日复一日地帮助他们，并由纳税者为此买单。

安东尼被一家托儿所转介到我们的创伤中心的时候只有两岁半。托儿所职员无法控制他持续性地咬人、推撞、拒绝睡午觉，以及难以对付的大哭、撞头，还有摇动。他在与任何一个职员的交往中都不能感到安全，而且总是在沮丧崩溃和愤怒反抗之间起伏。

当我们见到他和他的母亲时，他焦躁不安地缠着他妈妈，将自己的脸藏起来。他妈妈不断地说："别做这样的坏孩子。"他会被走廊远处的关门声惊吓，紧接着会更深地把脸藏在妈妈的大腿里。当他妈妈把他推开，他就会坐在一个角落，开始用头撞墙。"他这么做只是在烦我。"他妈妈解释道。当我问及他母亲的背景时，她告诉我们，她小时候被父母抛弃，辗转于不同的亲戚中，这些亲戚打她、忽略她，从她 13 岁开始就对她施行性侵犯。她因为酒鬼男朋友怀孕，但她男友在得知她怀孕时离开了她。安东尼就像他父亲一样，是个废物，她说。她其后的无数男友都非常暴力，但是她确定安东尼完全不知道这些，因为这些暴力都发生在深夜。

如果安东尼入院，他会被诊断为一大堆不同的精神疾病：抑郁症、对立违抗性障碍（ODD）、焦虑症、反应性依附症、注意缺陷多动障碍（ADHD）和创伤后应激障碍（PTSD）。这些诊断中，没有一个能清楚地表明安东尼到底发生了什么：他现在被吓得要死，他正在为自己的生存搏斗，而他无法相信他母亲会帮助他。

然后是玛利亚，一个 15 岁的拉丁裔女孩，也是美国 50 万生长在寄养家庭但在接受住院治疗的儿童之一。玛利亚肥胖，充满敌意。她从 8 岁开始就辗转于超过 20 个不同的寄养家庭；她被性虐待、身体虐待和情感虐待过。一大堆医疗记录把她描述为沉默、复仇心重、冲动、鲁莽、自毁的人，而且她有极端的情绪波动和爆发性的脾气。她把自己形容为"毫无价值的、应该被丢弃的垃圾"。

因为玛利亚多次试图自杀，她被迫接受住院治疗。一开始，她仍然沉默而退缩，当其他人太接近她时，她会试图攻击他们。因为其他方式都失败了，她被安排到马术治疗小组中，负责每天照顾她的马和学习一些驯马的技术。

两年过去了，我在玛利亚的高中毕业典礼上和她聊天。她被一个四年制大学录取。当我问她什么对她的帮助最大，她回答："我照顾的那匹马。"她告诉我，她最先在她的马身上感到安全；这匹马每天都会耐心地等待她到来，而且会因为她的到来而感到高兴。她开始在这匹马身上，感到从心底里与另一个生物的联系，她开始像朋友一样与这匹马交谈。逐渐的，她开始与治疗小组中的其他小孩交谈，最后，她终于与她的咨询师交谈。

弗吉尼亚是一个被收养的 13 岁白人小孩。因为她母亲滥用毒品，她被迫离开她的亲生母亲。她在第一个养母生病去世且被再次收养之前，辗转于不同的寄养家庭。弗吉尼亚会引诱任何她遇见的男人，她跟我们说，她曾被不同的保姆和临时养育者性侵犯和身体虐待。她在第 13 次因为自杀而紧急入院之后转入我们的住院部。医院职员把她描述为：孤僻、控制欲强、容易被激怒、过度性欲化、好侵扰、报复心强、自恋。她把她自己描述为"恶心"，而且说她希望自己死掉。她的诊断结果是双相障碍、间歇性狂暴症、反应性依附障碍、注意力缺陷障碍伴多动，对立违抗性障碍和物质滥用障碍。但弗吉尼亚究竟是谁？我们到底应该怎样帮助她重新获得她自己的生命？[1]

只有我们能准确地判断这些孩子们身上的问题，研究新药去控制他们，或找到负责他们"疾病"的"特定基因"，我们才有可能解决他们身上的问题。但问题是，如何找到方式、帮助他们实现积极的生活方式，而且省下纳税人数百万美元的支出？为了做到这一点，我们首先要面对以下现实。

坏的基因？

对于这种从头到脚都是问题、彻底失能的患者，我们倾向于把他们的问题归咎于基因。技术总会把研究带领到一个新的方向，当基因检测技术出现后，精神病学致力于找到精神疾病对应的基因。基因似乎与精神分裂症——这个相对常见的（发病率约1%）重性复杂精神疾病相关，因为精神分裂症总是在家庭内部遗传。但30年过去了，在每年以数百万美元经费的投入下，我们仍然没有找到精神分裂症的稳定基因模型——任何其他的精神疾病也是这样。[2] 我的一些同事努力寻找能够预测创伤性压力发展的基因，[3] 但依然无法找到任何确切的回答。[4]

最近的研究扫除了我们寻找特定基因影响下的特定结果的简单想法。研究发现，特定后果是在很多基因共同影响下形成的。更重要的是，基因不是固定不变的；生活事件诱发的生化信息，让基因得到表达或者不表达，环境影响基因表达的过程，是通过让甲基基团（一簇碳氢原子）添加到特异性的基因片段上（这一过程叫作甲基化）。生活事件影响基因的表达，但它并没有改变基因的基本结构。某些甲基化修饰是会遗传的，这种现象叫作"表征遗传"。我们又一次发现，我们的身体会在机体的最深层次——基因——记录着我们的经历。

被引用最多的表征遗传学实验是由麦吉尔大学的研究者迈克尔·明尼（Michael Meaney）进行的，他的研究对象是新生大鼠和它的母亲。[5] 他发现，在新生大鼠刚出生的12小时之内，大鼠母亲为新生儿舔舐和梳理的程度会永久性地影响他们大脑应对压力的化学反应，以及修改上千个基因的配置。与受到更少关注的新生大鼠比较，受到母亲充分舔舐的新生大鼠更勇敢，在面对压力时会释放出更少的压力激素。它们也恢复得更快，一生中都更冷静沉着。它们海马区的连接更厚，因为海马区是学习和记忆的关键区域，它们在一项对于啮齿类动物来说是关键的技能——找到迷宫出口上有更好的表现。

我们刚刚开始研究人类在压力经验影响下的基因表达。母亲怀孕时被困在暖气不足的魁北克暴风雪中，孩子的表征遗传比起在暖气充足地区的孕妇有不同的表现。[6] 麦吉尔大学的研究者默什·史扎夫（Moshe Szyf）比较了几百个出于社会阶层两极的儿童的表征遗传数据和儿童虐待的影响。不同的社会阶层的表征遗传特征极为不同，但两组中的受虐待儿童中有73对基因有同样的特征表达。用史扎夫的话来说："我们身体不仅仅主要受化学物质和有毒物质的影响，也受社会环境和物理环境的双重影响。"[7, 8]

猴子澄清"先天还是后天"这一经典问题

美国国家卫生研究院比较行为学主任斯蒂芬·索米的研究清楚地表明父母养育质量和成长环境影响基因表达。[9] 40 多年来，索米都研究恒河猴代际间性格转变。恒河猴与人类共享 95% 的基因（比大猩猩和倭黑猩猩还要多），和人类一样，它们也居住在复杂的社会联盟和人际关系中；只有能够与种群需求同步、保持相同行为方式的成员，才能够生存和繁衍。

恒河猴的依恋模式也跟人类相似。他们的婴儿需要与母亲产生密切的肢体接触，就好像鲍尔比在人类中观察到的一样，它们通过探索周围的环境，而且需要在感到恐惧或迷茫的时候回到母亲所在的地方。当它们长大一点之后，与同伴一起玩成为它们学习处理人际关系的主要方式。

索米发现两种性格的恒河猴总是处于困境当中：紧张、焦虑的猴子总是很恐惧、内向和忧郁，即使在其他猴子都在游戏和探索的情境中；另一种猴子总是非常好斗，它们总是惹很多是非，以至于其他猴子都回避他们、躲开它们，或杀掉它们。两种猴子都在生理上区别于其他猴子。在出生的头几周，就能发现它们的唤起水平、压力激素和大脑化学递质（例如血清素）的代谢速率异常；而这些生理和行为的异常在它们成熟之后都没有什么改变。索米发现很多的基因与这些行为有关。例如，紧张的猴子（分类的标准是 6 个月大时，猴子的行为风格和高皮质醇水平）会在实验情景下，比 4 岁的猴子喝更多的酒。基因上更好斗的猴子也会喝更多——但它们会喝到昏迷，而紧张的猴子只是为了冷静下来而喝。

但社会环境也是导致行为风格和生理状况不同的原因之一。紧张、焦虑的雌性猴子与其他猴子相处得并不愉快，所以，它们在生产时缺乏其他猴子的支持，而且有很高的概率忽视或虐待它们的第一个孩子。但当这些雌性属于一个稳定的社会群体时，它们常常成为一个勤劳的母亲，非常仔细地照顾它们的幼儿。在一些情况下，焦虑的母亲可以提供绝大多数需要的保护。而另一方面，好斗的母亲不能提供任何社会优势：它们对后代相当苛刻，时常踢打它们或咬它们。如果它们的后代能在婴儿期幸存下来，它们通常也不让幼猴与其他同辈做朋友。

在现实生活中，很难说一个人的紧张或好斗是由于父母的基因或者他们被母亲虐待造成的。但在恒河猴实验中，携带易感基因的新生猴子可以从它们的生母身边带走，然后交由一个充满鼓励和同情的母亲养育，或在场地中与其他同龄猴子一同玩耍。

如果把刚出生的小猴子从亲生母亲身旁带走，让它们仅仅与同龄猴子一起长大的话，小猴子们之间的依恋会特别强。它们互相依赖，几乎不能够相互分离以进行健康的探索和玩耍。它们的玩耍也缺少正常猴子之间的复杂性和想象力。这些猴子长大之后都变得很紧张：在新的情境下非常害怕，也缺乏好奇心。无论它们的基因倾向如何，跟同龄猴子一起长大的猴子会对很小的压力过分敏感：它们对外界噪声的反应比由母亲养育的猴子敏感。它们的血清素代谢甚至比那些带有好斗基因的猴子更异常。看来，至少在猴子中，早期经验对生理的影响与遗传同等重要。

猴子和人类拥有同样的两种血清素基因（即长 5 羟色胺转运体等位基因和短 5 羟色胺转运体等位基因）。拥有短等位基因的人类与冲动、好斗、寻求刺激、自杀倾向和严重抑郁相关。索米的研究指出，至少在猴子中，环境会塑造基因的表达，从而影响行为。拥有短等位基因的猴子如果被合格的母亲适当地养育，它们的血清素代谢就不会出现异常。而那些被同龄猴子养育的短等位基因猴子会成为激进的冒险者。[10]类似地，新西兰研究者亚力克·罗伊（Alec Roy）发现，拥有短等位基因的人类比有长等位基因的人类有更高的概率患上抑郁症，但这一结论只在他们有儿童虐待或忽视的历史时成立。因此，我们可以清楚地认为：幸运地拥有同情心和体贴父母的孩子将不会发展出这些与基因相关的问题。[11]

索米的研究佐证了一切，包括我从我那些研究人类依恋的同事们那里，和我们在临床研究上发现：安全和充满保护的早期经验对于预防儿童的长期问题是至关重要的。而且，即使父母有基因缺陷，也可以通过给予下一代适当的支持来保护他们。

美国国家儿童创伤压力网络

从癌症到视网膜色素变性，几乎每一种医学问题都会有自己的游说团，促进针对这一问题的研究和治疗发展。但在 2001 年美国国家儿童创伤压力网络通过议会立法的方式成立之前，致力于研究和治疗创伤儿童的相关组织完全不存在。

1998 年，我接到来自内森卡明斯基金会的亚当·卡明斯（Adam Cummings）的电话，他跟我说他们对创伤对儿童学习的影响很有兴趣。我告诉他们，关于这个课题，已经有很多不错的研究存在，但这些研究结果没有地方可以进行公开讨论。有关创伤后儿童的心理、生理和道德发展尚未系统地介绍给幼儿工作者、儿科医生以及心理学和社会工作的研究院。

亚当和我一致认为，这个问题必须解决。8 个月之后，我们建立了一个专家小组，里面包括美国卫生与公共服务部的代表、美国司法部的代表、参议员泰迪·肯尼迪的健康顾问，和我的一组擅长儿童创伤问题的同事。我们都很熟悉创伤是如何影响心智和大脑的发展的，我们也都知道儿童创伤与成年后才形成的创伤后压力完全不同。这一个小组最后都认为，如果我们希望使儿童创伤的问题为人所知，我们就需要成立一个全国性的组织，促进儿童创伤的研究，让一切需要处理受创伤或者被虐待儿童的人（老师、法官、政府部长、寄养家庭的成员、医生、假释监视官、护士、精神卫生专业人员）都知道这些研究。

我们工作小组的其中一位成员，比尔·哈里斯（Bill Harris）对于儿童相关立法方面有丰富的经验。他立即与肯尼迪议员的助理们研究如何将我们的想法以法律方式实现。最终，在 2001 年，成立全国儿童创伤压力网络（NCTSN）的法案同时获得两党的支持，以绝对多数在参议院宣读通过。NCTSN 很快就发展了 17 个合作机构，在全美有超过 150 个工作中心。在杜克大学和加州大学洛杉矶分校等合作机构的带领下，NCTSN 发展了包括大学、医院、自治机构、戒毒康复中心、精神病医院和研究所等合作研究机构。这些合作机构都与当地的学校组织、医院、社会福利机构、无家可归者庇护所、青少年司法中心和家庭暴力庇护所进行紧密的合作。最终，NCTSN 包括了超过 8 300 个合作伙伴机构。

自从 NCTSN 开始运作，我们更清楚地了解了全国各地的受创伤儿童。我在创伤中心的同事约瑟夫·斯皮纳佐拉（Joseph Spinazzola）开展了一项调查，调查了整个创伤网络接近 2 000 名青少年和儿童。[13] 我们很快确认了我们怀疑的一点：他们绝大多数都来自于失能家庭。超过一半曾被情感虐待，也许再加上无法满足他们需要的养育者。超过 50% 的人都在由陌生人、寄养家庭或远亲照顾时，暂时失去了养育者，因为这些养育者都在监狱、在接受治疗，或在军队服役。超过一半的人目睹过家庭暴力，1/4 的人也是性侵犯或身体虐待的受害者。也就是说，这些接受调查的儿童及青少年反映了凯撒健康促进组织的文森特·费里提在儿童时期不良经历研究（ACE）中的那些高 ACE 分数的人。

诊断的权力

1970 年，在成百上千的越战退伍士兵中，他们广泛的症状没有办法分类。正如我们在本书开头看到的一样，这迫使临床工作者临时拼凑治疗方式，而且也无法系统地研究他们的治疗方案是否有效。自从 1980 年 DSM-III 增加了 PTSD 的诊断后，有关 PTSD 的科学研究和系统治疗得到了极大发展，而且，这些发展不仅仅与退伍士兵相关，也与一系列的其他创伤性事件，包括强暴、伤害，或与交通意外有关。[14] 可以说明特定诊断带来的积聚力量是，2007 ～ 2010 年，国防部花费了超过 270 万美元进行有关士兵的治疗和研究，而仅仅在 2009 年一年的财政年度中，退伍军人事务处花费了 2 450 万美元在部门内部进行有关 PTSD 的研究。

DSM 对于 PTSD 的定义非常直接：个体"经历、目睹或遭遇到一个或多个涉及自身或他人的实际死亡，或受到死亡的威胁，或严重的受伤，或躯体完整性受到威胁后"，导致"强烈的害怕、无助或恐慌"，导致下列各种主要症状：反复受到事件相关的回忆侵扰（闪回、噩梦、感到事件似乎正在重现），持续且极力回避（与创伤相关的人、地点、思想、感受，有时甚至遗忘创伤的重要部分），以及警觉性的提高（遗忘、过分警觉或易激惹）。这些描写暗示了一个清晰的线索：个体在突然或毫无预料的情况下突然经历可怕的事件，世界会变得再也不同。创伤性事件会终结，但在记忆中反复出现的场景一次次扰乱我们的神经系统。

这一定义与我们治疗的孩子有什么关系呢？经过一次创伤性事件，例如被狗咬了一次、经历了一次意外，或目睹校园枪击，即使他们住在安全和充满支持的家中，孩子们仍然可以发展出类似成年人的 PTSD 症状。因为我们现在有 PTSD 的诊断结果，我们可以很有效地治疗这些问题。

在那些有过虐待或忽视史又出现在诊所、学校、医院、警察局的问题小孩儿中，他们的行为与创伤的联系似乎不那么明显，特别是当他们几乎对被殴打、被遗弃，或者被性侵犯的经历闭口不谈，甚至当他们被问到类似的问题时，他们也拒绝回答。NCTSN 访问的儿童之中，82% 的儿童不符合 PTSD 的诊断标准。[15] 因为他们冷淡、多疑，或好斗，他们更有可能得到一些伪科学的诊断，例如"对立违抗性障碍"（意思是"这孩子非常讨厌我，完全不想做任何我想让他做的事情"），或"破坏性情绪失调障碍"（意思是"这孩子乱发脾气"）。带着各种各样的问题，这些孩子们逐渐得到更多的诊断。通常他们在 20 岁之前，就已经有 5、6 个甚至更多引人注目的又毫无意义的标签。如果他们曾经接受过任何治疗，他们通常只会得到各种时下流行的治疗方式：药物、行为矫正，或暴露治疗。这些治疗几乎都有害多过有益。

随着 NCTSN 治疗了越来越多的孩子，一个新的、能够表现孩子们真正的经历的诊断就变得越来越重要。我们开始为在 NCTSN 内部的不同地方、接受着不同治疗方式的 20 000 个儿童建立数据库，而且收集一切我们能够找到的、与被虐待和受创伤孩子有关的研究文章。这些文章经过剔除之后，只剩下大约 130 个相关研究，覆盖了世界上大约 10 万名儿童和青少年。起草一个更合适的诊断给这些受创伤的儿童，我们以每年 2 次、连续 4 年召集了一个核心小组，包括 12 名专长于儿童创伤的临床医生和研究者。[16] 之后，我们决定把这个诊断叫作"发展性创伤障碍"（Developmental Trauma Disorder）。[17]

我们在总结研究结果时发现了这些孩子有一个稳定的规律：①持续的行为失调；②有注意力和专注问题；③难以与自我或他人相处。这些孩子们的情绪和感受快速地从一极跳到另一极——从闹脾气到因为分离而惊恐、麻木或解离。当他们变得不安时（他们多数都处于不安之中），他们既不能安慰自己，也不能描述自己的感觉。

生理系统持续基础压力激素去处理真正的或者想象中的危机，这引发了他们的生理问题：睡眠障碍、头痛、无法解释的疼痛、对触摸和声音过度敏感。因为他们过分敏感或麻木，他们难以保持专注。他们会用漫长的自慰、摇晃身体，或自我伤害行为（例如咬自己、割伤自己、烫伤自己、打自己，拔自己的毛发、撕自己的皮直到流血等）来缓解这些压力。这也会引发语言处理问题和精细的动作协调。他们用尽力气去控制自己，而很难去注意到其他与生存不直接相关的事情，例如学校的作业，而且，他们的高度紧张让他们很容易分心。

不断地被忽视、被遗弃，让他们变得依赖他人、缺乏自信，即使是对于那些虐待他们的人，他们也是如此。被长期殴打或性侵犯，或以其他方式虐待，让他们无法避免地认为自己是失败的、没有价值的。一直以来，他们都真真切切地自我厌恶，充满挫败，感到自己毫无价值。这样，他们毫不信任他人还会令人惊讶吗？最终，这些混合的感觉是如此令人厌恶，令他们对轻微的挫折都过度反应，让他们难以交到朋友。

我们第一次发表研究发现时，制作了一张量表，[18] 并且收集了大约 350 名孩子和他们的父母 / 寄养父母的信息，用于建立一个单一的诊断（发展性创伤障碍）来准确描述这些孩子的问题。这些研究可以帮助我们建立一个单一的而不是多个诊断标记，而且这个诊断可以准确指出，他们的问题是创伤和依恋受损的结果。

在 2009 年 2 月，我们向美国精神医学会（APA）提交了加入新诊断"发展性创伤障碍"的建议。我们在信件中写道：

> "那些在持续的危险、虐待和混乱的养育者培养下成长的孩子，如果在现有的诊断系统下接受治疗，只能够得到强调行为控制的治疗，而忽视他们经历过的创伤。研究表明，养育者的虐待或忽视所导致的儿童创伤，其后遗症会长期而严重地影响他们的情绪调节、冲动控制、注意力和认知、解离症状、人际关系和自我及理性思考的能力。如果没有一个与创伤相关的诊断，这些孩子会得到 3 ~ 8 个共病诊断。这种对创伤后儿童进行共病诊断的行为导致了恶劣的后果：它违背诊断简约性，模糊病因，将治疗干预方式限制在儿童精神病理因素的一小部分，而没有促进全面的治疗。"

提交了这份意见之后的不久，我与华盛顿的精神卫生专员讨论了全国的发展性创伤障碍问题。他们帮助我们向 APA 写一封信。这封信在一开始就指出，美国各州精神卫生规划理事会每年服务 610 万美国人，花费 295 亿美元的预算，最后总结道："我们敦促 APA 优先增加发展性障碍这一诊断，以澄清和更好地研究它的原因和临床后遗症，并强调在评估患者时提及发展性创伤问题的强烈需要。"

我以为这封信一定会让 APA 认真地考虑我们的意见，但几个月之后，国家创伤后应激障碍中心的执行主任，也是 DSM 相关小组委员会主席马修·弗莱德曼（Matthew Friedman）向我们回信表示，发展性创伤障碍（DTD）将不会被包含在 DSM-5 中。"我们一致认为，"他写道，"不需要设立新的诊断标准去填补'一个缺失的小众诊断'。"美国每年 100 万被虐待和忽视的儿童只是一个"小众诊断"？

这封信继续写道："'儿童期不良经验引发的发展障碍'，这一说法看起来更像是一种临床直觉而不是一个有研究基础的事实。现在没有证据表明，发展性缺陷是因为任何创伤综合征随着时间推移的后果。"事实上，我们在方案中包含了好几个前瞻性研究证明了他所提出的这一点。让我们在本章接下来的部分来看其中的两个。

社会关系塑造个体发展

自从 1975 年开始，在接下来的几乎 30 年，艾伦·苏劳菲（Alan Sroufe）和他的同事通过明尼苏达风险和适应生涯研究（Minnesota Longitudinal Study of Risk and Adaptation）追踪了 180 名儿童和他们的家庭。[19] 在研究开始时，有关先天还是后天、气质还是环境影响人类发展的争论非常激烈，这一研究旨在回答这些问题。创伤在当时并不是一个非常热门的话题，至少在一开始，儿童虐待和忽视也不是这项研究关注的重点，直到后来的研究逐渐显现这些儿童虐待预测成年功能。

在与当地医药和社会机构共同合作的过程中，研究者招募了第一次当母亲的白人女性，她们都贫穷到足以接受公共资助，但来自不同的背景，也有不同种类、不同程度的教养方式。这一研究从孩子出生前 3 个月开始，一直到孩子们年满 30 岁，测量所有他们社会功能的方面和他们生活中的重要情景。这个研究考虑以下几个基本问题：儿童是如何学会调节自己的警觉水平，以集中注意力（包括避免警觉水平过低或过高）并控制他们的冲动的？他们在什么时候需要怎样的支持？

经过了对父母的密集访谈和测试之后，研究从孩子刚刚在产房出生时就开始实施了，研究者观察新生儿，然后对照顾他们的护士进行访谈。之后他们在出生后 7 天或 10 天时进行家访。在孩子们进入一年级之前，他们和他们的父母进行了总共 15 次评估。之后，孩子们定期接受访谈和评估，直到他们28 岁。在此期间，研究者也不断向这些母亲和老师收集信息。

苏劳菲和他的同事发现，照顾的质量与生理因素密切相关。明尼苏达的研究结果回应了斯蒂芬·索米实验室里的猴子研究，尽管明尼苏达研究要复杂得多。没有什么是板上钉钉的——无论是母亲的性格，还是婴儿出生时的神经发展异常，或是孩子们的 IQ 或先天气质，甚至他们的活跃水平或者他们应对压力的方式，都不能预测一个孩子在青春期是否会发展出严重的行为问题。[20] 然而，关键是父母—孩子的关系：父母对孩子的感受和与孩子互动的方式。与索米的猴子一样，脆弱的婴儿和僵化的养育者容易养出紧张而依赖的孩子。在婴儿出生后头 6 个月时给予不那么即时的、强迫性的和入侵性的照顾可以预测幼儿园及之后的过度活跃或注意力问题。[21]

苏劳菲的研究关注发展的很多方面，特别是儿童与养育者、老师和同辈之间的关系，但他和同事发现，养育者不仅仅能帮助儿童将警觉保持在可控范围之内，而且能帮助孩子发展自我调节警觉水平的能力。被迫处在过度警觉或失控环境中的孩子，不能发展出协调他们大脑抑制或兴奋系统的能力，他们长大之后很容易因为一些难过的事情就失去控制。这是一组易感人群，超过半数都在青少年晚期被诊断出精神问题。所有这些孩子们都有一个明显的模式：如果孩子们可以受到养育者的持续照顾，他们都会成长为良好的、有规律的孩子；如果养育者是不稳定、不可靠的，孩子会长期处在生理警觉当中。孩子会通过吵吵嚷嚷的方式迫使不可预测的父母注意到他们，而在遇到细微的挑战时就会经历强烈的挫败感。他们持续性的警觉让他们处于长期的焦虑中。在玩耍和探索中持续需要父母的安慰和保证，他们长大之后也长期处在紧张中，不敢探索。

早期父母的忽视或严苛的对待会导致学校中的行为问题，也能预测同辈之间的问题，以及缺乏对他人痛苦的同情。[22] 这形成了一个恶性循环：他们长期的警觉与缺乏父母的安慰，让他们变得混乱、反抗、好斗。因为混乱和富有攻击性的孩子很不受欢迎，导致了进一步的拒绝和惩罚，这些拒绝和惩罚不仅仅来自他们的养育者，也来自于他们的老师和同辈。[23]

苏劳菲也在这个研究中发现了适应能力（resilience）的来源——也就是从逆境中复原的能力。到目前为止，最重要的、能够预测受试者能成功应对生活中难以避免的挫折的是：在人生中的头两年与主要的养育者建立足够的安全感。苏劳菲在非正式场合告诉我，他认为，成年人的适应能力可以通过评价他两岁时有多爱他的母亲来预测。[24]

乱伦的长期影响

在 1986 年，弗兰克·普特南（Frank Putnam）和他在美国国家精神卫生研究所的同事佩内洛普·特里克特（Penelope Trickett）开展了第一项关于性侵犯对女性成长的长期影响的研究。[25] 这项研究的结果出现之前，我们对乱伦的影响的理解，完全依赖于被性侵犯的孩子的自述，或是成年人在乱伦之后数年甚至数十年之后的回忆，没有一个研究曾经追踪过受过性侵犯的女孩，研究性侵犯对她们的成长过程、学校表现、同辈关系、自我概念和爱情生活的影响。普特南和特里克特也关注研究对象的压力激素、性激素、免疫功能和其他生理指标的影响。而且，他们也研究潜在的保护性因素，例如智力、家人和同辈的支持等。

研究者煞费苦心地通过哥伦比亚特区社会服务部招募到 84 名女孩，她们都曾经被家庭成员性侵犯。研究者把她们与另外 82 名同样年龄、种族、社会经济状况和家庭组成都相似，但是没有受过虐待的女孩进行比较。在研究开始时，这些女孩的平均年龄是 11 岁。在接下来 20 年，这两组受试大约进行 6 次评估，在头 3 年每年进行一次，在 18、19 和 20 岁时再每年进行一次。她们的母亲参加早期的评估，而她们的孩子参加后面的评估。令人惊讶的是，这些女孩（如今成为了成熟的女人）中，有 96% 一直完成了整个研究。

研究结果清晰表明：与同龄、同种族、同社会阶层的女孩相比，受过性侵犯的女孩受到更严重、更广泛的负面影响，包括认知缺陷、抑郁、解离症状、性发育障碍、高肥胖率以及自残行为。她们的高中辍学率高于控制组，也有更高比例患上严重疾病和其他健康问题。她们的压力激素反馈表现异常，青春期性发育更早，而且有一大堆互相看起来毫不相关的精神疾病诊断。

后续的追踪研究发现童年虐待如何影响发育。例如，每次完成评估后，女孩们都会被问及他们过去一年发生过的最难过的事情。在这些女孩讲故事的时候，研究员观察他们讲故事的时候有多难过，同时测量他们的生理状况。在第一次测量时，所有的女孩都表现得非常难过。3 年之后，面对同样的问题，没有受过创伤的女孩再一次表现出难过，但受过创伤的女孩变得冷漠而麻木。她们的生理状况与观察到的状况相同：在第一次测量中，所有女孩都表现出较高的压力激素皮质醇；3 年之后，当受过虐待的女孩在报告她们前一年的压力事件时，她们的皮质醇水平较低。随着时间的过去，身体适应了长期创伤，变得麻木，这样造成的结果之一是，她们的老师、朋友和其他人都不容易发现这个女孩在难过，她可能自己也不会察觉到自己的难过。持续的自我麻木会让她不能在面对压力事件时做出对应的反应，例如采取保护性行为。

普特南的研究也发现了乱伦虐待对于友情和爱情关系的长期损害。在青春期开始之前，没有受过虐待的女孩通常有一些女性朋友，也有一个类似于"间谍"一样存在的男生，告诉她们男孩子这些奇怪的生物是怎样的。当她们进入青春期，她们与男生的相处逐渐增加。相反，受过虐待的女孩在青春期之前几乎没有亲近的朋友，无论是男孩还是女孩，而进入青春期让她们与男孩之间的关系变得非常混乱，甚至有害。

其中一个关键区别是在小学阶段缺少友情。我们知道，对于女孩来说，三年级到五年级期间是成长中的关键。在这期间，友情是复杂而动荡的，友情可能突然发生，但联盟又有可能在孤立和背叛中瓦解。在中学时，女孩之间的友情会出现一次翻转：她们掌握了各种社交技能，包括识别他人的感受、与他人的协商关系、假装喜欢他们不喜欢的人，等等。她们大多数都会建立一个女孩之间的、相对稳定的支持网络缓解压力。她们逐渐进入性和约会的世界之后，这些关系给予她们反思、闲聊和讨论性和约会的意义的空间。

而受过性侵犯的女孩以完全不同的方式成长。她们在两种性别之间都没有朋友，因为她们无法信任别人；她们也厌恶自己，她们的生理状况总处于异常当中，使她们要不就是反应，要不就是麻木不仁。她们也无法处在正常的、由嫉妒驱动的人际关系中，因为在这些拉拢 / 排除竞争中，需要人们在压力面前保持冷静。其他孩子通常不希望和她们相处，因为她们实在是太奇怪了。

但这仅仅是问题的开始。那些有过乱伦史、受过虐待、孤立的女孩比未受过虐待的女孩的性成熟提前一年半。性侵犯令她们的生理时钟加速、性激素分泌增加。在青春期性发育较早的女孩比控制组中未受侵犯的女孩的睾酮和雄甾烯二酮水平高 3 ～ 5 倍，而这两种性激素加速了她们的性欲发展。

普特南和特里克特的研究结果依然在不断发表当中，但是它已经为临床医生如何治疗被性侵犯的女孩提供了难能可贵的地图。例如，在创伤中心，一位临床医生在周一早会时跟我们说一个叫阿伊莎的患者在周末又被强暴了。她在周六早上 5 点，从团体之家离家出走，来到波士顿一个吸毒者聚会的地方，吸了一些大麻和使用了其他毒品，然后和一群男孩一起上了一辆车。在周日早上 5 点，他们轮奸了她。像很多我们见过的青少年一样，阿伊莎不能清楚地表明她想要的和她需要的，她也不知道应该如何保护自己。相反，她活在一个动荡的世界里，试着把她的故事以受害者 / 加害者的方式进行解释，将之标记为"抑郁症""对立违抗性障碍""间歇性狂暴症""双相障碍"或者任何我们诊断手册提供的选择都于事无补。普特南的研究让我们明白阿伊莎体会到的世界——为什么她不能够告诉我们她发生了什么，为什么她是如此冲动又缺乏自我保护的能力，为什么她会认为我们是可怕的侵略者而不是可以帮助她的人。

DSM-5：名副其实的诊断自助餐

DSM-5 在 2013 年 5 月出版时，它以 945 页的篇幅中包含了超过 300 种障碍。它确实为严重的早期创伤带来的问题提供了各种各样的"诊断自助餐"，包括一些新的诊断，例如破坏性情绪失调障碍、[26] 非自杀性自我伤害、间歇性狂暴症、去抑制性社会参与障碍、破坏性冲动障碍。[27]

在 19 世纪末，医生们通过疾病的表现形式，例如发热或起脓包来给疾病分类，这种分类在当时并不是毫无理由的，因为他们没有其他工具。[28] 当类似路易·巴斯德（Louis Pasteur）和罗伯特·科赫（Robert Koch）之类的科学家发现细菌都是由大量肉眼无法看见的细胞引发之后，情况发生了改变。医疗的目的从单纯治疗发热和脓疮转变到摆脱引发致病微生物。DSM-5 出版之后，精神科回到了 19 世纪早期的治疗方式。实际上，我们已经知道了很多精神问题的源头；然而，DSM-5 的"诊断"仅仅描述了表面现象，彻底忽略现象下的原因。

在 DSM-5 公布之前，《美国精神病学杂志》发表了一系列新诊断的效度检验，结果发现，DSM 的诊断缺乏科学世界中所说的"信度"——也就是说，不能够产生持续的、可重复的诊断结果。也就是说，这些诊断缺乏科学效度。奇怪的是，即使 DSM-5 的诊断缺乏信度，也并没有妨害 DSM-5 准时出版，除了一个共识：新版 DSM 并没有提供一个更好的诊断系统。[29] 像 DSM-IV 的出版一样，通过 DSM-5 赚上 1 亿美元有可能是 APA 公布新的诊断系统的原因之一吗（至少所有的精神卫生工作者、很多律师和其他专业人士都需要买一册最新的 DSM）？

诊断信度并不是一件抽象的事：如果医生们都不能对患者身上的问题达成一致意见，他们就不能为患者提供恰当的治疗。不能建立良好的诊断—治疗关系时，被错误诊断的患者就是被错误治疗的患者。你不会想在肾结石的时候被切除阑尾，你也不会想到一个被标记为"反抗"的患者，其实他行为的根源是在危险前保护自己。在 2011 年 6 月，英国心理学会（BPS）向 APA 抱怨 DSM-5 将心理问题定义为"在个体之中"，而忽视了"这些问题下不能忽视的社会因素"。[30] 除此之外，一大堆抗议洪水一般涌向美国精神卫生专业人士，包括美国心理学会和美国咨询协会的领袖。为什么社会关系和社会背景居然被忽略了？[31] 如果仅仅认为生理和基因就是精神问题的原因，而忽略遗弃、虐待、分离的作用，精神科学就很有可能进入和前人一样的死胡同，将一切的问题的原因都推到母亲身上。

对 DSM-5 最令人震惊的反对意见来自国家精神卫生研究院（NIMH），它是美国最多精神科研究的资助者。在 2013 年 4 月 DSM-5 正式出版前的几周，NIMH 的负责人托马斯·英赛尔（Thomas Insel）宣布 NIMH 不再支持 DSM 的"以症状为基础的诊断"。[32] 相对的，NIMH 集中资助 RDoC 研究领域标准（Research Domain Criteria）的研究，试图创造一个跨越现有诊断分类的研究框架。例如，NIMH 有一个研究领域是"唤醒 / 调节系统（唤醒、昼夜节律、睡眠和清醒）"，这些症状或多或少都在困扰着大部分的患者。

但正如 DSM-5 一样，RDoC 框架将精神疾病仅仅解释为大脑疾病。这意味着未来的研究经费会倾向于从大脑结构和"其他神经生物方式"解决精神问题。英赛尔把这看作是"改变癌症诊断和治疗的精密医学的第一步"。然而，精神疾病并不像癌症：人类是社会动物，精神问题通常包括无法与其他人相处、无法融入、无法归属，而且不能与他人沟通。

我们的一切（包括我们的大脑、我们的心灵和我们的身体）都倾向于与社会系统合作。这是我们最有力的生存策略，我们种族成功的关键，而且它能精确地瓦解大多数精神问题。正如我们在本书第二部分中看到的，大脑与身体的神经连接对于理解人类痛苦而言都是同等重要的，但这并不意味着我们忘记人性的基本：人际关系和人际互动在我们小时候塑造我们的心灵和大脑，而这两样事物在我们一生中给予实际存在和精神意义。

有被虐待、忽视，或者严重分离的人仍然不会被我们理解，而且不太可能得到治疗，除非我们听从艾伦·苏劳菲的忠告："如果要彻底地了解我们为什么成为现在的自己，以及我们逐步演变的偏好、能力和行为方式，我们需要的不仅仅是一个成分列表，虽然这也很重要。我们还需要理解发展的过程，以及所有的这些因素如何共同地、持续不断地影响着我们。"[34]

前线的精神卫生工作者（工作过度又报酬不足的社会工作者和治疗师的意见相似）似乎完全同意我们的步骤。在 APA 拒绝将发展性创伤障碍（DTD）纳入 DSM 之后，全国数千名临床工作者对我们的创伤中心进行小额捐款，支持我们中心对 DTD 进行更大规模田野调查和研究。这一支持让我们得以持续数年在 5 个不同的地点利用科学的访谈工具访问数以百计的儿童、家长、寄养家长和精神卫生工作者。这些研究的结论正在出版中，更多的结论将会在本书付印时出现。[35]

"发展性创伤障碍"（DTD）会造成怎样的影响

如果我们存在"发展性创伤"这个诊断，我们就可以将研究和治疗的重点（更不用说，包括资助）放在这些充满变化不定的症状的、受过长期创伤的孩子和成年人身上：他们的长期的生理和情绪异常、失败的或混乱的依恋模式、注意力缺失以及缺乏完整的身份认同感的能力。这些问题贯穿于所有的诊断类别中，但是实际治疗通常会忽略这些特征，从而很少将它们放在治疗的中心。我们更大的挑战是，运用神经可塑性重塑大脑回路，让人们察觉自己的思维已经把某些生活经验视为威胁，认为自己孤立无援，然后再重塑这些大脑回路。

社会支持是一种生理需要，而不是一个可有可无的选择。这一事实应当成为预防和治疗措施的主心骨。理解创伤和早期分离的巨大影响并不需要指责父母。我们可以假设，父母已经尽力而为了，但所有的父母都应该在养育孩子方面得到帮助。除了美国，几乎所有的工业化国家，都提供了各种家庭支持。2000年诺贝尔经济学奖获得者詹姆斯·赫克曼（James Heckman）表明，早期婴儿干预（例如教育父母一些照顾弱势儿童的基本技能）的质量比提高他们的收入要有用得多。[36]

20世纪70年代早期的心理学家大卫·欧德斯（David Olds）在巴尔的摩的一个日托中心工作，那里都是些学龄前儿童，他们的家庭都因为贫穷、家庭暴力和物质滥用而崩解。欧德斯明白，仅仅专注于解决孩子们的学业问题不足以改善他们的家庭状况，他开始借助受训练的护士进行家访，帮助母亲提供一个安全且充满有益刺激的环境，让孩子们逐渐能够更好地想象未来。20年之后，受过家访的孩子比没有受过家访的孩子更加健康，更少被虐待或忽视、辍学率和入狱率都更低，以及更有可能得到一个报酬较高的工作。经济学家计算得出，每花费 1 美元在高质量家访、日托中心、学前计划的效果都相当于在福利系统、健康系统、戒毒治疗和监狱系统中花费 7 美元的效果，而且，税收会因为高收入的工作而得到提升 [37]。

当我去欧洲教书时，我时常与斯堪的纳维亚国家、英国、德国和荷兰的健康部长进行沟通，也时常受邀，与他们分享有关创伤后儿童、青少年和家庭的治疗和研究。我的很多同事也在做同样的事情。这些国家已经在国家卫生方面投入了很多，确保了最高工资，提供父母双方的产假以及对所有的职业母亲提供高质量的日间托儿所。

这些公共卫生措施，是造成瑞典的入狱率只有 71/100 000、荷兰只有 81/100 000，但美国的入狱率却有 781/100 000 的原因，而且这是这些国家的犯罪率远远低于美国、人均公共卫生支出也只有美国的一半的原因吗？在加州，70% 的犯人曾在寄养家庭中成长。美国每年在监狱支出 840 亿美元，平均每个犯人每年花费 44 000 美元。欧洲北部国家对于犯人的支出只是这些的零头；相反，它们把金钱投入在帮助父母在一个安全、可预测的环境内养育孩子。他们的学历测验分数和犯罪率似乎反映了这些投入是卓有成效的。

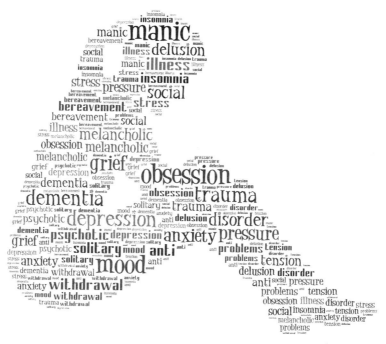

THE BODY KEEPS
THE SCORE

第四部分

创伤的印记

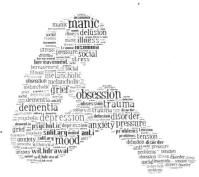

第11章

发现秘密：创伤性记忆的问题

连自己都不明白，为什么涌上心头的陈年往事总是有两个共性。最为突出的是它们都流露着非常安详宁静的格调，好些想象中的事甚至比事实更清静、更安宁。它们是悄无声息的幻觉，其中每一个动作，每一个神情都在与我默默地沟通交融，虽然无声却更要胜过千言万语，它们不停地震撼着我的心灵，这种感觉使我不得不挽起衣袖，拿好步枪来抵御它的诱惑，使我清楚过来，摆脱那些美好往事的幻觉，不至于一直沉醉不醒。

——埃里希·玛利亚·雷马克，《西线无战事》

在 2002 年春天，我受委托去检查一个在小时候受过性虐待的年轻人。他声称，罗马天主教神父保罗·尚利（Paul Shanley）在马萨诸塞州牛顿教区任职时对他进行了性虐待。这位年轻人现在已经 25 岁了，但他一直都不记得这件事，直到尚利神父因为猥亵儿童接受调查时，才恢复这段记忆。问题是：如果说，他在被猥亵事件发生之后一直"压抑"着自己的记忆，那么我能在法官面前证明他的记忆是真实可信的吗？

我接下来会分享朱利安告诉我的故事（尽管他的真实姓名记录在公共记

录里，但我仍然会在这里使用一个假名，希望可以让他随着事件的推移重新得到一点隐私和安宁[1]）。

他的经历说明了创伤性记忆的复杂性。因为这些复杂的记忆问题，尚利神父亵童案充满了争议；事实上，在 19 世纪最后 10 年，精神科医生第一次发现创伤性记忆的不同寻常之处时，类似的争议就开始了。

潮水般的感觉和图像

在 2001 年 2 月 11 日，朱利安在一个空军基地服役，当一个军事警察。他每天都会打电话给他的女朋友瑞秋。这天，他在打电话给瑞秋时，瑞秋提到她早上在读《波士顿环球报》时看到的头版新闻。一个叫作尚利的神父因为涉嫌猥亵儿童而接受调查。她想起朱利安似乎曾跟她说过，尚利神父在牛顿当过他的郊区牧师。"他对你做过些什么吗？"她问。朱利安立刻想起，尚利神父是一个很好心的人，他在他父母离婚时给予他很多支持。随着谈话继续深入，朱利安惊惧起来。他突然看到尚利神父的轮廓呈现在门框上，他的手以 45 度角伸出，在盯着朱利安小便。朱利安几乎立刻失控，他跟瑞秋说："我得挂了。"之后，他打电话给小队地勤组组长，接着组长和一个军士就来了。朱利安见到他们两个之后，他们把他带去随军牧师那里。朱利安记得，他那时对牧师说："你知道波士顿发生的事情吗？同样的事情也发生在我身上。"他在这么说的时候，他确信无疑：尚利神父也侵犯过他——尽管他不记得其中细节了。朱利安因为自己的情绪崩溃而感到极度羞愧，因为他过去总是非常坚强，从来不麻烦任何人。

那天晚上，他蜷坐在床角，心想他自己一定是疯了，担心自己一定会被关起来。接下来的几周，过去的那些被侵犯的景象疯狂涌入他的脑海中。他害怕自己会彻底崩溃。他甚至想过用刀子捅自己的腿，以中止脑海中那些疯狂的景象。然后，他开始出现伴随抽搐的惊恐发作，他把这叫作"癫痫发作"。他抓破自己的皮肤，直到伤口鲜血直流。他一直觉得热、流汗、激动不安。在惊恐发作之时，他感到自己"像一个僵尸"；他好像只能远远地看到自己，发生在自己身上的事情就好像发生在其他人身上一样。在 4 月，他被军方决定行政性退伍，但这时距他能够获得全部退伍福利的服役期限仅差 10 天。

朱利安大概在退伍一年后来到我的办公室。我看到一个帅气、强壮但又满脸愁容的小伙子。他立刻就告诉我他离开空军后的苦闷日子。他曾想把军人作为他的终身职业，他过去拥有着优异的操行记录。他热爱军队里的挑战和团队协作，他怀念军人那按部就班的生活方式。

朱利安生长在波士顿郊区，他在家中的五个孩子中排行第二。他的父亲在他大约 6 岁时离开了家，因为他无法容忍朱利安情绪化的母亲。朱利安和父亲的关系很好，但他偶尔也会因为父亲而感到羞耻，因为他父亲不工作养家、抛妻弃子。但他的父母和兄弟姐妹都没有精神病史，也没有滥用药物的历史。

朱利安在高中时是一个运动员，非常受欢迎。尽管他有很多朋友，但他的自我感觉一直都很糟糕，只能用喝酒和派对来假装自己是个坏学生。他觉得自己在利用自己受欢迎和英俊的相貌与许多女孩发生性关系，但他对此而感到十分羞愧。他说他曾经希望打电话给其中一些女孩，向她们道歉，因为自己对待她们的方式很糟糕。他一直以来都很讨厌自己的身体。在高中，他使用类固醇来让自己长肌肉，几乎每天吸大麻。他没有进大学。他高中毕业之后，差不多流落街头了一年，因为他无法忍受和母亲一起生活。他参军，是为了试图让自己的生活步入正轨。

朱利安在 6 岁时参加一个教堂的基督教教义协会课程时认识了尚利神父。他记得尚利神父在课堂中带他出去进行忏悔。尚利神父几乎不穿教士服长袍，朱利安可以清楚记得神父的蓝色灯芯绒裤子。他们一起来到一个大房间，里面面对面放着椅子和跪凳。椅面是红色的，衬着红色的天鹅绒抱枕。他们一起玩扑克牌"游戏战争"，之后，游戏变成了脱衣扑克。他记得自己站在那个房间的一面镜子前。尚利神父让他俯下身。他记得尚利神父把手指插入他的肛门。他认为尚利应该没有用阴茎插入他，但他记得他用手指插入过自己很多次。

除了这些碎片性的记忆，他无法连贯地说明具体发生了什么。他的这些记忆片段内容包括尚利神父的脸和一些互相独立的事件：尚利神父站在洗手间门前；神父跪着，给他口交——他不记得当这些事发生时他大约几岁。他记得神父教他如何进行口交，但他不记得他是否给神父口交过。他记得他和神父一起在教堂分发小册子，然后尚利神父会跟他并排坐在长凳上，用一只手抚弄着他，另一只手把朱利安的手过来抚弄着自己。他记得，在他长大一些后，尚利神父会靠近他、抚摸他的阴茎。朱利安不喜欢这样，但他不知道应该怎么办。最后，他告诉我："尚利神父是我们这里离上帝最近的人。"

碎片性记忆之外，其他受过性侵犯的痕迹也明显激活而且重现了。有时候，当他和女友做爱时，神父的影像会突然进入他的脑海，然后，用他自己的话说，他会"软掉"。在我和他面谈的一周之前，女朋友把她的手指塞到他的口中，开玩笑地说："你舔（口交）得真好。"朱利安几乎跳起来大叫道："你敢再这么说一遍！我要杀了你。"他们都害怕得哭起来，紧接着，朱利安"癫痫发作"，他以胎儿的姿势蜷缩着，一边颤抖一边哭泣，像一个婴儿一样。当朱利安在跟我说这些事时，他看起来又羞愧又害怕。朱利安对尚利神父的态度在对这个如今年至耄耋的老人的怜悯和"我要把他拉到一个房间里杀掉"的暴怒中来回切换。他不断对我重复说，他感到多么羞耻、他多么难以承认他无法保护自己："从来就没有人敢惹我，但我现在却得告诉你这些破事。"他一直认为自己是一个强壮又坚强的人，但如今，他这样的自我定位被彻底击溃。

我们应该如何理解朱利安的故事？经过了几年的失忆，紧接着是脑海中碎片式的、可怕的景象，激烈的生理症状和突然的情景重演？作为一个治疗有创伤史经历病人的治疗师，我主要的目的不是为了让他们恢复记忆、让他们明白当年到底发生了什么事情，而是帮助他们，让他们不再无时无刻被过去那些可怕的感知、情绪和反应挟持。当应被谴责的对象出现时，能够接受和理解这些创伤不是他们的过错，也不是因为他们的弱点，他们并不是咎由自取。

然而，对于司法实践而言，最重要的是通过确认证据的可信度认定刑事责任。我以前检查过 12 个人，他们都在大约 40 年前（也就是他们的儿童时期）在位于佛蒙特州伯灵顿的一个天主教孤儿院受过非人的虐待（除了他们之外，当然还有很多其他权利诉求人）。这 12 个人之间在此之前都没有互相联系过，直到第一个人提出控告，他们的受虐待记忆都惊人地相似：他们都说出了某个特定施虐者的名字，或者每个修女和神父做出的特定虐待行为——而且，这些虐待都发生在同样的房间，房间里有着同样的家具，而虐待都以同样的方式进行。他们中很多人随后都接受了佛蒙特主教区的庭外和解。

在这宗案子开庭之前，法官依照多伯特听证规则（Daubert hearing）进行了一次听证，以设置庭上专家证据的标准。早在 1996 年，我就已经说服了一名在波士顿的联邦巡回上诉法院的法官，让他相信受过创伤的人通常会失去全部有关创伤性事件的记忆，而只有在很多年之后才能够一点点恢复记忆。朱利安的案子也使用同样的标准。尽管我向朱利安律师的报告是保密的，但这一报告的结论是基于数十年的临床经验和对于创伤性记忆的研究，包括一些现代精神病学最伟大的先驱性的研究结论。

普通记忆和创伤性记忆

我们都知道我们的记忆有多么反复无常；我们的故事总是在改变和改写。当我和我的兄弟姐妹们谈论童年时，我们总是怀疑我们是不是在不同的家庭长大的——我们的记忆是如此不同。这些自传性记忆并非总是反映现实，而是我们呈现个人经验的方式。

人类心智重写记忆的能力在《格兰特成人发展研究》（the Grant Study of Adult Development）中得到了详细的叙述。这项研究从 1939～1944 年开始直到现在，系统地追踪了 200 名哈佛大二学生的心理和生理健康状况[2]。当然，研究的设计者都没有预料到大部分的实验参与者都参加了世界大战，所以我们能追踪他们对于战争时期记忆的变化。这些人都在 1945 年或 1946 年接受访问，详细地回答了他们在战争时期的经历，然后，他们在 1989 年或 1990 年接受了第二次访问。在 45 年之后的第二次访问中，绝大多数人都给出了和战争刚结束时截然不同的叙述：随着时间的流逝，他们的恐惧逐渐变淡。相反，那些在战争时期受到精神打击、继而发展为 PTSD 的人的叙述没有改变，他们的记忆依然与 45 年前战争刚结束时完全相同。

无论我们是否记得住特定的事件，还是我们对这件事记忆的准确程度，大多取决于这个事件对我们的意义和在当时这个事件是否引发了我们的情绪。这里的关键是我们的警觉程度。我们都对一些人、一些歌曲、一些气味、一些地点有长期记忆。大多数人都能清楚记得我们在 2001 年 9 月 11 日看到的景象，但我们几乎不记得在前一日发生的任何事情。

绝大多数日常经验会被遗忘。寻常的日子里，我们不会记得太多白天发生的事情。我们的思维以一种模式化的行为行动，只有发生在模式之外的事情会吸引我们的注意力。如果我们升职了，或者一个朋友告诉我们令人兴奋的新闻，我们会至少在一段时间内记住所有的细节。我们对于侮辱和伤害的记忆最深：因为帮助我们对付潜在威胁的肾上腺素把事件的所有细节都刻在我们的大脑里。尽管我们最终会忘记这些侮辱或伤害，但我们不喜欢侮辱或伤害我们的人——这种不喜欢的感受会一直保留下来。

当我们看到一些可怕的事情发生，例如看到一个孩子或一个朋友在事故中受伤，我们会长时间对这个事件保持着强烈和高度精确的记忆。正如詹姆斯·麦克高夫（James McGaugh）和他同事发现的那样，你分泌的肾上腺素越多，你的记忆会越精确[3]。但这条规律只在一定范围内适用。如果你面对的是恐怖——特别是"无法逃脱"的恐怖——这个肾上腺素系统会不堪重负，最终崩溃。

我们不能观测创伤性事件实际发生时的状况，但我们可以在实验室里再次激发创伤，就好像我们在第 3 章和第 4 章描述的那样。当我们的记忆探测到原本创伤性事件的声音、图像和感受，前额叶会中止活动，负责将我们的感受转换成语言的区域[4]，负责方向感和时间感的区域，以及负责处理整合感官信息的海马体都会活动减缓。这时，我们不能用意识控制，也不能用语言来表达的情绪脑会接管我们的身体。情绪脑（包括边缘系统和脑干）通过改变情绪唤起、身体的生理状况和肌肉动作来改变大脑的激活状况。在一般情况下，两个记忆系统——理性和情绪的记忆系统——共同合作以产生恰当的反应。但高警觉水平不但改变两者的平衡，而且中断其他储存记忆、处理信息必要的脑区之间的联系，例如海马体和丘脑[5]。结果，创伤性经验的印记和体验无法如同叙事性记忆那样组织得前后一致、合乎逻辑，而是以碎片化的感知和情绪痕迹体现：例如图像、声音、感觉[6]。在朱利安的例子中，他见到一个伸出手的男人、一张教堂长凳、楼梯、脱衣扑克牌，他有阴茎被触碰的感觉、一种惊慌失措的恐惧感，但他几乎不能描述出事情发生的经过。

创伤揭秘

19 世纪末期，医学开始系统研究精神问题，创伤性记忆是这些讨论的中心之一。在法国和英格兰，数量惊人的文章都开始研究一种叫"铁路症候群"的症状，一种在铁路意外之后出现的一系列心理问题，包括失忆。

然而，那些最伟大的先驱者们开始研究癔症，癔症是一种精神障碍，以不受控制的情绪爆发、易受暗示和无法解释的肌肉收缩或瘫痪为特征[7]。曾经这一障碍被认为是一种女性不稳定的体现或在装病（癔症"hysteria"这一病名来自于希腊语的"子宫"），癔症让我们得以窥见心灵与身体的秘密。在神经学和精神病学最伟大的先驱者，包括让－马丁·沙可（Jean-Martin Charcot）、皮埃尔·让内、西格蒙德·弗洛伊德，都认为创伤是癔症的根源，特别是儿童时期的性虐待[8]。早期研究者将创伤性记忆称为"致病秘密"（pathogenic secrets）[9]或"心理寄生虫"（mental parasites），因为受害者都希望遗忘这些经历，这些记忆就一直被迫存在于意识层面中，让这些人一直处在不断更新的恐怖记忆中[11]。

在法国，癔症特别常见，因此有关癔症的研究兴趣也特别大。这与当时的政治运动有关。神经学之父让－马丁·沙可和他的学生日勒·德·拉·图雷特（后来也以他的名字为图雷特综合征命名）也在这场政治运动中活跃。在1870 年拿破仑三世退位后，支持神职人员代表的旧制度的君主专制者和信仰科学和世俗民主的、羽翼未丰的法国共和国支持者之间发生了激烈的斗争。沙可认为，女人在这场斗争中起到关键作用，因此，他针对癔症的研究"为诸如恶魔附体、巫术、驱邪和宗教狂热之类的现象提供科学解释"[12]。

　　沙可对男女癔症的心理社会相关因素和神经因素都进行了细致入微的研究，所有的这些都强调了记忆的体现和失语问题。例如，在 1889 年，沙可发表了一个患者名为利鲁格（LeLog）案例研究。利鲁格在一次马车事故之后双腿瘫痪。尽管利鲁格当时摔倒在地、失去意识，但他的双腿没有受伤，而且他也没有相应的神经损伤现象。沙可发现，在利鲁格晕倒之前，他见到马车的轮子冲向他，他强烈地相信车子碾过了他的腿。他写道："患者……没有任何记忆……向他进行任何的提问都不会有任何结果。他几乎什么都不记得。"[13]和很多其他在萨尔佩特里埃（Salpêtrière）医院的患者一样，利鲁格的身体表现出过去发生的事情：他没有记住这个意外，而是双腿瘫痪了[14]。

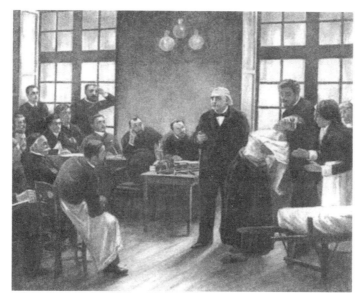

图　11-1

注：让－马丁·沙可在报告癔症病例。沙可把萨尔佩特里埃（Salpêtrière）医院从一个古老的、专门收容穷人的精神病院变成了一个现代化的医院。请注意图中患者戏剧化的姿势。由安德烈·布鲁耶（Andre Brouillet）所画。

但对我来说，这个故事真正的英雄是皮埃尔·让内，他帮助沙可在萨尔佩特里埃医院建立了一个有关癔症的实验室研究。1889 年，在埃菲尔铁塔建成的同一年，让内发表了第一本科学解释创伤性应激的书《心理自动机制》（L'automatisme Psychologique）[15]。让内提出，我们现在叫作 PTSD 的病症的病因是"激昂猛烈的情感"，或者强烈的情绪觉醒。这本专著解释了，人们在遭受精神打击之后，人们会自动地重复体验同样的行为、情感，或感受。和沙可不遗余力描述和测量患者的生理症状不同，让内花了不计其数的时间与患者聊天，试图发现他们心中发生的事情。而且形成对比的是，沙可试图找出癔症的病因，而让内是第一个专注于而且将治疗患者放在首位的医生。这就是为什么我详细地学习他的案例报告，他也是我最重要的老师之一[16]。

失忆、解离和重现

让内第一次指出"叙事记忆"（也就是人们的创伤故事）和创伤性记忆的区别。他报告过一个案例，患者是一个年轻女性，名字叫伊莲，在她母亲因肺结核去世之后住进医院[17]。伊莲持续很多个月都在照顾她病榻上的母亲，同时她也要出外工作，照顾她酗酒成性的父亲和支付母亲的医药费。当她的母亲最终病逝，被压力和缺乏睡眠压倒的伊莲试了各种方式唤醒这具尸体，呼唤她的母亲，把药从母亲的喉咙里灌下去。这具无生命的身体一度掉下了床，旁边躺着她醉得不省人事的父亲。甚至在一位姨妈到来安排葬礼时，伊莲依然拒绝承认她母亲的死亡。她不得不被众人说服，而去参加葬礼，而她一直在葬礼中大笑。几周后，她被送去萨尔佩特里埃医院，由让内负责她的治疗。

伊莲除了忘记她母亲的死亡，她其他的症状还包括：在一周中，她有好几次都会失神地瞪着一张空床，无视周围发生的一切，然后照顾着一个想象中的人。她事无巨细地重现她母亲死亡时的场景，却不能记得这一切都已经发生过了。

创伤后幸存者通常同时记住得太多，而又太少。一方面，伊莲对于她母亲的死亡完全没有记忆——她不能说出那天发生了什么。另一方面，她不断重演母亲死亡的一幕。让内用"自动化"来描述她不自觉、无意识的动作。让内主要用催眠治疗了伊莲几个月。最后，他向她问及她母亲的死亡。伊莲开始哭泣着说："请不要让我想起这可怕的事件……我母亲死了，我的父亲和以往一样喝醉，从来没清醒过。我需要整晚看着我母亲的尸体。我做了很多傻事试图唤醒我母亲……那天早上，我疯了。"伊莲不仅能够叙述这一故事，她还可以感知到她的情绪："我觉得很悲伤，而且被抛弃了。"让内现在把她的记忆称为"完整的"，因为这一记忆如今伴随着适当的情绪。

让内指出一般记忆和创伤性记忆的重要区别。创伤性记忆会由特定事件引发。在朱利安的例子中，他的创伤性记忆因为女友开的一个玩笑而引发；而在伊莲的例子中，引发事件是床。诱发出一项创伤性记忆的元素，其他记忆碎片就会自动接踵而来。

创伤性记忆不是浓缩的：伊莲每次重新体验她的过去时都耗费 3 ~ 4 小时，但她只需要不到 1 分钟就恢复了她的记忆。重新体验或者重现创伤没有任何有用的功能。与此相反，日常记忆是有适应性的，我们的叙事记忆会随着环境不断变化。日常记忆在根本上是社交化的，我们说有关过去的故事是因为我们带有某种目的：在伊莲的例子里，是为了得到让内医生的安慰和帮助；在朱利安的例子里，是为了让我帮他寻找正义和复仇。但创伤性记忆没有社交功能。朱利安对女友的狂怒没有任何用处。对创伤的重新体验是一种僵化在时间里不变的记忆，他们在重新体验时都难以避免地感到孤独、羞愧和疏远。

让内使用"解离"（dissociation）这个词来形容他在患者身上见到的现象——创伤性记忆与日常记忆的割裂。他也预见到将这些记忆困在身体内的危害。他后来写道，患者与他们的创伤性记忆保持距离，他们"被绑在他们难以逾越的障碍上，他们无法整合创伤性记忆，似乎也不能吸收新的经验……他们的人格好像停顿在某个时间点上，不能通过吸收新的经验而成长。[19]"他预料到，除非患者们能够察觉那些被分离的记忆，并重新把这些记忆整合到他们过去的叙事中，否则，他们的生活和工作会受到缓慢的损害。当代的研究充分记录了这种现象[20]。

让内发现，正常记忆会不断改变和扭曲，相反，有 PTSD 的人不能把他们的记忆之源——那件实际发生过的创伤性事件抛诸脑后。解离状态让创伤不能与那些沙砾般不断改变的自传性记忆融为一体，最终变成了一套双重记忆系统。正常记忆通过复杂的联想程序把各个体验元素融合成不间断的自我体验；类似于一套密集又灵活的网络，每个元素都潜在地影响着其他的元素。但在朱利安的例子里，他有关创伤的感觉、想法和情绪各自以僵化、不完整的碎片形式储存着。如果 PTSD 的问题是记忆解离，那么治疗的目标就是联合记忆：把不同的创伤性记忆碎片整合到持续的自述性记忆中，因此大脑可以识别到"这件事情已经结束了，现在才是重要的"。

"谈话治疗"的起源

精神分析在萨尔佩特里埃医院的病房里诞生。1885 年，弗洛伊德前往巴黎，与沙可一起工作，他后来用沙可的名字，即"让－马丁"来为自己第一个儿子命名。1893 年，弗洛伊德和他在维也纳的导师约瑟夫·布洛伊尔（Josef Breuer）以及沙可、让内共同著述了一篇有关癔症起因的文章。"癔症主要的病因是回忆。"他们这样声称，继而他们指出这些引发癔症的记忆并不会如同正常记忆一般"消逝"，而是"持续保持着难以置信的鲜活"。创伤后幸存者不能控制这些记忆重现的时刻："我们要指出这一惊人的事实……这些记忆不像他们过去的记忆，不受这些病人的处置。相反，当患者处于正常的精神状态时，这些体验并不在患者的记忆当中，或者以一种极度抽象的方式存在。[21]"

布洛伊尔和弗洛伊德相信创伤性记忆之所以不存在于一般意识中，有可能是因为"环境不允许这种反馈"或者因为这些记忆有"严重的瘫痪作用，例如惊吓"。1896 年，弗洛伊德大胆提出"癔症的原因是儿童时期受到成年人的性引诱"[22]。但发现维也纳各大家庭中的虐待模式，其中一个牵涉了他的父亲，他放弃了这个观点。精神分析转而强调无意识愿望和幻想，即使弗洛伊德偶尔也会强调性侵犯的事实[23]。世界大战之后，我再次在战争神经症中遇到弗洛伊德的理论。弗洛伊德重申缺乏语言性记忆是创伤的核心，如果一个人不能"记得"，他很有可能会用行动重演（act out）："他不是作为记忆，而是一种行动在重演记忆；他无意识地一再重复着，最后，我们只能把这理解为他的记忆方式。[24]"

布洛伊尔在 1893 年的论文给我们留下的遗产，如今被称之为"谈话治疗"："我们一开始就惊讶地发现，当我们成功地让患者们恢复与事件相关、会激怒患者并伴随着相应情绪的记忆时，或当患者尽全力以语言描述事件细节时，每个人的癔症症状都立即地、永久地消失了。而恢复那些不唤起强烈情绪的记忆，则无一例外地毫无效果。"

他们解释道，除非将创伤性事件以一种"能量反应"（energetic reaction）出来，否则情感"依然会绑定在记忆里"（remains attached to the memory）而且不能被宣泄出来。这一反应可以以行动的方式宣泄——"从眼泪到复仇"。"语言也可以作为行为的替代；在语言帮助下的'发泄'（abreacted）情感与行动的效果几乎相同。""现在可以理解，"他们总结道，"我们在这些篇幅里描述的心理治疗程序为何有治疗效果。它中止了在（创伤发生时）阻碍情绪宣泄……的力量，让情感通过语言找到出路；也有助于将记忆与情感提到正常意识等方面，校正它们之间的联系。"尽管精神分析在今天失去了光芒，"谈话治疗"依然存在，而心理学家逐渐认为叙述创伤的细节可以帮助患者将之抛诸脑后。这也是认知行为治疗（CBT）——成为世界各地心理学研究院课程上广泛教授的心理治疗方式的原因。

尽管诊断标签改变了，我们仍然可以见到与沙可、让内和弗洛伊德描述状况类似的患者。在 1986 年，我的同事和我写了一个病例，患者是一个在 1942 年波士顿椰树林（Coconut Grove）夜总会大火发生时在卖香烟的女孩[25]。在 20 世纪 70 年代到 80 年代之间，她每年都会在纽波利街（Newbury Street），也就是当年火灾发生地点的几个街区外，重演当年的逃生一幕。这让她最终因为类似精神分裂症或双相障碍之类的诊断而住院。在 1989 年，我报告了一个每年都会在战友牺牲纪念日"持枪抢劫"的越战退伍士兵[26]。每一回，他都会把手放在裤袋里，声称他的手里有一把手枪，威胁店员把收银机里的现金都交出来，然后他给予店员足够的时间报警。他无意识地试图让警察帮他实现"自杀"，直到法官把这个退伍士兵交给我治疗。我们集中帮他克服对于战友牺牲的负罪感之后，他就不再重演创伤性记忆了。

类似的这些事件提出了一个尖锐的问题：医生、警察和社工如何才能辨认出这个人是在创伤重演？患者如何才能发现他们行为的根源？如果我们不清楚他们的背景，他们很可能会被认为是个疯子，或被认为是个罪犯，而不是一个需要帮助、重组过去的人。

法庭上的创伤性记忆

至少 20 个人声称他们被保罗·尚利性侵犯，而他们中的绝大多数都和波士顿大主教区达成庭外和解。朱利安是唯一一个前往法庭接受质证的受害者。在 2005 年 2 月，这位前任牧师被控两项儿童强奸和两项儿童袭击和殴打罪名成立。他被宣告入狱 12 ~ 15 年。

2007 年，尚利的辩护律师，小罗伯特 F. 肖发动了一项动议，认为尚利的判决是一次不公正的审判。肖试图表明"被抑制的记忆"并不为科学界接受，因此这一审判结果由于"坏科学"和对于记忆抑制不充分的专家质证造成的。这一上诉起初被原审法院拒绝，但在两年后被马萨诸塞最高法院接受。来自全美国各地和 8 个外国国家的接近 100 名领先的精神科医生和心理学家都签署了一份"法庭之友意见"，表明"被抑制的记忆"从未出现过，而且也不应该作为法庭证据被接受。然而，在 2010 年 1 月 10 日，法庭一致同意维持尚利的审判："总而言之，法庭认为，缺乏科学证据并不意味着本案中的个人出现解离性失忆症是不可信的……在判断本案有关解理性失忆症的专家证言中，并未出现滥用裁决权的情形。"

在下一章，我会更多地谈论记忆和遗忘，以及有关记忆抑制的争论。这一争论从弗洛伊德时期开始，一直持续到现在。

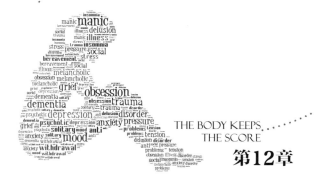

THE BODY KEEPS
THE SCORE

第12章

难以承受的记忆

我们的身体是承载记忆的文字，因此，记忆不比轮回简单。

——卡蒂·坎农

在过去的 150 年，科学界有关创伤的兴趣起起落落。沙可在 1903 年去世，弗洛伊德转而强调对内在冲突、防御机制以及对于精神痛苦的内在根源直觉，部分反映了大众医学对创伤这个主题失去兴趣。精神分析很快流行起来。1911 年，向威廉·詹姆斯和皮埃尔·让内学习过的波士顿精神科医生摩顿·普林斯（Morton Prince）抱怨道，对创伤的兴趣就像"被波士顿港的涨潮淹没的蛤蜊"。

然而，这一忽视仅仅持续了几年，因为 1914 年第一次世界大战爆发，医学和心理学必须面对着成百上千个稀奇古怪的心理症状、无法解释的医学症状和失忆。当时刚刚发展的摄影技术可以拍摄到当年的这些士兵，今天，我们可以在 YouTube 看到这些怪异的姿势、奇怪的说话方式、吓呆的表情、抽搐——这些都是精神创伤在身体上的表现："记忆以内在图像和语言的方式刻在思维中，也刻在身体中。"[1]

在战争早期，英国人创造了一个叫作"炮弹休克症"的诊断，让士兵们能够得以接受治疗和领取残疾津贴。相反，如果诊断为"神经衰弱症"，士兵们就无法得到治疗，也没有津贴。由医生决定士兵应该接受怎样的诊断。[2]

超过 100 万英国士兵至少去过一次西线战场。在 1916 年 7 月 1 日，仅仅在索姆河战役（Battle of the Somme）的几小时内，英军就承受了 57 470 人的死伤，其中包括 19 240 人阵亡。这是一战中最血腥的一天。军事历史学家约翰·基根（John Keegan）在描述当时的最高指挥官、陆军元帅道格拉斯·黑格（Field Marshal Douglas Haig，他的雕塑至今依然伫立在伦敦白厅——曾经的大英帝国中心）时说："无论是在公开场合还是私人日记中，他对他人的痛苦没有任何可以辨认的关心。"在索姆河战役，"他把英国年轻的希望送到死亡和残疾中。"[3]

随着战争的持续，"炮弹休克症"损害着战斗部队的力量。深陷于战胜德国的渴望和苦战之中，英国陆军总参谋部（the British General Staff）在 1917 年 6 月做出了第 2384 号一般常规命令（General Routine Order Number 2384）："无论在何种情形、无论是口头或者文字记录、团队的还是其他报告及任何医疗报告中，都不能使用'炮弹休克症'的表述。"所有受到精神问题困扰的士兵统一被诊断为"NYDN"（未诊断，紧张）。[4] 在 1917 年 11 月，陆军总参谋部拒绝同时运作 4 家战地医院的查尔斯·塞缪尔·迈尔斯（Charles Samuel Myers）向英国医学杂志提交有关"炮弹休克症"的报告。德国人对待炮弹休克症甚至更加严苛，他们把这看作一种性格缺陷，对此，他们使用各种极为残酷的治疗方式进行治疗，包括电休克疗法。

在 1922 年，英国政府公布了《南城报告》（*Southborough Report*），目的是为了禁止"炮弹休克症"的诊断以抑制士兵的津贴诉求。这份报告建议停止在任何官方文件中使用"炮弹休克症"这一术语，而且强调"这些病例（如果这一疾病存在）与战场并无因果关系"。[5] 官方的观点是，如果一支训练良好、得到妥当领导的部队，是不会出现炮弹综合征这种问题的；而那些得了这一病症的军人，是一些不遵守纪律、不愿意服役的士兵。在有关"炮弹休克症"是否存在的那几年政治争论中，有关如何治疗这一疾病的报告也消失在科学文献中。[6]

在美国，退伍士兵的命运也充满了坎坷。在 1918 年，他们从法国和低地国家的战场回到家，就和现在从伊拉克或阿富汗战场回国的退役士兵一样，他们并没有得到英雄般的待遇。在 1924 年，国会投票决定按照每天 1.25 美元的标准支付他们的海外服役奖金，但这项支付一直拖延到 1945 年。

直到 1932 年，整个国家都处于大萧条之中。同年 5 月，大约 15 000 名失业又身无分文的士兵在华盛顿特区中心广场上扎营，要求政府立即支付他们的抚恤金。参议院以 62 票对 18 票的决议，决定以提高支付的方式暂缓支付。一个月之后，胡佛总统要求军队清场。时任军事领袖的道格拉斯·麦克阿瑟（Douglas MacArthur）将军向军队发出命令，同时出动 6 辆坦克。德怀特·艾森豪威尔（Dwight D. Eisenhower）少校负责联络华盛顿警察，乔治·帕顿（George Patton）少校负责装甲部队。装备着刺刀的部队将催泪瓦斯投向退伍士兵的人群中。第二天早上，市中心空无一人，他们的营地都在火焰中。[7]这些退伍士兵从来没有得到过他们的抚恤金。

当政治和医学拒绝回应这些回归的士兵时，战争的恐怖呈现在文学和艺术上。在德国作家埃里希·马里亚·雷马克所写、关于前线士兵战争体验的小说《西线无战事》中，主人公保罗·鲍莫为一整代人发声："我意识到，在不知不觉中，我失去了感觉——我再也不属于这里，我在另一个世界生活。我更喜欢被独自留在这里，不被任何人打扰。他们说得太多了——我和他们没关系——他们仅仅忙于肤浅的事情。"[9]这本小说在 1929 年出版之后，立刻成了国际上的畅销书，被翻译为 25 种语言。它在 1930 年被改编的电影获得了奥斯卡最佳影片奖。

几年之后，当希特勒执掌政权，《西线无战事》成为纳粹第一批在洪堡大学公开销毁的"堕落"书籍之一。[10]显然，了解战争会对士兵造成多么毁灭性的打击，可能会阻止纳粹的另一轮疯狂。

否认创伤的后果会对社会结构造成严重破坏。在 20 世纪 30 年代，拒绝面对战争造成的毁灭，以及对"脆弱"的无法容忍助长了法西斯主义和军国主义的盛行。《凡尔赛条约》要求德国支付的昂贵战争赔款，进一步羞辱了已经名誉尽毁的德国。结果，德国社会残忍地对待他们饱受创伤的退伍士兵，他们几乎被当作低等生物对待。对弱者的侮辱最终为纳粹统治下的人权贬值做好了准备——"强者的道德"盛行于整个社会内部——这就是之后第二次世界大战的理由。

创伤的新面孔

第二次世界大战的爆发促使查尔斯·塞缪尔·迈尔斯和美国精神病医生亚伯兰·卡丁纳（Abram Kardiner）发表了有关第一次世界大战士兵和退伍士兵的研究。《1914～1918年法国的炮弹休克症》（*Shell Shock in France 1914～1918*，1940）[11] 以及《战争神经症》（*The Traumatic Neuroses of War*，1941）[12] 成了精神病医生在新的战争冲突下治疗"战争神经症"的指南。美国对战争进行了庞大的投入，这体现在前线精神科的先进服务上。YouTube再次为我们窥见过去提供了一扇窗口：好莱坞导演约翰·休斯顿（John Huston）的纪录片《上帝说要有光》（*Let There Be Light*，1946）表现了当时治疗战争神经症的主要方式：催眠。[13]

休斯顿的电影是在他当年还在陆军通讯团（Army Signal Corps）服役时拍的。在那时，医生仍然是权威的代言人，而患者们通通是些吓坏了的年轻人。他们对创伤的表现完全不同：参加过第一次世界大战的士兵乱踢乱打、脸部不自觉地抽搐，或者像尸体一样瘫痪在那里；而参加过第二次世界大战的士兵窃窃私语，畏畏缩缩。他们的身体都记录着这些创伤性经历：他们的肠胃不舒服、心跳加速、承受着难以忍受的惊恐。但创伤不仅仅影响着他们的身体。催眠引发的恍惚状态让他们得以用词语形容他们因为过度害怕而无法想起的经历：他们的恐惧、他们作为幸存者的负罪感、他们矛盾的忠诚。我也在电影中惊讶地发现，这些士兵与我在退伍军人事务处工作时见到的士兵相比，更不容易宣泄出他们的愤怒和敌意。文化改变了创伤性压力的表现形式。

女权主义理论家杰梅恩·格里尔（Germaine Greer）在写到他父亲在第二次世界大战结束后接受的 PTSD 治疗时，写道："当医务官检查那些痛苦的人们时，他们无一例外地都发现些许战前的个人问题。总之，这些患者不是一流的士兵。军方的观点永远是：不是战争让人生病，而是患者不能打仗。"医生似乎没有对格里尔的父亲提供什么有益治疗，但毫无疑问，格里尔在与他父亲苦难的搏斗过程中，促使了格里尔探索性别领域内的那些丑陋表现，例如强暴、乱伦和家庭暴力。

当我在退伍军人事务部工作时，我困惑于这个现象：我在精神科只能看到年轻的、最近退役的越战士兵；然而，在通往医院其他部门的走廊和电梯间，我看到的都是老人。差异悬殊。出于好奇，我在 1983 年对第二次世界大战退役士兵进行了一项问卷调查。他们中的绝大多数都符合我设定的 PTSD 诊断标准，但他们的身体都集中在躯体症状而不是精神症状上。这些退伍士兵传达他们痛苦的方式是抱怨他们的胃痛和胸痛，而不是他们的噩梦和难以抑制的狂怒，尽管根据我的调查，他们也有这些问题。而且，医生也影响了患者们传达痛苦的方式：如果一个患者抱怨做噩梦，但他的医生给他做 X 光检查，患者就会觉得，如果他抱怨躯体问题时，他可能会得到更好的治疗。正如我那些在第二次世界大战中战斗和被捕的亲戚们一样，这些人大多不愿意分享他们的经历。我觉得，无论是患者还是医生，他们都不愿意回顾战争。

然而，第二次世界大战之后，军事和民事领导人都领悟了上一代没有学到的一课。在打败纳粹德国和日本帝国之后，美国通过"马歇尔计划"帮助欧洲重建，这奠定了接下来 50 年的相对和平时期的经济基础。在美国本土，GI 法案为数百万退伍士兵提供教育和住房按揭，促使总体经济的良性发展，创造了分布广泛、教育良好的中产阶层。军队促进了国家种族融合的机会。退伍军人事务部遍布全国各处，为军人提供健康服务。然而，尽管对退伍军人有这么多周到的照顾，有关创伤性的心理伤痕并没有引起重视，"创伤神经症"依然不存在于精神科术语中。在第二次世界大战之后，第一篇有关战争创伤的科学写作出现于 1947 年。[15]

创伤再发现

正如我在之前说到的那样，在我一开始为越战退伍士兵工作时，我在退伍士兵事务处没有看到一本有关创伤的书籍，但越战激起了无数研究、组成了无数学术组织、最终在科学文献中引入了一项有关精神创伤诊断——PTSD。同时，创伤也激起了普通民众的兴趣。

在 1974 年出版、由费曼和卡普兰编撰的《精神病学》（*Textbook of Psychiatry*）教材声称："乱伦是极端稀有的，每 110 万人中不到 1 个人会发生乱伦。"[16] 我在本书第 2 章已经提及，这本权威教材大肆吹捧乱伦的潜在好处："乱伦活动减少了主体对象出现精神症状的可能，让他们对外界世界有更好的适应性……而且他们中的大多数都没有因为乱伦行为而受到什么损害。"

随着女权主义运动的兴起，这一陈述的误导性变得越发明显，连带退伍士兵的战争创伤受到越来越多的关注，成千上万的儿童性虐待幸存者、家庭暴力受害者和强奸受害者鼓起勇气，挺身而出。妇女觉醒团体（Consciousness raising groups）和受害者联盟得到组织，无数畅销书都在详细探讨创伤治疗和康复的步骤，包括 1988 年出版的《治疗的勇气》（*The Courage to Heal*），这本为乱伦受害者而写的自助书和畅销书，以及朱蒂斯·赫曼（Judith Herman）在 1992 年出版的《创伤与复原》[⊖]（*Trauma and Recovery*）。[8]

出自对历史的警觉，我开始怀疑，我们是否会回到 1895 年，1917 年和 1947 年那样反对了解创伤。我的预感实现了——在 20 世纪 90 年代早期开始，美国和欧洲的很多有影响力的报刊开始刊登所谓的"虚假记忆综合征"（False Memory Syndrome）的文章。所谓虚假记忆综合征是指，精神科患者捏造虚假的儿童性虐待记忆，然后声称这些记忆潜藏多年，直到最近才恢复。

最让人震惊的是，这些文章统统声称，没有科学证据表明创伤性记忆

⊖　本书已由机械工业出版社华章心理出版。

与日常事件记忆的区别。我清楚记得,曾经有一个伦敦著名的周报编辑打电话给我,告诉我说他们计划刊出一篇有关创伤性记忆的文章,然后问我对这个主题有任何意见。我很热心地回答他们的问题,告诉他们有关创伤性事件的失忆问题研究早在一个世纪之前就在英国进行过。我提及了约翰·埃里克·埃里克森(John Eric Erichsen)和费德里克·梅尔(Frederic Myers)在 19世纪六七十年代对铁路意外的研究,以及查尔斯·塞缪尔·迈尔斯(Charles Samuel Myers)和威廉·里弗斯(W. H. R. Rivers)对第一次世界大战士兵的记忆问题的大量研究。我也建议他们去阅读 1944 年发表在《柳叶刀》(*The Lancet*)杂志上的一篇文章,描述了 1940 年敦刻尔克大撤退之后,英国军队中出现的创伤性后遗症。在这个研究中,超过 10% 的士兵在撤退之后出现严重的记忆损失。[17] 一周之后,这本杂志告诉读者说,没有证据表明人们在创伤性事件之后会失去部分或全部记忆。

以往,创伤性记忆的延迟恢复并没有那么大的争议性,无论是最早的梅尔和卡丁纳在他们有关第一次世界大战时战争神经症的著作里的描述,还是在敦刻尔克大撤退之后大量出现的记忆丧失,还是我在描写越战退伍士兵以及椰树林夜总会大火的幸存者时。然而,在 20 世纪 80 年代和 90 年代早期,类似的记忆丧失问题出现在女性和儿童遭遇家庭暴力时,虐待受害者试图向被告者寻求正义时,创伤性记忆的延迟恢复的问题就从一个心理学问题变成了一个政治和法律问题。因此,在罗马天主教教会的虐童丑闻中,这一问题变成全美甚至欧洲和大洋洲的记忆专家们在法庭上互相攻击的状况。

代表天主教教会的专家证人声称,有关儿童性虐待的记忆太不可靠,受害人的相关控诉往往产生于心理治疗时受过分同情的治疗师,或者他们容易受影响,或者他们自我驱动引发的错误记忆。在此同时,我检查了超过 50 名类似朱利安这样,声称自己突然想起曾遭神父虐待的成年人。这些人中,大约一半的诉讼请求都被拒绝了。

抑制性记忆的科学

事实上，有数百篇科学文献在一个世纪当中不断记载记忆是如何可能被抑制，而后又在多年甚至数十年之后重现[18]。记忆丧失的报告出现在经历过自然灾害、意外、战争、绑架、虐待、集中营，以及身体和性虐待的人之中。全部的记忆丧失最容易出现在儿童性虐待受害者之中，发生率高达 19% ~ 38%。[19]这一现象不是特别有争议：早在 1980 年 DSM-III 出版时，有关创伤性事件的记忆缺失是解离性失忆症的诊断标准："无法回忆起重要的个人信息，特别是有关创伤或压力相关的特征，而这些被遗忘的内容因为太多而不能被解释为正常的遗忘。"在 PTSD 诊断标准一开始出现时，记忆丧失是其诊断标准之一。

有关记忆抑制的一个最有趣的研究是由琳达·梅尔·威廉姆斯（Linda Meyer Williams）博士进行的。这个实验一开始在 20 世纪 70 年代早期，威廉姆斯还在宾夕法尼亚大学社会学系读研究生时开始的。威廉姆斯在那时访问了 206 个年龄在 10 ~ 12 岁之间、在遭受性虐待之后被立即送入医院急诊室的女孩。她们当时的实验室测试结果和随着父母一起进行的访谈记录都记录在医院的医疗记录中。17 年之后，威廉姆斯追踪到 136 名当年的女孩，并进行了详细的追踪访谈。[20]超过 1/3 的受访者（38%）都不记得她们当年在医疗记录中报告的虐待事件，只有 15 位女性（12%）说她们在儿童期间从未遭受过虐待。超过 2/3 的女性报告了其他的儿童性虐待事件。女性在事件发生时年纪越小、虐待者与受害者的关系越亲近，她们就越容易忘记这些虐待事件。

这一研究也检验了记忆恢复的准确性。大约 1/10 的女性（在那些能够回忆起创伤性事件的女性之中占 16%）报告她们有时候确实忘记了她们的创伤经历，但后来她们自己又回忆起来了。相对于那些总是记得她们被性侵犯事实的人，那些之前失忆的人在遭受性侵犯时年龄更小，而且更少受到母亲的支持。威廉姆斯也发现，那些事后恢复记忆的人与那些从未忘记的人相比，有关事件的记忆准确程度相当：所有女性都能准确记得事件的主要事实，但她们中没有一个人能够准确地记住她们曾经报告过的所有细节。[21]

最近的神经科学研究支持了威廉姆斯的发现，表明事后恢复的记忆依然会发生改变。[22] 但只要这些记忆是不能触及的，我们的思维就无法改变这些记忆。但只要这些记忆可以被叙述，特别是经过反复叙述之后，这些记忆就会发生改变——叙述本身会改变故事。思维无可避免地会根据经验为信息赋予意义，而我们在生活中获得的意义会改变我们记忆的方式和内容。

既然有关创伤性记忆的延迟恢复有丰富的证据，那为什么还有接近 100 名德高望重的记忆科学家会为尚利神父的上诉背书、声称"记忆抑制"是"垃圾科学"呢？因为创伤性记忆的丧失和恢复从来不能在实验室中重现，一些认知科学家固执地否认这一现象的存在[23]，或者拒绝承认恢复之后的记忆可能是准确、可靠的[24]。然而，医生在急诊室里、精神科病房里，以及在战场中的遭遇都与科学家在安全又可控的实验室里远远不同。

例如那个著名的"购物中心走失"实验，研究者们表明植入从未发生过的事件记忆是非常简单的，例如儿童时期在购物中心走失。[25] 在这个实验中，大约 25% 的被试"想起"了他们在走失时是多么的恐慌，甚至充满了细节。但这些记忆实验都没有考虑一个儿童在真正地走失时可能经历的、充满内心的恐惧。

另一类研究发现证人证言是多么不可靠。被试也许会被要求看一段录像，呈现的是一辆车在一条街上通过，之后他们被问及他们在影片中看到的是一个停止标记还是一个交通灯，孩子们也许会被要求回忆一个走进教室的男性的穿着。另外的目击证人实验表明他们被提问的方式会影响他们声称记住的内容。这些研究对于警察及法庭上如何发问都非常重要，但它们与创伤性记忆毫不相关。

最根本的问题是：在实验室中发生的事件不能被等同为创伤性记忆产生的环境。与 PTSD 相连的强烈恐惧和无助感从一开始就不能在这种环境下产生。我们可以在实验室中研究已经存在的创伤，正如我们用脚本引发闪回的神经影像实验，但在实验室中不能制造创伤一开始产生的印记。罗格·皮特曼（Roger Pitman）博士曾在哈佛进行了一项研究，给大学生播放了一部名为

《死亡面目》(*Faces of Death*)的新闻短片，里面集合了各种残酷的死亡和处决画面。这个电影现在已经被禁了，影片的极限几乎超过了任何一个大学审查委员会的允许。但即使是这样，皮特曼的正常被试也没有产生任何 PTSD 症状。如果你想研究创伤性记忆，你必须要在那些已经产生了心理创伤的人中进行研究。

有趣的是，一旦法庭上那些令人激动和充满利益的争论消失后，那些"科学"争论也消失了，留下临床医师处理创伤性记忆的废墟。

正常记忆和创伤性记忆

在 1994 年，我和我在麻省总医院的同事们决定进行一项系统的研究，对比人们的正常回忆和恐怖回忆。我们在当地报纸上、自助洗衣房和学生布告栏上打广告："在你的记忆中，发生过什么十分恐怖的事情，以至于你一直不能忘怀？请打电话到 727-5500；我们会为你参加这项研究支付 10 美元。"我们的第一份广告吸引了 76 名参与者。[26]

自我介绍之后，我们开始给每个参加者提问："你能告诉我一件你一直都能记得，但不是创伤性的事件吗？"一位参加者马上回答："我女儿出生那天。"其他人有提及结婚日、球队得胜那天，或者在高中毕业典礼上。然后，我让他们集中关注这些事件中的特定感官，例如，"你会突然在某个地方，或者某个时刻生动地发觉你的丈夫像在结婚典礼上那样看着你吗？"他们的回答总是否定的。"你结婚那晚，你丈夫的身体摸起来的感觉是怎样的？"（他们听到这个问题会露出奇怪的表情。）我们继续提问："你曾经会鲜活、准确地想起你在毕业典礼那天说的话吗？""你能强烈地体会到你的第一个孩子出生时的感受吗？"他们的回答都是否定的。

然后，我们问及那些创伤——他们之中很多人都曾被强暴过。"你会突然间记起强暴者的气味吗？""你产生过和你被强暴时同样的身体感觉吗？"这些问题都会引发强烈的情绪反应："这就是为什么我再也不能去派对，因为酒精的气味和其他人的呼吸会让我觉得自己要被再强暴一遍。"或"我再也不能和我的丈夫做爱，因为当他用某种方式摸我时，我感觉我又要被强暴了。"

人们谈及他们的正面记忆和创伤性记忆时，有两个最主要的区别：①记忆的组织方式；②他们对这些记忆的反应方式。婚礼、出生和毕业典礼都被当作过去发生的事件，也就是一件有开头、有发展、有结尾的故事。没有人会说他们在生命中的某一个时刻彻底忘记了这些事件。

相反，有关创伤性事件的记忆是凌乱的。在我们的研究中，被试会对一些细节记得极端清晰（强奸者的气味、婴儿额前的伤口），却难以记得时间的顺序，或者其他关键性细节（例如谁是第一个前来帮助的、是警车还是救护车把他们送去了医院）。

我们也要求实验参加者描述在三个不同的时间段时回忆创伤性事件的感受，这三个时间段分别是：在事件刚发生后、在他们感到最痛苦时和在实验前一周时。所有人都不能在事件刚发生后把这件事准确无误地告诉给任何人（这件事其实对在急诊室或者救护站工作的人来说完全不奇怪：如果有人目睹孩子或者朋友在车祸中丧生，他们被送入急诊室之后，他们都会陷入震惊过后的失语或恐惧当中）。他们全部都体会过闪回记忆：他们一次次被回忆中的场景、声音、感受和情绪击倒。随着时间的流逝，他们甚至能重新体会到更多更详细的感觉，但大多数参与者也能克服这些记忆。他们开始"明白"过去发生过的事情，而且能够将故事（我们把这样的故事叫作"创伤的记忆"）告诉其他人。

逐渐地，这些场景和记忆不再频繁出现，更重要的是，实验参与者可以详细地将事件细节按时间顺序拼接起来。到我们进行实验时，85% 的参与者都可以把创伤性事件有头有尾、完整地叙述出来。只有很少一部分人依然不能想起重要的细节。我们发现，其中 5 位自称受过儿童虐待的人拥有最多的碎片记忆，他们的记忆仍然以场景、感受和情绪的方式出现。我们的研究与让内和他在萨尔佩特里埃医院的同事们多年前发现的一样，基本上证实了创伤性记忆和我们日常叙述过去事情的记忆是不同的。创伤式记忆是分离的：

不同的感官在创伤发生时进入大脑，但这些感官细节没有组合成一个自传性的故事。

也许，我们研究的最重要发现是：回忆起创伤及相关感受，并不是像布鲁诺和弗洛伊德在 1893 年声称的那样，是治疗创伤的关键。我们的研究没有证明语言可以替代行动。在我们的研究参与者中，绝大多数能够完整地叙述创伤性事件，也能体会到这些事件带来的伤痛，但他们也被有关事件的场景、感觉记忆所困扰。当代暴露治疗（一种认知行为疗法）的研究也发现类似的结果：大多数接受暴露治疗的病人在结束治疗的 3 个月之后，依然有严重的 PTSD 症状。[27] 接下来我们将会发现，找到表达过去的语言可以带来巨大的变化，但这一方式并不会终止闪回或提高集中力，也不会使你更具生命力或不再对失望或受伤过敏。

聆听幸存者

没有人想要记得创伤，无论是社会整体还是受害者本身。我们都想要生活在一个安全、可控、可预测的世界中，但受害者的存在不断提醒我们，现实并不是这样一回事。为了理解创伤，我们需要克服我们对现实天然的回避，而培养聆听受害者的勇气。

劳伦斯·朗格（Lawrence Langer）在他的书《大屠杀的见证：记忆的废墟》（*Holocaust Testimonies: The Ruins of Memory*，1991）中，描写了他在耶鲁大学佛坦欧福影像资料馆（the Fortunoff Video Archive）看到的景象："我们聆听着这些大屠杀幸存者的叙述和体验，这些证据就如同挖掘出的马赛克一般复杂，在不同层次、无穷无尽的不完整中变得模糊难辨。[28] 这些叙述从一开始就是不可能完成的故事，故事中充满了间歇，见证者也大多因为这些深沉的记忆陷入痛苦的沉默中，而我们只能与这些语焉不详的见证苦苦搏斗。"他描述其中一个见证者说："如果你不在那里，你就无法形容、无法说明大屠杀到底发生了什么。如何在这种压力下生存已经是一个几乎不可能完成的难题；

但在这之后将这些经历描述给他人、告诉他们世界上真实存在这种程度的残忍，更是天方夜谭。"

　　另一位大屠杀幸存者，夏洛特·丹布（Charlotte Delbo）叙述她在奥斯维辛集中营和之后的"双重状态"："在集中营中的'我'不是现在站在你面前的我。这不是不可能的。所有发生在奥斯维辛的'我'身上的事情，都不再影响我，这里的区别就如同深刻记忆和普通记忆一般明显……如果我不能这样区分，我就不能继续生活。"[29] 她继续说道，甚至对于这两个"我"而言，语言也有了双重含义："如果不是这样，那些曾经在集中营遭受长达数周的渴刑折磨的人就再也不能说'我很渴；我们来喝茶吧。'（在战争之后，）'渴'再次成为日常用语。但另一方面，如果我梦见我在比克瑙（奥斯维辛集中营用于种族灭绝的设施）中感觉到的口渴，我能感到和我当年同样的感觉，憔悴、丧失理智、快要倒下。"[30]

　　朗格令人难忘地总结道："谁能为这些破碎的心灵马赛克找到一个恰当的墓穴？生活仍然在继续，但同时朝着两个方向，未来仍然无法摆脱悲痛记忆的挟持。"[31]

　　创伤的本质来势汹涌，难以置信，不能忍受。每个病人都只能暂时把心中的"正常感"放在一边，接受一种双重的现实：一个相对安全和可预测的现在，以及与之共存的废墟般的、一直存在的过往。

南希的故事

　　没有一个患者能像南希一样把这种生活的双重性栩栩如生地描述出来。南希在中西部一家医院当护理主管，但她前来波士顿咨询过我几次。在她的第三个孩子出生之后，她决定进行输卵管结扎手术。这是一种简单的门诊手术，需要通过烧灼输卵管来防止今后怀孕，但在手术开始不久，因为麻醉不足，她醒了过来，而且几乎一直保持清醒直到手术结束。有时候她会进入一种她称为"轻度睡眠"或者"做梦"一般的情景，有时她会体验到彻底的恐惧。因为手术前被注射了肌肉松弛剂，她不能在手术中通过动作或者惊叫提醒手术小组。

每年美国都有大约 3 万人在手术中经历一定程度的"麻醉清醒"。我之前帮其他人检查过一些因为麻醉清醒而遭受精神创伤的人。然而，南希不想控告她的手术医生或麻醉师。她只是希望能从容地面对这个创伤，这样她就能在深受创伤侵扰的日常生活中得到解脱。南希在邮件中描述了她艰难的康复过程，我会用她的描述来结束这一章。

一开始，南希不知道她身上发生了什么。"回到家之后，我依然恍恍惚惚地做着家务，觉得自己不像是活着的，或不像是真实的。那晚，我几乎睡不着。我在我孤立的小世界中生活了好几天。我不能用一切会热起来的东西，例如吹风机、吐司炉、灶台。我不能集中注意力，不知道人们在做什么，或者在告诉我什么。我只是毫不在乎。我变得非常紧张焦虑。我睡得越来越少。我知道我看起来行为非常奇怪，而且试图回忆是什么让我感到如此恐惧。"

"在我完成手术之后的第四个晚上，大约在凌晨 3 点，我开始意识到我在梦中一直听到我在手术室中听到的对话。我感觉到我好像突然回到手术室中，感觉到我无法动弹的身体在被烧灼。我的世界被恐怖和害怕彻底压倒。"自此之后，南希说，创伤性记忆和闪回喷发在她生活中的每一处。

"这就好像一扇门被打开了一道缝，侵扰趁机而入。我对这些记忆混杂了好奇和回避。我保持着非理性的恐惧。我对睡眠感到极为恐惧，我在看到蓝色时会感到惊恐。不幸的是，我的丈夫承受着我疾病的冲击。我会冲着他大吼大叫，即使我真的不想这么做。我每天只能睡 2 ~ 3 小时，而我在白天会连续几个小时一直出现闪回。我一直都处在过度警觉中，为我自己的想法感到害怕、并且试图逃离它们。我在 3 周内轻了 23 磅。人们不断地说我变好看了。

"我开始思考死亡。我对我自己生活的看法变得非常扭曲——我的成就被抹杀了，我的失败被强化。我在伤害我的丈夫，我也不能在我的狂怒中保护我的孩子。

"手术 3 周后，我回到医院工作。我一见到有人穿着手术服——那是在电梯里，我就想立刻离开那里，当然，我不能立刻离开电梯。接着，我对他充满了非理性的冲动，很想揍他一拳，但我用极大的努力不让这种冲动爆发出来。这件事让我的闪回、恐惧和解离状态变严重了。我在下班回家的路上一直哭。总之，我习惯了回避这些事。我再也不去电梯、餐厅，避开所有进行外科手术的楼层。"

逐渐地，南希可以通过她的闪回记忆一点点拼起一个可供理解的、但并不是恐怖的、有关她手术的记忆。她想起手术室里护士对她的保证，然后她在麻醉开始后的短暂睡眠。然后她想起她是如何清醒过来的。

"整个手术室里的人都在调笑其中一个护士的绯闻。正好在这时，第一下手术刀割下来。我感到手术刀插入，然后切开，温暖的血液流到我的皮肤上。我绝望地想要移动、喊叫，但我的身体纹丝不动。我不明白为什么。在肌肉被一层层翻开时的紧张，我感到疼痛层层深入。我明确知道我不应该有这些感觉。"

接着，南希想起有人在她的肚子中"翻找"，然后发现了本来放在那里的腹腔镜。她感到左边的输卵管被夹住："突然间，我感到一阵灼痛。我试图逃脱，但烧灼器一直追逐着我，无情地燃烧着。没有词语可以形容这种体验的恐怖。这种疼痛也和我经验里知道的和体会过的疼痛完全不同，和骨折或自然生产的疼痛完全不一样——一开始，是极端的疼痛，然后是持续地、无情地、缓慢地烧灼着整段输卵管。与这种疼痛相比，被手术刀切割的疼痛简直无足轻重。

"然后，突然地，我的右输卵管碰到了烧灼端，然后开始漫长的烧灼。我听到他们大笑时，我忽然间不知道自己在哪里。我觉得我在一个折磨室里，我不知道他们为什么要折磨我，他们甚至不向我询问信息……我的世界逐渐变窄，窄到只剩下这张手术台周围的空间。我失去了时间感，不知道什么是过去，什么是未来。只有疼痛、恐惧和惊骇。我觉得我与一切人性都脱离了，除了那些存在于我周围的人，我感到无边无际的孤独。这个空间逐渐向我收紧。

"在我的痛苦中，我一定动了一下。我听到麻醉护士向麻醉师说我睡得很

'轻'。于是麻醉师吩咐加大药物剂量，然后悄悄地说：'这件事不需要写在报告表上。'这就是我最后想起的事情。"

在她后来和我的电子邮件中，南希努力描摹创伤在现实中的存在。

"我想告诉你闪回是怎样的。这就好像时间被折叠起来一样，过去和现在融合在一起，就好像我被传送到过去一样。那些有关创伤的符号，无论它们在实际上是多么无害，都被创伤污染了，成了那些我痛恨的、恐惧的、想要摧毁的，或者回避的事物。例如，任何形式的铁——玩具、熨斗、卷发棒，在我看来都像是刑具。我每次见到手术服都会感到恍惚、迷茫、想吐，有时候甚至感到愤怒。

"我的婚姻在逐渐崩溃——慢慢地，我的丈夫和那些在手术中无情地大笑、伤害着我的人重合起来。我生活在一种双重状态中。一种弥散性的麻木感像毯子一样包裹着我的全身，但任何一个微弱的，甚至像小孩子的触摸那样的触动，又会把我推进这个世界。只有很少的一段时间，我会出现在生活中、成为生活的一部分，而不仅仅是一个观察者。

"有趣的是，我工作得很好，而且我持续得到正面评价。生活带着它的荒谬感，持续着。

"这种双重存在是奇怪的、陌生的。我厌倦了这种感觉。但我不能放弃生活，我也不能哄骗自己，让自己相信只要忽视这些感受，这头野兽就会消失。我很多次都觉得我已经把所有有关手术的事件都回忆起来了，但我永远都会找到新的。

"在我生命中的这 45 分钟里，有太多的东西是未知的。我的记忆依然是不完整的、碎片化的，但我不再认为我需要知道所有的细节以理解发生过的事情。

"当我的恐惧平息之后，我知道我可以控制它们，但我的一部分怀疑我是否能这样做。过去记忆的吸引力总是非常强，这是我生活中的黑暗面，我必须不时回顾这些记忆。这种重复挣扎的求生，也成了一种让我感受自己生存的方式。我虽然赢了，但我从未拥有这一胜利。"

当南希需要进行一个更大的手术时，出现了创伤恢复的早期征兆。她选择在波士顿医院进行手术，而且她要求和外科医生及麻醉师召开术前会议，详细讨论她之前的经历，而且，她要求我也进入手术室。多年以来，我第一次穿上手术服，在手术室里陪伴她，而麻醉医师在一旁进行工作。当她手术后恢复清醒时，她感受到了安全。

两年之后，我写信给南希，希望她允许我在本章中引用她麻醉清醒经历的叙述。她回信时告诉我她的恢复状况："我真希望我可以跟你说，那场你也在场的手术终结了我的创伤。但很可惜，事实并非如此。大约 6 个月之前，我做了两个后来被证明是正确的选择。我离开了我的 CBT 治疗师，而接受一个精神分析流派的精神科医生的治疗，同时，我也参加了普拉提课程。

"在我上个月的治疗中，我问我的治疗师为什么他不像其他所有治疗师一样试图'修理'我，虽然他们最终都失败了。他告诉我，他认为，既然我可以照顾我的孩子和工作，只要他可以建立一个安全的环境，我就有足够的能力自愈。每周的一小时的治疗成了我的避难所，我可以安全地探索我为何可以成为一个如此受损的人，而且试图重新建立一个平和的、完整自我，而不是碎片化的、饱受折磨的人。普拉提的课程不仅锻炼了我的身体，而且这是一个乐于接纳和支持的女性组织，让创伤经历远离我的生活。这些心理、社会和身体强化的经历，共同创造了一种个人的安全和掌控感，让我能够远离过去，让对现在和未来的期望重现。"

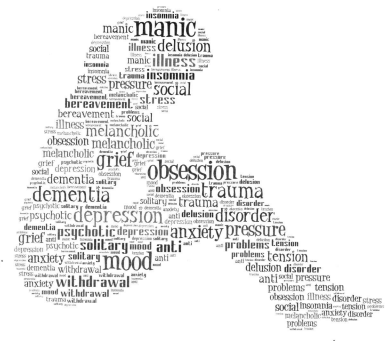

THE BODY KEEPS
THE SCORE

第五部分

康 复 之 路

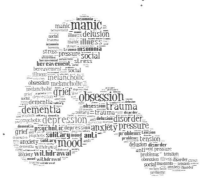

第13章

疗愈创伤，拥抱自我

我去接受心理治疗，并不是为了要发现我是一个怪胎。

我每周要去心理治疗，是要寻找那个唯一的答案。

当我说到心理治疗时，我知道人们怎么想：

这只会让你变得自私，而且爱上你的治疗师

但，唉，这叫我怎么爱上别人？

当我终于讲了这么多关于自己的事。

——妲·威廉姆斯（Dar Williams），《你在这些声音中听到什么》

（*What Do You Hear in These Sounds*）

　　没有人可以"治疗"战争、虐待、强暴、性骚扰，或者其他可怕的事情本身；曾经真实发生过的事情无法改变。但我们可以应付创伤在身体、心灵和灵魂上的印记：那种心碎的感觉让你大概会患上焦虑症或抑郁症，恐惧失去控制，总是对潜在的危险或拒绝十分警觉，充满自我伤害的冲动，又有闪回的噩梦，让你无法专注于手头的工作，无法让你向另一个人敞开胸怀。

　　心理创伤夺走了你控制自我的感觉，我会在后面的章节把控制自我叫作

"自我领导力"（self-leadership）[1]。治疗创伤的最大挑战是重新建立你对自我，也就是你对身体和思维的控制，不再被过去的事情和感受困扰，不再感到不堪重负、愤怒、羞愧和崩溃。对大多数人而言，这意味着：①找到一种平静而专注的方式；②学会面对那些能够触发你回忆的图像、思维、声音和躯体感觉；③找到一种让你充满生命力、与周围的人亲近的方式；④不再需要把秘密保守在自己心中，包括你如何让自己幸存下来的方式。

这些目标并不是按部就班就能实现的。它们互相重合，在不同情况下，有一些目标比另外一些更难实现。在接下来的每一章，我会谈及用一些特定的方法去实现这些目标。我会尽量让接下来这些章节对创伤幸存者和治疗师都有用处。人们处在暂时性的压力下时，也会发现以下这些方式的用处。我在治疗病人和解决自己的问题时使用过以下的所有方式。有些人会发现一些方式更有用，但大多数人都能在恢复的不同阶段获得不同程度的帮助。

我对以下的很多治疗方式都进行过科学研究，这些研究也发表在同行评议的科学期刊中[2]。本章的目标是对基本原则进行概述，对本书之后内容进行概括，以及对一些我在之后不再详述的方法进行简短评论。

治疗的新关注

当我们谈论创伤，我们通常会问道："战争中发生了什么？""你被性侵犯了吗？""让我告诉你有关那场意外或强暴的事情。"或"你家中有人有饮酒问题吗？"然而，创伤远远不只是一件发生在很久以前的事情。心理创伤发生时的情绪和身体感觉不仅仅是一种记忆，而是一种烙印，会在现实环境中对身体做出破坏性的反应。

为了重新控制自我，你需要重访创伤：早晚你需要面对过去发生的事情，但只有你感到安全、不会因为回忆而再次受创时，才能这么做。首先要做的是，在当你遇到与过去相似的感觉和情绪时，处理你那种不堪重负的感觉。

正如本书前些部分描述的那样，创伤后应激反应的发动机在情绪脑中。与我们负责思维的理性脑不同，情绪脑通过生理反应来表现自己：胃绞痛、心跳加速、声音发紧或者变尖、身体动作变得虚弱、僵硬、狂怒，或者防卫。

我们为什么不能理性一点呢？如果我们对情绪的来源有更多理解，能不能抑制我们的情绪冲动呢？理性的、执行性的大脑擅长于理解我们的感受来源（例如，"当我靠近男人时，我感到害怕，因为我的父亲骚扰过我"或"我很难向我的儿子表达我的爱，因为我对我在伊拉克杀过一个小孩而感到愧疚"）。然而，理性脑不可能中止情绪、感觉和思维（例如一个人因为被强暴过，一直隐隐地觉得自己是一种低等生物）。理解你的感受并不会改变你的感受，但它会防止你做出强烈的反应（例如，攻击上司，因为他让你想起侵犯者，你和恋人一旦意见不一致就分手，或者随意勾搭陌生人）。然而，我们越疲惫，我们的理性脑就会越容易让位给我们的情绪。[3]

边缘系统治疗

治疗心理创伤的最基本问题是恢复理性脑和情绪脑之间的平衡，这样你就可以重新控制你应对生活的方式。当我们被外界影响，处在警觉过高或警觉过低的状况下时，我们就会被推出"容忍限度"——也就是我们的理想运作的方式之外[4]。我们变得被动和混乱；我们的过滤器停止工作，声音和光线都会令我们感到烦躁；过去的图像侵占了我们的大脑，我们感到惊恐，或陷入狂怒。我们或者冷淡沉默，感到身体和心灵的麻木，思维变得迟钝，我们几乎不能从椅子上站起来。

只要人们在过度警觉或自我麻痹中，他们就都不能从日常生活中汲取经验。尽管他们可以保持镇定，他们也会处于紧张之中（匿名戒酒互助协会称之为"紧张清醒"），令他们无法灵活应对、固执、忧郁。心理创伤的康复需要恢复执行性功能和随之恢复的自信，以及感到快乐和创造力的能力。

如果我们想要改变创伤后应激反应，我们应该从情绪脑着手，进行"边缘系统治疗"：修复警觉系统，恢复情绪脑的正常工作，让它安静地在背景中，照顾身体功能，确保你的进食、睡眠、与亲密伴侣的联系、保护你的孩子，以及在面对危险时进行自卫。

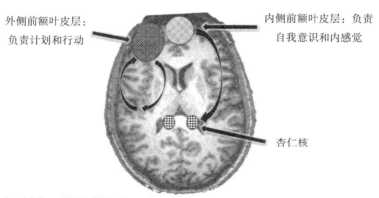

图　13-1

注：从情绪脑着手。理性的、分析的大脑部分处在背外侧前额叶皮层，这部分皮层与情绪脑没有直接联系，而大多数有关创伤的记忆都储存在情绪脑中，但内侧前额叶皮层——这个负责自我意识的中心，与情绪脑有直接连接。

神经科学家约瑟夫·勒杜克思（Joseph LeDoux）和他的同事表明，我们唯一可以接触情绪脑的方式是通过自我意识，也就是说，通过激活我们的内侧前额叶皮层，这部分专门负责我们内感觉的脑区，来让我们感受我们的感觉[5]。（这里的专有名词是"内感觉"——拉丁语"向内看"的意思。）我们大多数有意识的大脑都关注外在环境：和他人交往、为未来制订计划。然而，这并不能帮助我们应对自我。神经科学研究表明，我们唯一可以改变感觉的方式是体会我们的内在感觉，学会和内在的感受友好相处。

和情绪脑友好相处

应对过度警觉

在过去几十年，主流精神科学专注于使用药物来改变我们的感觉，于是，药物就成了我们应对过度警觉或警觉不足的唯一接受方式。我会在本章稍后讨论药物的问题，但首先，我需要强调，我们本身就拥有保持平衡的技能。在第 5 章，我们探讨了身体是如何记住情绪的。80% 左右的迷走神经纤维（连接大脑和内脏）都是传入神经；也就是说，这些神经纤维从身体各部分往大脑传送信号[6]。这意味着我们可以直接通过呼吸、吟唱、步行来训练我们的警觉系统，这个原理在一些文明古国（例如印度）以及世界上几乎所有的宗教训练中使用。然而，我们的主流文化将之怀疑地视为"另类"。

在国家卫生局支持的研究中，我的同事发现，对于那些服药或其他治疗方式无法缓解症状的 PTSD 患者来说，为期 10 周的瑜伽训练可以有效缓解他们的症状（我会在第 16 章继续讨论这个问题）。[7] 神经反馈治疗也能用于过分警觉或自我封闭的成人与孩子，有效地帮助他们集中注意力，优先处理任务。[8] 这种疗法我将在第 19 章作为主题进行说明。

创伤康复的根本工具之一，是学习即使是在接触痛苦和可怕的回忆时，都能平静地呼吸，而且有意识地保持一定程度的身体放松。[9] 当你有意识地进行几次缓慢的深呼吸，你就会发现副交感神经降低了你的警觉程度（正如我们在第 5 章中提到的那样）。你越专注于你的呼吸，你就越有可能受益，特别是当你把注意力保持到呼气结束，然后等待一会儿，再继续吸气。这种持续的对呼吸的关注，想象空气进出肺部，思考氧气对你的身体支持作用，让你的身体组织充分沉浸在让它们生存和活跃所需要的能量中。第 16 章将会描述这一简单的练习能给全身带来怎样的影响。

正因为情绪调控是处理创伤和被忽视经历对个人影响的关键，如果老师、陆军中士、寄养父母和医护人员都深入学习过情绪调控的技巧，他们将会给周围带来巨大的影响。然而，现在只有学前班和幼儿园的老师学过这些技巧，因为他们需要在日常工作中应对那些未成熟的大脑和冲动的行为，所以他们往往善于处理这些情绪失调问题。[10]

西方主流的精神病学和心理学治疗不太重视自我调控，而是依赖药物和谈话治疗。与此相反的是，世界其他地方国家依赖于正念、身体动作、韵律和行动来进行治疗，例如印度的瑜伽、中国的太极、非洲的节奏鼓乐。日本和朝鲜半岛产生的武术重视培养有目的性的行为和对当下的专注，而这两种能力恰巧都是创伤幸存者受损的。合气道、柔道、跆拳道、剑道和柔术，以及巴西战舞都是这些例子。这些武术糅合了肢体动作、呼吸和冥想。遗憾的是，除了瑜伽，没有人就这些非西方的传统治疗对 PTSD 症状的治疗效果进行过科学研究。

没有留心，就没有内心

康复的核心是自我觉知（self-awareness）。在创伤的治疗中，最重要的是"注意当时"和"接下来会发生什么"。创伤幸存者的生活似乎处在难以忍受的煎熬中：他们感到绝望，胸闷气短、坐立不安，无法忍受身体上不适的感觉。但回避身体感受令我们更容易被这些感受击倒。

身体感觉让我们感受到我们的内心世界，即是我们身体机能的全貌。仅仅是注意到我们的愤怒、紧张或焦虑，就能立刻转移我们的视角，令我们更能接受我们自动化的、习惯化的反应之外的选项。正念让我们注意到我们转瞬即逝的感受和身体感觉。当我们注意到我们的身体感觉，我们就能辨认出情绪的起伏，从而增加我们对情绪的控制。

受过创伤的人通常很害怕去感觉。他们不是害怕施害者（顺便希望施害者已经不再在受害者身边，不能再伤害他们），而是害怕他们自己的感受。因为担心被无法忍受的感受挟持，他们的身体变得僵硬，内心也变得封闭。尽管创伤只是一件过去发生的事情，情绪脑依然不断产生让他们感到害怕和无助的感觉。难怪很多创伤幸存者都会暴食或饮酒，害怕做爱，也回避很多社交活动：他们感官世界的绝大部分都是禁区。

如果你想改变，你得接触你的内在体验。第一步是让你的内心关注内感觉，要注意到你的身体感觉是如何随着你的姿势、呼吸和思维状态改变的，这些变化与创伤持续存在、永恒不变的感受不同。你注意到你的内感觉和思维之间的关系之后，下一步就是给它们命名，例如，"当我感觉到焦虑时，我感觉到我胸口有种被挤压的感觉。"我也许会告诉患者："专心感受这种感觉，看看当你呼气，或者用手指轻敲你的锁骨下方时，或者你在哭泣时是否能让这种感觉发生变化。"正念练习能够让交感神经系统冷静下来，让人更不容易被境况甩入"战斗或逃跑"反应中。[11]学会观察和容忍你的身体反应，是安全地重访过往经历的前提。如果你不能够忍受当下的感觉，重访过去的经历只会加重你的痛苦，让你再次受到精神打击。[12]

我们可以忍受很多不适，只要我们能一直意识到这个事实：身体的不适其实在不断转移。例如，当你觉得胸闷时，你进行了一次深呼吸之后，胸闷的感觉也许减弱，随后，你就会注意到身体的其他感受，例如你的肩膀很紧张。于是你可以开始探索深呼吸时你身体感受的影响，感觉你的胸腔如何张开。当你感到更平静，更好奇地想知道你为什么会有这种身体感觉之后，你就可以继续去感受你的肩膀。你可能会发现，回忆让你的肩膀自动耸起，于是，你就不再惊讶于肩膀紧张的感受了。

更进一步的，是观察思想和身体感觉之间的交互作用。你的身体对于不同的想法是如何做出反应的？（例如，"我父亲爱我""我的女朋友抛弃了我"会让你产生完全不同的感受吗？）意识到你的身体是如何记录不同的情绪和记忆，让你拥有了一种全新的可能：让你释放那些曾经为了生存而关闭的感受和冲动。[14]在第20章描述戏剧的益处时，我会更详细地描述这一作用。

乔·卡巴金（Jon Kabat- Zinn）是心 – 身医疗的先驱者之一。在1979年，他在马萨诸塞大学医学中心创立了正念减压疗法（Mindfulness-Based Stress Reduction，MBSR）。迄今为止，他的方法已经进行了超过30年的研究。正如他在描述正念（mindfulness）时所说："可以用镜头这个比喻来理解正念改变思维的方式：正念将你心灵中零碎的、被动的精神部分组织（聚焦）起来，成为一种连贯的心理力量，解决问题、获得疗愈。"[15]

正念对无数精神疾病、身心症状和压力相关症状，包括抑郁和长期疼痛，都有治疗效果。它对于躯体健康问题，包括免疫系统、血压和压力激素水平都有效果。[17]而且，研究表明正念可以激活大脑中有关情绪调控的部位[18]，而且改变大脑中负责身体感知和恐惧的部位。[19] 我在哈佛的同事布丽塔·赫尔策尔（Britta Hölzel）和莎拉·拉扎尔（Sara Lazar）的研究表明，练习正念甚至可以降低大脑的烟雾探测器杏仁核的活跃程度，从而降低对于潜在刺激的反应。[20]

人际关系

一个接一个的研究表明，良好的社会支持是心理创伤最有效的预防因素。安全和恐惧是不相容的。当我们害怕时，没有任何东西能比得上我们信任的人用抚慰人心的声音和结实的拥抱让我们平静下来。惊恐万分的成年人和吓坏了的小孩子需要用同样方式去安慰：温柔的拥抱和摇晃，向他们保证某些更强大的人会照顾他们，所以你们可以安然睡去。创伤的康复需要让思维、身体和大脑都确信，他们可以放下过去了。当你从心底里感到安全，你过去那些无助的记忆才能够与当下的安全感产生联系。

严重创伤性事件，例如遭受性侵犯、意外事故或者自然灾害过后，幸存者需要看到家庭成员的脸，听见他们的声音，与他们进行身体接触，以及食物、安全庇护和足够的睡眠。对于幸存者而言，无论远近，能够与所爱的人进行交流，能够与家庭成员在安全的地方重逢，是最关键的事情。我们的依恋纽带是我们面对威胁最大的保护。例如，在创伤性事件中，与父母分离的孩子们更有可能受到严重的负面影响。一项针对第二次世界大战时住在伦敦的孩子的研究表明，那些在闪电战期间，为了躲过德军空袭而被父母送走的孩子们比留在城市中与父母一起生活、在防空洞里睡觉、目睹被毁灭的城市和死亡的孩子更加恐惧。[21]

受过创伤的人们都是在人际关系中康复的：家庭、爱人、匿名戒酒互助会、退伍军人组织、宗教团体，或专业治疗师。这些人际关系可以提供一个身体和情绪上的安全港，让他们感到安全，远离羞耻感、差异感，或被评价感，增加他们的勇气，去接纳、面对和处理现实问题。

正如我们看到的那样，我们的大脑回路是为了和其他人保持和谐和联系而设计的。在创伤中康复需要与其他人类产生联系。这就是为什么发生在人际关系之中的创伤，比发生在车祸或自然灾害中的创伤更难以治疗。在我们的社会中，大多数女性和儿童的创伤都来自于他们的父母或亲密伴侣。儿童虐待、性侵犯和家庭暴力都是由那些本该爱你的人施加的。这些事情打破了对于创伤最重要的防线：被你所爱的人保护。

如果那些你会寻求照顾和保护的人让你感到惊吓或被拒绝，你就会学会封闭自己、忽视自己的感觉。[22] 正如我们在第三部分中见到的那样，如果你的照顾者攻击你，你就必须寻找另一种方式处理你的害怕、愤怒和沮丧。只靠自己一个人控制着恐惧，有可能引发其他的一系列问题：解离、绝望、成瘾、长期惊恐，以及那些变得恐惧、疏远和剥削的人际关系。这些患者的经历，让他们几乎不能发觉过往经历和现在感觉及行为之间的关系。所有的事情看起来都不可控制。

除非他们能够感觉到他们的状态、发觉他们一直在与之搏斗的隐形恶魔，否则，他们不可能感到解脱。我在第 11 章中描述的那些被恋童癖神父性骚扰的年轻人。他们强壮得像公牛一样，有规律地去健身房、使用合成类固醇（促进肌肉生长）。然而，在我们的访谈中，他们时常表现得和吓坏了的孩子一样，他们内心中深受创伤的小男孩依然感到无助。

尽管人与人之间的纽带和情感同步是自我生理调节的源头，然而，亲密的承诺常常唤起受伤害、被背叛、和被抛弃的恐惧。羞耻感是其中的重要原因："你一旦了解我，就会发现我是多么糟糕、多么恶心，你就会立刻抛弃我的。"未解决的创伤会对亲密关系带来极为可怕的后果。如果你依然因为被爱过的人伤害而感到心碎，你就有可能专注于不要再次受到伤害，害怕向不认识的人敞开心扉。事实上，在他们有机会伤害你之前，你就有可能不明智地伤害他们。

这给创伤恢复带来真正的挑战。你一旦发现创伤后应激反应起源于求生本能，你也许就能够重新拾起面对你的内在旋律（或杂音）的勇气，但这时，你也许需要找到一个值得信任的人陪伴你，容纳你的感觉，帮助你聆听那些来自于情绪脑中的、最痛苦的信息。你需要一个不害怕你的恐惧、包容你最黑暗的狂怒的引导者，当你在寻找你隐藏多年的破碎经历时，这个人可以保护你的完整性。大多数受创伤的人需要一个稳定的锚点和大量的指引，才能从创伤中恢复。

选择专业的治疗师

创伤治疗师的训练包括学习创伤、虐待和忽视的影响，掌握大量的技术来①帮助患者的情绪变得稳定和平静下来；②帮助他们放下创伤性记忆、停止创伤的重演；③帮助病人与其他人联系起来。在理想情况下，治疗师也要接受过他所使用的治疗方式。

虽然治疗师把自己内心挣扎的细节向你陈述是不恰当也是有失伦理的，但了解他们曾经接受过培训的治疗方式，他们在哪里受过训练，他们个人是否接受过将要施行于你身上的治疗方式，他们是否曾从中受益——提出这些问题都是合情合理的。

对于治疗创伤而言，不存在"首选治疗方式"。如果治疗师认为他的某种治疗方式是解决你问题的唯一答案，与其说是确认你可以从中康复，倒不如说他们是这种治疗方式的信奉者。治疗师不可能熟悉所有的有效治疗方式，他也许会让你自由选择治疗方式，而不局限于他所提供的几种方式。他必须敞开心胸，向你学习。性别、种族和个人背景除了帮助病人感到安全和被理解之外，不应当影响到治疗。

你在与这个治疗师待在一起的时候感到舒适吗？他在跟你坐在一起的时候，也能感到自在吗？感觉到安全是让你能够直面恐惧和焦虑的必要情景。那些苛刻的、好作判断的、易怒的，或严厉的人会让你感到害怕、被抛弃，或被羞辱，而且无益于解决你的创伤性压力。有时候，以往的感觉会被勾起，你会怀疑治疗师或把他与以前一些想要伤害或虐待你的人重合在一起。但愿你们可以一起讨论和解决这件事，因为在我的个人经验中，只有患者对他们的治疗师产生了足够的积极感觉，他们才能够好转。除非你感到这个人对你有一定影响，否则我不认为你可以成长和改变。

重点是：你能否真正地感觉到你的治疗师真诚好奇地想知道你是谁、你真正所需要的事情，而不是某种"PTSD 患者的普遍需要"？你是否仅仅是某种诊断标准上的一系列症状组合？你的治疗师有没有花时间找出你为什么做你所做的、想你所想的呢？治疗是一种合作性的过程，是双方合作来探索你的自我。

那些在孩子时被他们的养育者残忍对待的患者，常常不能对任何人产生安全感。我常常问我的病人，他们在成长中是否能想起任何人让他们感到安全。他们中的很多人都保存着那些珍贵记忆：一个老师、邻居、店员、教练，或牧师对他们的关切，而这些记忆是他们重新学会与人交往的种子。我们人类是一种充满适应力的生物。治疗创伤，意味着记住我们如何幸存下来，也意味着记住什么已经被破坏，两者同样重要。

我也会让我的患者想象他们在刚刚出生时，可爱的、充满勇气和可能性的样子。他们都有某种"在被伤害之前"的印象或信念。有的人不能记得任何一个让他们感到安全的人，对他们来说，与马或者狗相处比和人类相处更令他们感到安全。这一原则现在被很多治疗机构，包括监狱、住院治疗、退伍士兵康复机构等采用，并且被发现行之有效。珍妮弗是范德考克中心（Van der Kolk Center）的第一届毕业生之一，[23] 她在刚刚加入我们的治疗计划时，是一个失控的、沉默的 14 岁女孩。她在毕业典礼时说到，她被委托照顾一匹马是她康复的第一个关键转折。她与这匹马之间建立的联系令她感到足够安全，让她可以进一步与治疗中心的其他工作人员交流，进而使她能和同学交流，参加 SAT，被大学录取。[24]

节奏和韵律的同步

我们一出生，我们的人际关系就是通过在与周围人的脸部表情、动作和触摸的互动之中建立的。正如我们在第 7 章中见到的那样，这些都是依恋的基础。创伤是对这些生理协调的破坏：当你进入 PTSD 诊所的候诊室，你立刻就能通过患者呆滞的面部表情和虚弱（有时又激越）的身体把他们与工作人员区分开来。不幸的是，很多治疗师忽视了这些生理信号，而仅仅专注于这些患者的语言信号。

我第一次意识到社群的疗愈作用是 1997 年的春天，那时我在南非的真相与和解委员会（Truth and Reconciliation Commission in South Africa）工作。一天，我在约翰内斯堡郊外的一个花园参加一个强暴受害者的小组治疗。我们可以听到一些子弹发射和呼啸的声音，墙外烟尘滚滚，空气中弥漫着催泪瓦斯的气味。后来，我听说那天有 40 人被杀。

尽管这些环境陌生又可怕，我依然清晰地认出小组的普遍特征：这些女人都蜷缩在座椅上，既僵硬悲伤又紧张，就像我在波士顿见过的那些强暴幸存者治疗小组一样。我感到我自己在心理上也崩溃了。然而，其中一位女士开始哼鸣，声音婉转地盘旋着。逐渐地，声音开始富有节奏感，其他女士慢慢加入。很快，整个小组都开始唱歌、移动身体、开始舞蹈。我震惊于这一改变：人们开始变得富有生气，表情变得协调，他们的生命力回到了身体中。我决心要研究我所见到的一切，研究如何通过节奏、吟唱和动作帮助创伤的治疗。

我会在第 20 章描述更多类似的情景。我在剧场中，通过带领一群少年犯和有很高犯罪风险的寄养儿童，排练莎士比亚的戏剧或者自己编写排练音乐剧，让他们学会互相信任、互相依靠。我也有不少患者告诉我他们通过参加合唱团、练习合气道、探戈或者拳击找到了慰藉，我也会高兴地把他们这些推荐告诉其他我治疗的人。

让我学会韵律对治疗的巨大作用的，是我们创伤中心的一个患者，一位 5 岁的沉默女孩，瑛谧，她从中国的一个孤儿院被收养。几个月以来，我们都无法与她沟通，我的同事黛博拉·罗泽尔（Deborah Rozelle）和利兹·沃纳（Liz Warner）发现她的韵律系统无法正常工作——她不能和声音产生共鸣，也不能把她的脸转向对她说话的人。于是，他们让她参加知觉运动治疗。[25]

马萨诸塞州水城的感觉统合诊所是一个奇异的、充满了秋千的室内游乐场，管子里充满了五彩的塑料球，人可以把自己淹没在这些彩球里，还有平衡木，塑料管道里可以攀爬，还可以通过梯子爬到一个平台，然后跳到充满塑料泡沫的池子里。工作人员把瑛谧泡在充满塑料球的管道里，让她体会到皮肤的感觉；他们推着她在秋千上晃荡，在厚重的毯子底下爬行。6 个星期之后，她开始说话。[26]

瑛谧的巨大进步鼓舞了我们，让我们开始在创伤中心设立感官统合诊所，也开始对住院患者提供类似的治疗方案。我们尚未完整了解感觉统合治疗对成年人的作用，但我时常在患者讨论会中鼓励感官统合体验或舞蹈。

学会与他人的情感调和，让父母（和他们的孩子）发自内心地感到情感的互动。父母—儿童交互治疗（parent-child interaction therapy）和由我创伤中心的同事发展的感官动作觉醒调节治疗（sensory motor arousal regulation treatment，SMART）[27] 也是其中鼓励情感同步的治疗方式。

当我们一同玩耍时，我们在身体上感到协调，体会到一种联系感和愉悦感。即兴训练（例如在 http://learnimprov.com/ 里提供的那些练习）也是一种很棒的方式，帮助人们感到愉悦和探索。当一群满脸忧愁的人一起爆发出大笑时，悲伤的咒语就被打破了。

在触摸中感受

主流创伤治疗几乎完全不在乎如何帮助患者安全地体验他们的感觉和情绪。例如选择性 5- 羟色胺再摄取抑制剂、利培酮和喹硫平之类的药物越来越多地用来帮助人们处理他们的感官世界。[28] 然而，通过触摸、拥抱和摇动是我们人体最自然的平息焦虑的方式。这些动作帮助我们从过分警觉中冷静下来，让我们感到完好无损、受保护，而且能够控制自己。

触摸是让我们平静下来的最基本方式，但这种方式在绝大多数的治疗中都被禁止。但你如果不能充分感到安全，你就不能完全康复。因此，我鼓励我的病人多参与一些身心互动，例如治疗性的按摩、费登奎斯（Feldenkrais）肢体重建，或颅骶疗法（craniosacral therapy）。

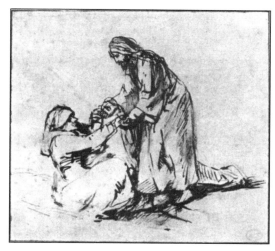

图　13-2

注：伦勃朗·凡·莱恩：《基督治疗疾病》。各种文化都认为这个姿势令人慰藉，表现了充满同情的触摸具有疗愈功能。

　　我向我最喜欢的身心工作者，莉西亚·斯凯（Licia Sky）提问，问她如何与创伤幸存者一起工作。下面是她告诉我的话："我从来不会在还没有和来访者建立个人关系的时候就开始工作。我不会问他们过去发生了什么；我不去找出这些创伤幸存者到底怎么了，他们发生过什么。我只是检查他们关注身体的哪一部分。我问他们，有没有哪些地方他们希望我特别注意。同时，我也在评估他们的姿势：他们是否会面对着我、看着我的眼睛；他们是很紧张还是很放松；他们有没有在与我交流。

　　"我所做的第一个判断是，他们在脸朝上躺着还是脸朝下趴着的时候感到更安全。如果我不认识他们，我通常会让他们脸朝上。我非常注意脱衣服这件事：很小心地让他们感到安全，他们可以随意希望保留任意一件衣服。这些都是一开始就要设立的、非常重要的界限。

　　"然后，我的第一次触摸，是坚定的、安全的。没有强迫，也没有刺激，而是缓慢的、让来访者很容易跟随，带着温柔的节奏。这些触摸的力度可能和握手一样强。我会首先触摸他们的手或者前胳膊，因为这些是最安全、用来触摸任何人的地方，他们也会用这些地方来触摸你。

　　"你必须找到他们抵抗的地方——这些地方会最紧张——然后用与这种紧张同样的力量来接触这些地方。这样可以释放凝结的压力。你不能犹豫；犹豫意味着你不信任自己。缓慢的动作、仔细地与客户产生情感共鸣与犹豫并不一样。你必须完全自信，又充满同情地面对他们，让你的触摸力度与他们的身体进行抗衡。"

　　这些身心工作会对人们产生怎样的效果？莉西亚回答："正如你在口渴时希望喝水，你也会渴望触摸。这是一种需要自信、深入、鉴定性地、温柔而又充满回应地才能够满足的安慰。用心的触摸和移动让人们平静下来，让他们可以发现他们可能持续了很久的却一直没发现的紧张。当你被触摸时，你被接触到的那部分身体会苏醒过来。

　　当情绪被压抑在身体中，人们的身体也会变得紧张。他们的肩膀紧张；面部肌肉绷紧。他们极力控制住自己的眼泪，或者任何会揭露他们内心状态的声音或动作。当这些身体紧张被释放出来，这种感受也会随之消失。身体上的动作令他们的呼吸变得更深，随着他们慢慢放松，他们充满表达力的声音也会释放出来。身体逐渐变得更轻松——呼吸变得轻松，变得自然。触摸让他们感受到，他们的身体在被移动的时候，他们也可以采取动作来回应。

　　那些被吓坏了的人需要感到他们的身体处在一个空间中，而且处在他们自己的界线之内。实在和坚定的触摸让他们感受到他们的边界：让他们感觉到外界是什么、哪里是他们身体的边界。他们发现他们不需要不断地探究他们是谁、他们在哪里。他们发现他们的身体是实在的，他们不需要总是保护自己。触摸让他们感到自己是安全的。

采取行动

　　身体应对极端体验的方式就是分泌压力激素。这些压力激素通常被认为是身体其后出现疾病和疼痛的原因。然而，压力激素原本是用来让我们拥有足够的体力和耐力应对极端环境的。那些必须时常处理灾难事件的人——例如拯救爱人或者陌生人、将人们运送到医院、医疗团队的一分子、搭帐篷或做饭——正好合理地利用压力激素的功能，因此，这些人更不容易受到心理创伤（然而，所有人都有崩溃的时候，即使是那些准备得最好的人也会被巨大的挑战击倒）。

无助和无法行动让人们不能使用他们的压力激素进行自卫。即便如此，他们的压力激素依然持续释放，同时，他们本该采取的解除压力行为却受到抑制。最终，这些理应激发我们应对压力的方式拖累了我们自己，让我们持续地处在不恰当的"战斗或逃跑"反应或呆滞中。为了让我们的身体功能恢复正常，我们必须终止这种持续的危机反应。身体需要恢复一种基本的安全和放松状态，以便在真正的危险来临时可以采取灵活的行动。

为了应对上面这些问题，我的朋友和老师，帕特·奥格登和彼得·莱文各自都发展了一套强有效的身体治疗、感觉运动心理治疗[29]和躯体体验[30]。这些治疗方式中，真正发生过什么处于次要地位，探索生理感觉和寻找过往创伤的身体印记才是主要的。在一头扎进创伤的探索之前，患者需要帮助，利用他们的内在体验，促使他们安全地接触创伤发生时那些可怕的感觉和情绪。彼得·莱文把这一过程叫作"钟摆"——温和地于内在感受和创伤经历之间来回体验。这样，患者就可以逐渐地拓宽他们对不适的忍受范围。

一旦患者可以容忍他们与创伤相关的躯体反应，他们很有可能发现自己强烈的生理冲动（打、推、跑）。这些动作都是在创伤发生时为了生存而被激发的，但如今这些行为却被抑制了。于是，这些冲动转而通过一些细微的身体动作体现出来，例如扭动、转动或后退。放大这些动作、尝试使用和改善这些动作，让这些不完整的、与创伤相关的"动作倾向"变得更完整，最终解决创伤。身心治疗通过帮助患者确认在行动时是安全的，让他们从而能重新在现实中进行自我定位。通过实际有效的行动感觉到快乐，恢复他们对自身的掌控，让他们可以有效地进行反抗和保护自我。

早在 1893 年，皮埃尔·让内，这位早期探索创伤的先驱，就写下了有关"完整行动的快乐"的内容，当我在进行感觉运动心理治疗以及躯体体验时，我时常会发现这种快乐：当患者亲身体验到反抗和逃跑的快感时，他们感到放松，微笑，感到某种意义上的成就感。

当人们感到被迫要屈服于某种压倒性的力量时，就和大多数受虐待的小孩、深陷于家庭暴力中的女性以及被禁锢的男人和女人们相同，他们时常通过放弃抵抗而幸存。克服根深蒂固的消极模式最好的方法，是恢复一定的参与与抵抗能力。在众多重塑战斗或逃跑反应的身体方式中，我最喜欢的是我们本地干预中心的防身术训练（model mugging program），在那里，女性（而且逐渐有更多的男性）学习如何应对突然的袭击。这一训练计划开始于 1971年的加利福尼亚州奥克兰，当时一名空手道黑带五段的女性被强暴。受害者的朋友们都很惊诧，因为她几乎可以空手杀人，却不能保护自己。这只能解释为，她因为恐惧而失去了所有技巧——用本书的术语来说，她失去了行动的功能：她的前额叶失去了活性，她吓呆了。而防身术的训练让女性反复地处在"零时"（zero hour，一个军事名词，表示受到攻击的时刻），让她们学会将惊愕和恐惧的反应变为积极抵抗的能力。

我的一个患者，是一个在小时候受到残忍虐待的大学生。她参加了这个防身术的培训课程。当我第一次见到她时，她虚弱、忧郁，而且过度驯服。3个月之后，在她的毕业典礼上，她成功地把一个巨大的男性攻击者打倒，让他在地上退缩不前（他的厚护甲保护了他免于承受她全部的怒火），而她面对着他，双手维持着空手道的姿势，平静而清晰地叫着"不"。

不久之后，在她从图书馆走回家的午夜里，3个男人从树丛里跳出来叫道："女人，交出你的钱来。"她之后告诉我，她摆出同样的空手道姿势，喊道："好啊，我期待这一刻很久了。你们谁先来？"他们立刻逃跑。如果你恐惧而畏缩不前，你就很可能饱受他人的折磨；但如果你勇敢上前，传达出"别惹我"的信息，你就不太可能被侵扰。

整合创伤性记忆

人们只有弄清楚发生过什么、开始意识到他们每日挣扎着面对的隐形恶魔是什么，他们才能将创伤性事件抛诸脑后。传统的心理治疗关注于对人为何拥有这样的感受塑造一个完整的自述，正如西格蒙德·弗洛伊德在 1914 年发表的《回忆、重复与修通》(Remembering，Repeating and Working Through)一文中写道："在人们每日在心理创伤中挣扎时，我们需要进行的治疗，主要包括将这些体验转化为过去。"³² 故事的叙述是很重要的；如果没有故事，我们的记忆将是僵化的；如果没有记忆，你无法想象事情将会怎样变化。但正如我们在本书第四部分中看到的那样，讲述事件的故事并不保证创伤性记忆会得到安息。

这是有原因的。当人们在想起普通事件时，他们不会同时重温与事件相关的身体感觉、情绪、场景、气味或声音。相反，当人们完全想起他们的创伤时，他们重新"拥有"了这个体验：他们被过去的感受和情绪包围着。我们在第 4 章说过，类似斯坦和乌特·罗伦斯这样的意外受害者的大脑扫描表现了这一现象。当斯坦想起这个可怕的事故，他大脑中两个关键部位一片空白：其中一个部位是有关时间感和人称视角的，这让他无法体会到"这是过去的事情了，我现在很安全"；另一个部位负责将创伤性事件的图像、声音和感受整合成一个完整的故事。当这些大脑部位都停止活动，你的体验就不再是某种有头有尾的事件，而是碎片化的感觉、图像和情绪。

只有这些大脑结构都能正常工作，创伤才可以成功地进行处理。在斯坦的例子中，眼动脱敏和再加工治疗（EMDR）让他得以在比较平静的状态下触及有关事故的记忆。如果可以在回忆过去时重新激活那些因为激活不足而引发闪回的脑区，人们就能将他们的创伤性记忆整合为一体，变成属于过去的记忆。

乌特的解离症状（她完全把自己和外界隔绝起来）令她的康复更为复杂一些。她的大脑中，没有一部分负责处理当下的脑区是激活的，所以她不可能面对创伤。没有一个对当下充满警觉的大脑，就无法整合记忆，解决创伤。她在直接处理她的 PTSD 症状之前，她需要增强她对负面情感的耐受度。

催眠疗法在 19 世纪末期是针对创伤最常见的方法，从皮埃尔·让内和西格蒙德·弗洛伊德开始，到第二次世界大战结束。在 YouTube 上你依然可以通过观看好莱坞导演约翰·休斯顿的纪录片《上帝说要有光》（*Let There Be Light*），看到人们通过催眠治疗"战争神经症"。催眠疗法在 20 世纪早期开始逐渐失宠，因此最近并没有研究了解它对 PTSD 的疗效。然而，催眠可以引发一种相对平静的状态，病人可以在不被回忆击倒的情况下观察他们的创伤性体验。因为这种安静地观察自我的能力是整合创伤性记忆的关键，因此，催眠很有可能以某种形式回归 PTSD 的临床治疗中。

认知行为治疗（CBT）

大多数心理学都接受过认知行为治疗（CBT）的训练。CBT 一开始是用来治疗恐惧症，例如蜘蛛恐惧、飞行恐惧和恐高症，通过比较他们的非理性恐惧和他们安全的现实，帮助患者克服恐惧。患者通过对恐惧物的系统脱敏，逐渐摆脱他们非理性的恐惧，例如使用他们的自述和想象（"想象暴露法"），或把他们放在真正的引发他们恐惧的状况中（"现场暴露法"）（但其实是安全的），或让他们暴露在计算机模拟的场景中，例如，在与战争相关的 PTSD 治疗中，他们会重新回到费卢杰（Fallujah）的街头战斗。

认知行为治疗的观点是，如果患者们反复暴露在刺激中，但又没有实际的危害产生，他们逐渐会变得不那么紧张；那些不好的记忆会逐渐被"正确的"安全信息取代。[33] 例如当他们说"我不想提及这件事"时，CBT 也会试图帮助患者克服他们的回避倾向。[34] 这看起来很简单，但我们的经验发现，重温创伤性记忆会触发大脑的警觉系统，使大脑中负责整合过去信息的部位失效，让这些患者重新激活创伤、而不是解决创伤。

延长的暴露，或曰"洪水法"（flooding）是经过最详细研究的 PTSD 的治疗方法。患者们被要求"专注在他们的创伤性记忆上，而且……不要把注意力分散到其他活动或想法中。[35]"研究表明，至少经过了长达 100 分钟的"洪水"，被试才报告焦虑的降低[36]（在这期间，引发焦虑的触发物强烈地、持续地存在着）。暴露有时候有益于处理恐惧和焦虑，但没有研究表明暴露有助于处理负罪感或其他复杂情绪。[37]

与那些对蜘蛛的非理性恐惧不同，CBT 对于创伤幸存者的效果并不好，特别是那些经受过儿童虐待的。只有大约 1/3 完成了研究的 PTSD 患者有某种程度的好转。[38] 那些完成了 CBT 治疗的人通常有较少的 PTSD 症状，但他们几乎没有完全康复：他们大多数仍然有其他健康、工作，或心理问题。[39]

在已发表的使用 CBT 治疗 PTSD 患者的研究中，其中一个人数最大的研究表明，超过 1/3 的患者中止了实验治疗，剩下的都出现了强烈的副作用。在研究中，绝大多数女性被试接受 3 个月的治疗之后，她们的 PTSD 症状没有丝毫缓解。[40] 另一个针对所有 CBT 的研究分析表明，CBT 的疗效与一个支持性的治疗关系相当。[41] 暴露治疗中最糟糕的结果是：患者出现"精神挫败"——患者完全放弃了治疗。[42]

遭受创伤不仅仅意味着他们难以面对过去，他们在当下的生活也充满了困难。其中一种暴露治疗是虚拟现实治疗，退伍士兵带着高科技护目镜，精确地模拟了费卢杰的街头战斗。正如我们知道的那样，美国海军陆战队精通战斗。问题是，他们不能忍受在家的日子。最近一项针对澳大利亚退伍士兵的研究表明，他们的大脑变得对紧急情况非常警觉，而代价是他们无法专注在日常生活的细节中（我们会在第 19 章的神经反馈治疗中讲到更多）。创伤幸存者需要的是比虚拟治疗更多的"真实世界"的治疗，让他们在超市购物、和小孩玩耍时能和他们行走在巴格达的街道时一样充满着活着的感觉。

只有患者们不再觉得创伤是件不堪重负的事情，他们才可能在重访创伤中获益。一项由我的同事罗格·皮特曼（Roger Pitman）在 20 世纪 90 年代进行的、针对越战退伍士兵的研究佐证了这一点。当时，我每周都去罗格的实验室参观，因为我们当时在研究 PTSD 患者中的内啡肽（我在第 2 章提及过）。罗格向我展示了一些他当时的治疗录像，然后我们探讨了我们观察到的现象。他和他的同事让退伍士兵不断重复他们在越南的体验细节，但实验观察者被迫中止实验，因为很多患者在闪回时变得恐慌，而且这些恐惧通常持续到实验结束之后很久。有些患者再也没有回归到治疗中，但很多留下来的人变得更抑郁、更暴力、更恐惧；一些人用更严重的酗酒来对付症状恶化，但酗酒又导致了后续的暴力和屈辱，他们的家人有时不得不打电话让警察来带他们去医院。

脱敏治疗

过去超过 20 年以来，教给心理学学生的普遍治疗方式都是某种意义上的系统脱敏疗法：帮助患者变得更不容易对某种情绪或感觉做出反应。但这是正确的目标吗？也许问题的重点不是脱敏，而是整合——把创伤性事件整合到人生的恰当位置中。

脱敏让我想起了我最近在住处附近看到的一个大约 5 岁的小男孩。这个小男孩骑着他的小三轮车路过我门前的街道时，他大块头的父亲以最大的嗓门对他叫喊。小男孩对父亲的怒吼毫不在意，然而我却听得心跳加速，想要击倒这个男人。这个小男孩是经受了多少残忍的对待才会如此麻木？必然是长期暴露在这样的刺激中，他才会对他父亲的叫喊毫不在意，但小男孩要为此付出怎样的代价呢？是的，我们可以制造药物，让我们的情感变得迟钝，我们也可以让自己变得不敏感。作为一个医学生，我们学会了在治疗一个三级烧伤的小孩时保持冷静分析。但正如芝加哥大学的神经科学研究者吉恩·德沙第（Jean Decety）的研究表明，我们对自己或他人的痛苦的敏感度降低会钝化我们整体的情绪敏感度。[45]

一份 2010 年发表的报告显示，那些在退伍士兵事务处寻求帮助的、新近诊断出 PTSD 的伊拉克和阿富汗退伍士兵，只有不到 10% 实际上完成了推荐的治疗[46]。正如皮特曼的越南士兵们一样，暴露治疗作为当时正在使用的治疗方式，几乎对 PTSD 毫无作用。只有在那些极为可怕的创伤性内容不会令我们崩溃时，我们才能处理它们。这意味着其他治疗方式是必要的。

药物令我们安全接触创伤

当我还是个医学生时，我在 1966 年的夏天给荷兰莱顿大学的杨·巴斯蒂安斯（Jan Bastiaans）工作，他当时因为使用 LSD 治疗大屠杀受害者而闻名。他声称他取得了巨大的成效，但当他的同事检查他的数据时，他们发现几乎没有数据可以支持他的观点。这种使用改变精神状态的药物治疗创伤的方式随后被忽视了，直到 2000 年，南加州大学的迈克尔·米索弗（Michael Mithoefer）和他的同事获得 FDA 允许以 MDMA（摇头丸）进行实验性治疗。MDMA 从 1985 年开始就被列为管制药品，一直以来，它都作为一种娱乐性药物而使用。和百忧解以及其他精神类物质相同，我们都不知道 MDMA 是如何起作用的，但我们知道它能提高某几种激素的浓度，包括催产素、血管加压素、皮质醇和催乳素。它可以增强人的自我感受，这是它与 PTSD 治疗最为相关的作用；使用者频繁报告他们感觉有更好的同情心和经历，更好奇、更清醒、更自信、更有创意以及更充满怜惜。米索弗和同事希望找到一种增强心理治疗的药物，所以他们对 MDMA 产生了兴趣，因为 MDMA 可以降低恐惧、抵抗和麻木，而且帮助人们接触他们的内在体验。[48] 他们认为 MDMA 也许可以让患者们在接触创伤性记忆时保持在容忍范围内，不会受到难以忍受的生理和情绪唤起。

一开始的试点研究支持了他们的猜测[49]。在第一个研究中，他们召集了患有 PTSD 的退伍士兵、消防员和警察，他们获得了良好的效果。在下一个研究中，20 个此前对任何治疗都没有反应的暴力犯罪受害者，其中 12 个接受了 MDMA，剩下的 8 个服用了无任何效果的安慰剂。他们坐在一个舒服的房间里，然后他们都接受了两次 8 小时的心理治疗，主要是家庭内部系统治疗（internal family systems，IFS），本书将在第 17 章讨论这个治疗方式。两个月之后，83% 接受 MDMA 和心理治疗的患者都被认为彻底痊愈，而安慰剂组中只有 25% 有类似的效果。这些患者中没有一个产生副作用。最有趣的是，即使患者在研究结束后的一年再次接受访问，他们的治疗效果依然保持得不错。

能够平静、有意识地观察创伤（这个状态在 IFS 当中称为"自我"，我将在第 17 章讨论这些名词），心灵和大脑就可以将创伤整合为生命长河中的一部分。这个过程是关于联系和整合的——将可怕的、压倒你的过去转化为发生在很久以前的记忆，这和传统的脱敏化技术、着重于钝化人们对过往恐惧的感觉非常不同。

无论如何，精神活性物质对于糟糕的历史有强大的作用。他们很容易因为监管疏忽或不良的治疗界线而被滥用。希望 MDMA 不要成为另一种从潘多拉的盒子中跑出来的神药。

药物的效果如何

人们总是用药物来应对创伤性压力。每种文化和每个时代都有他们的偏好——金酒、伏特加、啤酒、威士忌；哈希什或大麻；可卡因；鸦片类的例如奥施康定；镇静剂例如安定、阿普唑仑、氯硝西泮。人们感到绝望时，他们会不惜一切来让自己再次感到平静、重新掌控局面。[50]

主流精神病学追随这一传统。在过去 10 年，国防部和退伍士兵事务处一共在抗抑郁药、抗精神病药和抗焦虑药上花费了 45 亿美元。在 2010 年 6 月，一份来自国防部药物经济中心的内部报告表明，光是圣安东尼奥的山姆休斯顿基地接受调研的 110 万名驻地士兵中，有 213 972 名，即其中的 20% 都在服用某种精神类物质，包括抗抑郁药、抗精神病药、催眠药，或其他受管制的药物。[51]

然而，药物不能"治疗"创伤；他们只能让不舒服的生理感觉缓解。而且药物不能教会人们如何进行自我调节。药物可以控制感觉和行为，但这是有代价的——因为药物通过阻断我们的化学平衡系统，调整我们体会积极性、疼痛和快乐的能力。我的一些同事依然保持乐观：我依然参加那些会议，看那些严肃的科学家讨论如何找到那颗神奇的、可以重组大脑恐惧回路的银子弹（就好像创伤后压力仅仅改变了一种简单的大脑回路一样）。我也会如同惯例那样开药。

每种精神类药物都曾被用来治疗 PTSD。选择性 5- 羟色胺再摄取抑制剂（SSRI）中例如百忧解、左洛复、文拉法辛、帕罗西汀经过了最彻底的研究，这些药物都可以令感觉变弱、生活变得更能控制。服用 SSRI 的患者通常觉得更平静、周围变得更能掌控，降低那种不堪重负的感觉让他们更容易投入治疗中。但也有其他患者感到他们因为服用 SSRI 而感觉变得迟钝，感到他们"失去了感觉"。我认为这是一个经验问题：让患者试试看哪种方式效果较好，然后再交给他们自己做决定。另外，如果一种 SSRI 药物不起作用，那就试另外一种，因为它们各自的效果都不同。有趣的是，SSRI 类药物被广泛地使用在治疗抑郁症上，但在研究中，我们比较百忧解和眼动脱敏再加工技术（EMDR）对 PTSD 患者的抑郁症状的治疗效果，而最终结果发现，EMDR 的效果优于百忧解[53]。我会在第 15 章继续讨论这个问题。[54]

那些作用于自主神经系统的药物，例如普萘洛尔（心得安）或可乐宁，可以降低对压力的过度唤起和过度反应[55]。这一类药物能够通过阻断肾上腺素的作用来降低噩梦、失眠，以及对创伤触发物的反应（肾上腺素会令人更加警觉）。[56] 阻断肾上腺素受体可以帮助理性脑正常活动，让人们能够正常做决定，去思考"这是我真正想做的事情吗？"自从我开始使用正念方式和瑜伽进行治疗，我越来越少利用药物，除了有时候为了帮助患者能睡个好觉。

创伤幸存者习惯性用一些镇静类药物、苯二氮卓类药物例如氯硝西泮、安定、阿普唑仑和劳拉西泮。在很多方面，这些药物的作用效果和酒精相似，让人们感到平静、不再悲伤（赌场老板非常喜欢服用了苯二氮卓类药物的客人；这些客人在输钱的时候不会烦躁不安，而且持续赌博）。而且，正如酒精一样，苯二氮卓类药物抑制人们向他们的亲人朋友说伤人的话。大多数有良心的医生都不倾向于开出这种药，因为这些药物很有可能令人上瘾，而且它们会影响创伤的处理过程。患者长期服用这种药物，停药之后通常会有戒断效果，让他们持续感到焦躁，而且令创伤后的症状再次出现。

我有时候给我的患者小剂量的苯二氮卓类药物，让他们在需要的时候服用，但剂量并没有大到可以每天服用。他们必须选择什么时候使用这些珍贵的剂量，我会让他们写日记，记下为什么他们感到需要服用这些药物。这让我们有机会讨论那些触发他们的特定事件。

一些研究表明，抗癫痫药和情绪稳定剂（例如锂盐或碳酸盐），可以缓解一些焦虑症状，例如缓解过度警觉和惊恐。[57] 最有争议的药物是所谓的第二代抗精神病药，例如利培酮和思瑞康，这两种药物是美国销量最高的药物（在 2008 年销量高达 146 亿美元）。小剂量地使用这些药物可以令士兵感到平静，缓解受过童年创伤的女性的 PTSD 症状。[58] 有时用这些药物是合理的，例如当患者感到彻底的失控感、晚上完全不能入睡，或其他所有方式都失败的时候。[59] 但这些药物只能通过多巴胺系统起效，多巴胺系统是大脑的奖赏系统，它也是我们的愉悦和积极性的动力。

抗精神病药例如利培酮、阿立哌唑或思瑞康可以极大地令情绪脑感到迟钝，因此它能让患者不那么烦躁或暴怒。但它们也会导致体重上升，增加患者患上糖尿病的可能，同时让患者们感到身体上的迟滞感，进一步增加他们的感觉异化。这些药物被大量用来治疗那些被不当诊断为双相障碍和情感障碍的孩子。在美国，超过 50 万名孩子和青少年正在服用抗精神病药，这些药物让他们平静下来，但也会影响他们学会与年龄相当的技能，阻碍他们与同龄人建立友谊[60]。哥伦比亚大学最近的一项研究发现，在 2000 ~ 2007 年间，处方给 2 ~ 5 岁之间的儿童抗精神病药物增长了一倍[61]。但这些使用处方精神病药物的儿童中，只有 40% 经过了恰当的心理评估。

强生制药公司给精神科候诊室的儿童发放印有"利培酮"字样的乐高积木块，直到他们对利培酮的专利期过期。那些来自低收入家庭的儿童比接受私人保险的儿童得到抗精神病药的概率高 4 倍。在一年内，得克萨斯州医疗补助计划就为儿童和青少年在抗精神病药一项上支出了 960 万美元——包括 3 个未确认身份的、未满 1 岁的婴儿[62]。精神类药物对发展中的大脑的影响尚未明确。解离症状、自主沉默、碎片式记忆，以及失忆几乎对任何药物都无效。

我在本书第 2 章提到的关于百忧解的研究提到，百忧解最初对受过心理创伤的普通平民的效果比上战场的退伍士兵要好得多 63；之后的其他研究都发现了类似的差别。正是这些研究的结果让人担忧，因为国防部和退伍军人事务处每年开出大量的药物给现役士兵和退伍军人，而且药物时常是他们唯一的治疗方式。在 2001 ~ 2011 年间，退伍军人事务处花费了 15 亿美元在思瑞康和利培酮上，而同一时期，国防部花费了 9 000 万美元在这两样药物上，虽然早在 2001 年，就有研究表明利培酮在治疗 PTSD 上并不比安慰剂作用好 64。类似地，2001 ~ 2012 年间，退伍军人事务处在苯二氮卓类药物上花费了 7 210 万美元，而国防部在这项上花费了 4 410 万美元——普通医生在临床上几乎不会使用这些药物，因为它们有着高成瘾性，而且它们对 PTSD 几乎没有任何明显效果。

康复之路就是生活之路

在本书的第 1 章，我向你们介绍了我在 30 年前，在退伍军人事务处认识的一个叫作比尔的患者。比尔后来成为我为期最长的患者和老师，我们的治疗关系也见证了我治疗创伤方式的演化。

比尔在 1967 ~ 1971 年间在越南作为随队军医服役。他退役回国后，他试图用在军队学到的技巧在当地一个医院的烧伤中心工作。护理工作让他疲惫、极易冲动、焦躁不安，但他完全不知道这些问题与他在越南的生活有关。总之，PTSD 诊断在当时尚未存在，那些在波士顿的爱尔兰工人后代也不会咨询精神科医生或心理学家。他的噩梦和失眠在他离开护理工作而且为了成为牧师而就读神学院之后有所平息。他在第一个儿子出生之后，就不再寻求帮助了。

婴儿的哭泣引发了他持续不断的闪回，他能看到、听到、闻到烧焦的越南孩子残缺不全的肢体。他彻底失控，以至于我在退伍军人事务处的一些同事认为他有精神分裂症，想让他住院治疗。然而，他开始接受我的治疗时，他开始信任我，逐渐打开心扉，跟我谈起他在越南的经历，他逐渐开始能够容忍自己的经历，不再感到难以承受。这让他重新关注他自己的家庭，以及专注于完成他自己的牧师课程。两年之后，他成了一个牧师，有了自己的教区，然后我们感到我们的工作已经完成了。

我后来没有再联系比尔，直到从我第一天见到他开始的 18 年之后，他打电话给我。他依然经历着他的儿子刚出生时同样的症状——闪回，可怕的梦魇，他觉得自己已经疯了。他的儿子正好年满 18 岁，比尔带着他去注册参军资格——正好是比尔当年自己被运去越南的那个军营。那时我完全不知道如何治疗创伤性压力，比尔和我一同面对了那些他看到的、听到的和闻到的与越南相关的记忆，那些他太过害怕以至于不能想起的细节。我们现在可以通过 EMDR 来将这些记忆整合起来，让他们成为很久以前的故事，而不是一个有关越南的移动地狱。一旦他感到更稳定，他希望处理他的童年问题：他残酷的成长过程，以及当他在越南时，他感到深重的罪恶感，因为他觉得自己把患有精神分裂症的弟弟遗弃在家中，无法在父亲的暴力中保护他弟弟。

我们在一起时要处理的另一个重要主题，是对比尔、这个牧师来说要面对的日常问题——埋葬那些他刚刚施洗完，之后却在交通事故中丧生的青少年，又或者那些他刚刚主持完婚礼，随后又因为家庭暴力前来求助的夫妻。比尔一直和其他神职人员一起维持着一个支持小组处理类似的创伤，成为社区中的重要力量。

比尔的第三次治疗在 5 年之后进行，当时他 53 岁，得了一种严重的神经疾病。他的身体某些部分会突然间瘫痪，他开始接受他的余生可能都要在轮椅中度过。我觉得他的问题可能是因为多发性硬化，但他的神经科医生无法找到任何问题，因此他们说他的症状无药可治。他告诉我，他如何感谢他妻子的帮助。她已经在家里建立了一个轮椅斜坡，从家门口一直通到厨房。

尽管他的健康前景如此灰暗，我依然促使比尔找到一种能够完全感觉到以及与身体中不良感觉友好相处的方式，就如同他当年学会容忍并且与他在越战中最可怕的记忆一同生活一样。我建议他去找一个身心工作者

（bodyworker），这个人当年介绍了费登奎斯（Feldenkrais）肢体重建法给我，费登奎斯是一种柔和的、通过直接经验来重新组织身体感觉和肌肉的方式。当比尔回来后，他惊喜地告诉我，他感到自己对自己的控制感增加了。我对他说，我最近开始做瑜伽，我们也准备在创伤中心开展瑜伽课程。我邀请他下一步来参加瑜伽课程试试看。

比尔最后参加了当地的一个比克拉姆（Bikram）热瑜伽课程，这是一种在高温中的剧烈瑜伽练习，通常只有那些年轻又充满精力的人才做这种瑜伽。但比尔爱上了热瑜伽，尽管他身体的某些部分总是动不了。即使他有生理上的缺陷，热瑜伽也让他获得了一种前所未有的身体愉悦和掌控感。比尔的心理治疗帮助他将过去的经验放到过去。现在，他能够与自己的身体友好相处，他不再担心自己因为失控而将生活拒之门外。他决定成为一个通过认证的瑜伽教练，他也开始在当地的军营给从阿富汗回来的退伍军人教瑜伽。

10 年之后的现在，比尔依然热情地投入在生活中——和他的孩子和孙子们在一起，和那些接受他帮助的其他退伍军人一起，和他的教区一起。他克服了他的生理局限和他的生活不便。到今天，他给超过 1 300 位退伍士兵教过瑜伽课。他依然需要忍受着突如其来的肢体无力，让他只能坐着和躺着。但正如他的其他有关越南和童年的记忆一样，这些问题不再是他生活的主旋律。这些只是他那不断继续、不断演化的生命故事中的一部分。

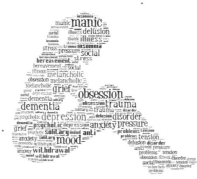

第14章

语言的奇迹和暴政

> 用言语把你的悲伤倾泻出来吧！无言的哀痛是会向那不堪重压的心低声耳语，叫它裂成一片一片的。
>
> ——威廉·莎士比亚，《麦克白》

> 我们几乎不能容忍看见。阴影也许携带着那些我们尚未体验过的、生命中最好的部分。去你心中的地下室、阁楼、垃圾箱，在这些地方寻宝。找到那些你没有喂食喂水的动物。这就是你！这个被忽视了的、被流放了的动物，极度渴望被关注的，这就是你的一部分。
>
> ——玛丽安·伍德曼（Marion Woodman），在斯蒂芬·寇培的
> 《你生命中最好的事》中引用

在 2001 年 9 月，包括美国卫生部、辉瑞制药公司、《纽约时报》公司基金会的几个部门组织了一个专家小组，为因"9·11"事件而受到精神创伤的人推荐治疗方式。因为很多被广泛使用的创伤干预方式从未在普通群体（对应于那些寻求精神病帮助的群体）中进行仔细的评估，我认为这是一个好机会，来比较各种不同治疗方式的效果。然而，我的同事们比我保守得多，于是，经过了漫长的审议，专家小组只推荐了两种治疗方式：精神分析取向的

治疗和认知行为治疗。为什么推荐精神分析取向的治疗方式？这是因为曼哈顿是弗洛伊德派精神分析的最后重镇之一，如果排除精神分析取向治疗，就意味着将大量当地的精神卫生工作人员排除在外，这是不合时宜的。为什么推荐认知行为治疗呢？因为认知行为治疗可以分解为一些确切的步骤，而且可以将之"手册化"变成固定的程式，这是学术研究者们最喜欢的治疗方式，而学术研究者的意见们是不可忽视的。这些推荐经过许可之后，我们耐心等待纽约人来到他们治疗师的办公室。然而几乎没有人出现。

当年在格林尼治村圣文森特医院（现在这个医院已经不存在）的精神科主任斯宾塞·厄斯医生很好奇这些幸存者都如何寻求帮助。在 2002 年早期，他和一些医学院学生对 225 名逃出世贸双子塔的幸存者进行了一项问卷调查。他们向这些人询问，最能帮助他们克服这些灾难性经历的方式是什么。这些幸存者们提到针灸、按摩、瑜伽、EMDR[1]。在救灾人员之中，按摩是最常见的回答。厄斯医生的调查表明，最有效的干预方式专注于缓解由于创伤引发的身体痛苦。幸存者的选择和专家推荐之间的差异令人着迷。当然，我们不知道到底有多少幸存者最终选择进行传统的心理治疗。但大众明显对谈话治疗的兴趣缺乏提出了一个基本问题：谈及创伤性经历的好处是什么？

不能说出的真实

治疗师对于谈话缓解创伤的能力带有不可动摇的信念。这一自信可以推回到 1893 年，弗洛伊德（和他的导师，布洛伊尔）写道："我们一旦成功地将那些会激发事件发生时的感情记忆恢复、让病人以巨大的努力将事件的细节尽可能以语言方式描述出来，（创伤）立刻以及永久地消失了。"[2]

不幸的是，这件事没有这么简单：创伤性事件几乎不可能变成语言。不仅仅是对那些 PTSD 患者；对于我们所有人来说，这都是一样的。"9·11"事件在一开始的记忆都不是故事，而是图像：人们惊慌失措地跑在大街上，他们的脸上都盖着灰；飞机撞向世贸中心 1 号塔；空中的小点儿是人们手牵手跳下楼。这些场景在我们的大脑和电视屏幕上不断重复，直到时任纽约市长朱利安尼和大众媒体帮助我们创造了一个可供自叙和分享的故事版本。

在《智慧的七柱》(*Seven Pillars of Wisdom*) 中，托马斯·爱德华·劳伦斯写道："我们都知道，当痛苦太尖锐、悲伤太深、狂喜太强时，我们都不太容易记住这些感受。当情绪处在高峰时，我们的心灵会窒息，我们的记忆会出现空白，直到环境恢复平淡。"[3] 创伤让我们处在惊诧当中，而只有脱离这种状况，我们才能仔细地、一点点地用语言将时间拼凑起来，直到整个事件出现。

打破沉默

早期的艾滋病社群运动提出了一句有力的口号："沉默等于死亡。"对创伤保持沉默同样导致死亡——这是灵魂的死亡。沉默强化了创伤毫无怜悯的孤立。能够向另一个人叙述自己的创伤，例如说出"我被强暴了"或者"我被我的丈夫殴打"或"我的父母认为这些只是管教，但其实是虐待"，或"自打我从伊拉克回来，我就失去了信心。"这些都是治愈开始的信号。

我们也许认为，我们可以控制保持沉默带来的悲伤、恐惧和羞耻感，用语言叙述时，也有可能给我们带来另一种控制感。在《创世纪》中，亚当最初被要求负责地上的动物王国时，他做的第一件事情就是所有的生物命名。

如果你曾受过伤害，你就需要了解以及说出过去发生在你身上的事情。我从个人经验中了解到这一点：如果我不能明白事情原委——父亲其实是因为各种小孩子犯的小错误而把我关在房间里——我就会长期担心自己被放逐、被抛弃。只有当我能说出这个小男孩的感受，只有我能谅解自己当年的恐惧和顺从，我才能开始享受与自我的陪伴。感到被倾听和理解会改变我们的生理状况；能够表述自我复杂的感受、了解自己的感觉，让我们的边缘系统产生一种"恍然大悟"的感受。相反，沉默和缺乏理解会扼杀灵魂。或者，正如约翰·鲍尔比形容的那样："不能告诉母亲的事情就不能告诉自我。"

如果你向自己隐瞒年轻时曾被叔叔性骚扰的事实，你就会很容易在面对刺激物时变得和暴风雨中的动物一样：全身都在响应着代表"危险"的激素信息。在缺乏语言和语境时，你的意识会被局限于："我很害怕。"但是，为了保持冷静，你很可能回避一切会让你模糊地想起创伤的人或事物。你也许会在压抑和紧张，或爆发之间切换——但你完全不知道为什么。

因为你必须不断地向自我隐藏和抑制信息，你的全部身心都处在与自我的战斗中。隐藏你的核心感受需要耗费大量的精力，榨取你追求有价值目标的动力，让你感觉到无聊和冷漠。同时，压力激素在你的体内积累，让你感到头痛、肌肉酸痛、影响你的肠胃问题和性能力——这一问题很可能让你感到尴尬，而且伤害你周围的人。只有当你能识别出这些反应的源头，你才能开始运用你的感觉，去发现那些需要立刻关注的问题。

忽视内在现实也会侵蚀你的自我、身份和目的。临床心理学家埃德娜·福阿和她的同事们建立了"创伤后应激认知能力测量量表"（Posttraumatic Cognitions Inventory），以测量患者的自我认知[4]。PTSD 的症状通常包括这样的自我认定："我觉得我的内心已经死了。""我再也不能感受到正常的情绪。""我每况愈下。""我觉得自己像一个物品，而不是一个人。""我没有未来。""我觉得我再也不认识自己了。"

"关键是你允许自己了解那些你已经知道了的事实，而实现这一点需要巨大的勇气。"越战退伍军人卡尔·马兰提斯在《打仗是怎么一回事》（*What It Is Like to Go to War*）中，回忆了他还是一个优秀的海军陆战队队员时候的事实，也面对了他在自己内心中发现的可怕分裂：

> "多年来，我都没有觉察到这一分裂是需要治疗的，而且没有人在我复员后跟我说到这一点……为什么我认为自己体内只有一个人呢？……我的一部分喜欢伤害、杀戮和折磨。这部分的我不是全部的我。我也有其他正好相反的成分，而且我也为这些自我的部分骄傲。那么，我是一个杀人者吗？不是，但我的一部分是。我是一个虐待者吗？不是，但我的一部分是。我在阅读报纸上有关虐待儿童

的消息时，我会感到恐惧和悲伤吗？是的。但我是否也被这个消息所强烈吸引呢？"[5]

马兰提斯其实在告诉我们，他的康复之路是学会叙述事实，尽管事实是残酷的、痛苦的。

在缺乏终极意义的受苦中，死亡、破坏和悲伤需要不断找到合乎情理的理由。然而，缺乏终极意义其实是在鼓吹对意义的创造、修复和填补。[6]

> "我从未能向其他人倾诉过我的内心。所以我多年来一直在驱散这些图像。当我开始想象作为一个孩子的感受时，也许是我自己的孩子，我才开始重组我的这些互相分散的经验。这么做的结果是无尽的悲伤和治愈。整合悲伤、愤怒和一切在这些情绪之上的行为，应该是所有亲眼进行过杀戮的士兵的标准培训课程之一。这不需要高深的心理学训练，只需要建立一些小组，让小队或排中的成员接受几天的领导力训练，鼓励人们倾诉。"[7]

看清恐惧，并且将这些感受分享给其他人，让你重新感受到作为人类成员之一。当那些我治疗过的越战退伍军人开始参与治疗小组，并在小组中分享他们目睹或参与过的战争暴行后，他们告诉我，他们开始可以向他们的女朋友打开心扉。

自我发现的奇迹

在语言中发现自我依靠顿悟，即使仅仅是寻找语言来描述内在感受，也是一个痛苦的过程。这就是为什么我认为海伦·凯勒（Helen Keller）描述她"在语言中出生"[8]的过程是如此动人。

当海伦19个月大、刚刚开始学会说话的时候，一场病毒感染夺走了她的视力和听觉。这个可爱的小孩变得失明、失聪，又无法表达，成了一个无法驯服的孤立生物。经过了5年的孤独，海伦的家人邀请了一名半盲的老师，安妮·莎莉文（Anne Sullivan）。她从波士顿前往阿拉巴马的一个村子，给海伦当家庭老师。安妮立刻开始教海伦手语字母，在她的手心一个个字母地拼写出单词。但在取得这些进步之前，安妮花了 10 个星期才成功走进了这个野孩子的心。这件事发生在这样一个场景中：安妮把海伦的一只手放在水龙头下，然后在另一只手的手心上拼写"水"（water）这个字。

海伦后来在《我的生活》这本书中回忆："水！这个字惊醒了我的灵魂，让我的灵魂苏醒，充满了朝气……在那天之前，我的心灵是一间黑暗的密室，等待着语言的进入，思考带给我光明。在那天，我学了很多字词。"

学会物品的名字，不仅让她能在内心中创造性地表达周围看不见、听不见的现实世界，而且，她找到了自己：6 个月之后，她开始使用第一人称："我"。

海伦的故事让我想起我在医院见到的那些受到虐待的、反抗的和不能沟通的孩子。在学会语言之前，海伦是一个迷茫的、以自我为中心的孩子——她回顾过往时，把自己称为"幽灵"状态。事实也是这样的，我们的孩子只有发现了他们自己，感觉到足够安全，可以沟通他们发生的事情时，他们才可以摆脱"幽灵"状态。

在海伦之后出版的一本书《假如给我三天光明》（*The World I Live In*）中，她继续描述了自我的成长："在我的老师到来之前，我不知道我是什么。我生活在一个不存在的世界中……我也没有智力……我可以记住周围的事情，不是因为我知道那是什么，而是因为我有触觉记忆。我从来没有用我自己的头脑思考过这种行为。"[9]

海伦的"触觉"记忆——也就是仅仅通过触摸来记忆——是一种不能被分享的记忆。语言可以打开参与社群的可能性。在 8 岁时，海伦和安妮一同来到波士顿的帕金斯盲人机构（这个学校是沙利文自己接受训练的地方），海伦第一次能够和其他孩子沟通："天啊，这是多么幸福！"她写道，"可以自由地与其他孩子交谈！能够在广大的世界里无拘无束！"

海伦对语言的发现帮助安妮·莎莉文抓住了治疗关系的关键：找到语言去描述之前不能描述的经历，这样你就能与另一个人类分享你最深的痛苦和感受。这是我们所拥有的最深刻的经验之一，这种用语言对迄今为止不可言说的经验的回应——无论这些语言是怎样发现、说出、听见，都是一种对创伤的孤独性最根本的疗愈——特别是如果我们周围的人都忽略我们，或沉默不语时。充分沟通是创伤的对立面。

了解自我或讲出你的故事：我们的双重意识系统

任何进入过谈话治疗的人，都会立刻面对语言的局限性。这在我自己的精神分析中也一样。我可以简单地谈及有趣的故事，但我也很快发现，我很难深刻地体会到自己的感觉，也很难立刻把这件事告诉其他人。

当我接触到那些最私密和我人生中最痛苦的时刻时，我常常感到自己面临着一种选择：我既可以在内心中再次体验以往的感受，或直接有条理地告诉分析师我想起了什么。如果我选择后者，我很快就会失去与内心的联系，反而专注于分析师对我的故事的意见。一丝疑问或判断都会令我失望，我也会将我的注意力放在获得他的认同上。

神经科学研究发现我们有两种自我意识：一种负责在长时间内维持我们的稳定性，一种负责在当前记录我们的意识。前者是一种自传性的自我意识，负责创造我们各种经历之间的连接，再整合成一个连贯的故事。这一系统根植于语言。我们的自述随着我们的讲述而改变，正如我们的观点随着我们吸收了其他信息而改变。

另一个自我系统——我们每时每刻的自我意识，是基于我们的生理感受而存在的。在我们感觉到安全而舒缓时，我们可以用语言来表达这一系统。这两种自我意识在我们大脑的两个不同部分，而且互相之间没有连接[10]。只有我们在内侧前额叶皮层的自我意识系统可以改变情绪脑。

我过去带领的退伍士兵小组中，我有时会看到这两个系统各自为政。士兵们讲述着可怕的死亡和破坏，但我发现他们的身体同时表现出骄傲和归属感。类似地，很多病人跟我描述他们幸福的成长和家庭，但他们的身体却蜷缩着，他们的声音既焦虑又紧张。其中一个系统负责创造可以讲述给公众所知的故事，如果我们足够频繁地讲述这些故事，我们很可能会相信这就是有关我们过去的、全部的事实。但另一个系统负责记录另一种事实：我们的内在是如何体验这些事件的。我们需要接触、友好相处和重新建立连接的，是第二个系统。

最近在我的教学医院中，一组精神科住院医师和我一起，访问一位因为试图自杀而入院的有颞叶癫痫的年轻女人。住院医生开始询问她的症状，她服用过的药物，她几岁时获得癫痫诊断，她为什么试图自杀。她以一种陈述事实一般、枯燥乏味的语气回答：她 5 岁的时候就被诊断为癫痫；她失业了；她知道她一直待在家装病；她觉得自己没有价值。出于某种原因一位住院医生问她是否受过性虐待。这个问题让我很惊讶：她没有表现出她有亲密关系或性方面的问题，我好奇这名医生的发问是否出于私人原因。

但我们的患者讲述的故事不能解释她为什么在失业之后崩溃。所以我问她，在 5 岁的时候被告知她的脑子里有一点儿问题，是一种怎样的感受。这个问题迫使她停下来思考了一会儿，因为她没有为这个问题准备过回答。她以一种抑郁的语调告诉我们，这个诊断最糟糕的部分是，在那之后，她的父亲就再也不想搭理她了："他把我当作一个有缺陷的孩子。"没有人支持她，她说，所以她几乎只能完全依靠自己。

然后，我问她，对于这个刚刚被诊断为癫痫，而又被家人忽视的小女孩的感受。她没有因为她的孤独而哭泣，也没有因为她缺乏支持而感到生气，她严厉地说："她是一个愚蠢、爱发牢骚和依赖人的小女孩。她本来就应该准备好，接受事实。"她的激情明显来自她曾充满勇气地面对她的问题，而这份勇气让她幸存了下来。我向她询问，她内心中那个吓坏了的、被抛弃的小女孩在因为疾病被家人抛弃时，面对孤独的感受。她开始啜泣，沉默许久后，她说："不，她不应该被这么对待。她应该获得支持，有人应该照顾她。"然而，她马上开始自豪地告诉我们她的成就——即使她缺乏支持，她依然取得了很多成就。公开的故事和内在体验最终连贯地组合在一起。

身体就是桥梁

创伤故事减少创伤的孤立感，因为这些故事解释了人们为什么感受到痛苦。他们希望医生进行诊断，他们就能将这些问题描述为失眠、愤怒、噩梦或者麻木。故事也可以让人们找到谴责的目标。谴责是一种人类共通的情感，帮助人们在状态糟糕的时候好受一点，或者，就如同我过去的老师埃尔文·塞姆拉德常说的："憎恨让世界团结在一起。"但这些故事也模糊了一个更重要的问题，那就是，创伤会彻底地改变人们：人们感到他们"再也不是自己"。

"再也不是自己"是一种语言极难形容的感受。语言演化的主要目的是为了分享"存在于外的事物"，而不是沟通我们的内在感受（而且，我们大脑中负责语言的中心距离我们感受内在的部位极远）。我们中大多数都更擅长于形容那些我们之外的事物，而不是我们自己。正如我曾经听哈佛心理学家杰罗姆·卡根说的那样："形容我们最隐私的经历的这件事，就好像我们戴着一个厚重的皮革连指手套，潜到深井里拾起又小又脆弱的水晶塑像。"[11]

我们可以通过自我观察克服语言的无力感。我们身体的自我系统通过感觉、语调和肌肉张力让我们察觉[12]。如果一个患者告诉我们，他父亲在他8岁时离开家，我很有可能会打断他的叙述，问他：当他告诉我这个小男孩再也见不到他的父亲时，他的感受如何？他的身体上有怎样的感受？这些话激起你的身体内部感受、倾听你的心跳——当你跟随着你的内在视野来到你的内心深处，事情会开始发生改变。

写给自己

还有其他方式可以接近内在世界的感觉。其中一种最有效的方式是通过写作。我们大多数都会在人们背叛或抛弃我们之后，以文字的方式倾吐内心的愤怒、谴责、悲伤和忧愁。这样做会让我们感到好一些，尽管我们不会把这些话真正地说出来。当你在为自己而书写时，你不需要担心人们的判断——你只要倾听你内心深处的声音，让这些声音自然地流淌出来。之后，当你重读这些信时，你会时常发现一些令人震惊的真实。

作为一个有用的社会成员，我们被期待"冷静"地对待日常生活事件，把我们的情绪让位给我们手头的事物。当我们和一些不能让我们完全感到安全的人谈话、我们头脑中的社交媒体编辑就会占据大脑，做好自我防御，随时准备着修改你的描述。写作不同。如果你让你的社交媒体编辑暂时消停一会儿，你的内心某处就会浮现出一些事。你可以自由地进入一种类似催眠的状态，你的笔或键盘成为了联系你内在的通道。你可以自由表达大脑中那些自我观察和内在叙述的部分，而不必担心你会得到的反馈。

在自由联想写作练习中，你可以书写任何主题（例如你的罗夏测试）来进入联想的溪流中。写下当你看到眼前的第一件物品时，写下你想起的第一件事情，然后持续不断地书写、重读或修改。柜台上的一支木勺子也许会让你想起祖母曾经用这根木勺来做番茄酱——或者你小时候被木勺打过。一代代相传的茶壶可能会把你的记忆带回遥远的过去，那些你已经失去了的爱人，或者在家庭假日中的爱或冲突。场景一旦出现，记忆随之而来，而你用文字把这些记录下来。无论纸上出现了什么，都是属于你的、独一无二的联想的呈现。

我的患者通常带来一些文字片段或绘画，描述了一些他们的记忆，但他们也许没有准备好去讨论这些。把这些内容大声朗读出来也许太不堪重负，但他们希望我知道他们一直以来与之搏斗的东西。我告诉他们，我是多么欣赏和感激他们的勇气和对我的信任，让这些迄今为止一直隐藏的秘密告诉我。这些尝试性的沟通指引着我们的治疗计划——例如，告诉我目前的治疗计划中是否应该加入一些身体治疗、神经反馈，或者眼动脱敏和再加工（EMDR）治疗。

据我所知，第一个系统研究语言对创伤的缓解作用的研究发生在 1986 年。在奥斯汀的奥德克萨斯大学，詹姆斯·彭尼贝克（James Pennebaker）把一门心理学入门课程放在了实验室中进行。一开始彭尼贝克在研究"社会文明的重要黏合剂"[13]——也就是权威的尊重、抑制、不把事情告诉别人的作用。

但他也认为，人们也在为压制一些显而易见的感受而付出代价。

他开始要求每一个学生在个人经历中找到一件他们认为很有压力，或创伤性的事件。然后，他把全班分成三个组：第一组写出他们现在的生活；第二组要写出压力或创伤性事件的细节；第三组要写出这些体验的细节、他们的感受和情绪，以及这一事件对他们思想和生活的影响。所有这些学生都必须单独在一个小隔间里，连续 4 天内每天写 15 分钟。

所有的这些学生都很严肃地对待这个研究；他们中很多人都写出了他们从未告诉过任何人的秘密。他们通常在写的时候都哭了，很多人和助教说他们都因为这些事情变得魂不守舍。在 200 个参与者中，65 个人写到了儿童创伤。尽管家庭成员的死亡是最常见的主题，22% 的女性和 10% 的男性都写到了在 17 岁之前遭遇的性创伤。

研究者向这些学生问及他们的健康状况，他们惊讶地发现学生们自发地报告了他们或大或小的健康问题：癌症、高血压、溃疡、流感、头痛、耳痛。[14] 那些报告了创伤性经验的学生在上一年的平均住院时间为 1.7 天，几乎是其他人的两倍。

研究小组对比了学生健康中心在上一个月的访问次数以及研究后下一个月的访问次数。那些书写创伤性事件的事实以及他们自己的感受与想法的小组受益最明显：比起其他两组，他们访问医生的次数降低了 50%。这个小组的成员也报告他们的情绪变得更为乐观，身体变得更健康。

当学生们被问及他们在试验中的感受时，他们认为这个研究增加了他们的自我理解："这让我想起我当时的感受。我过去从未意识到这件事会这样影响到我。""我在实验中必须思考和解决过去的经验。这个实验的结果之一是让我找到了内心的平静。写出情绪和感受让我理解了我当时的感觉及其原因。"[15]

在彭尼贝克接下来的研究中，他让 72 名学生中的一半对着录音机说出他们生命中最有创伤性的体验；另一半讨论他们接下来这天的计划。他们在说的时候，研究者检测着他们的生理反应：血压、心跳、肌肉紧张程度，以及手的温度。[16] 这一研究有着类似的结果：那些允许他们感受情绪的学生的生理反应产生了即时和长期的巨大变化。当他们讲述他们的压力故事时，他们的血压、心跳和自主神经机能都提高了，但之后，这些节律都下降到比实验开始前更低的水平。血压的下降甚至持续到实验结束后 6 周。

现在一般认为，压力体验（无论是离婚、期末考试，还是孤独感）对于免疫系统都有负面影响，但在彭尼贝克做实验的时候，这一概念仍然有广泛争论。于是，一个在俄亥俄州立大学医学院的研究小组用彭尼贝克同样的实验方式，比较两组学生的写作后果，其中一组写个人创伤经历，另一组写一个肤浅的主题[17]。再一次，那些书写了个人创伤经历的学生减少了访问学生医疗中心的次数，而且通过测量他们的 T 淋巴细胞（一种人体内负责杀灭细菌病毒的细胞）的数量和功能，以及其他血液中的免疫标记物发现，他们健康的提升与他们免疫系统的提升相关。这一效果在实验刚结束的时候最显著，但在 6 周之后仍然可以被检测。在世界各地，写作训练研究的对象包括小学生、养老院病人、医学院学生、重刑犯、关节炎患者、新任妈妈和强暴受害者，这些研究无一例外都表明写作练习有助于提升生理和心理健康。

彭尼贝克的研究的另一面吸引了我的注意力：当他的研究者谈及私密或者困难的问题时，他们通常会改变他们的语调或说话方式。这些改变是如此之大，以至于彭尼贝克怀疑自己是否搞混了录音带。例如，一个女人在描述她自己的当天计划时，语调和孩子一样高，但几分钟之后，当她描述她在收银机偷走 100 美元时，她的音量和音调都变得非常低，听起来简直像是另一个人。情绪变化也反映在手写字体上。实验参与者改变主题时，他们可能会从手写体变成印刷体，或者从印刷体变成手写体，而且在字母的倾斜程度和笔触压力上都有变化。

这些改变在临床中称为"转换"（switching），在有创伤经历的个体之中最常见。病人在谈及不同话题时发生明显的改变。病人在谈及不同的话题时，会发生情绪和生理状态上彻底的改变。改变不仅仅体现在语音模式的变化上，而且表现在面部表情和身体动作上。一些患者甚至表现为人格的转变，从腼腆到咄咄逼人，或从紧张地服从到完全地诱惑。当他们写出他们最深的恐惧时，他们的手写体通常变得更像孩子，或者更原始。

如果病人这些不同的状态被认为是伪装的，或要求他们停止表现出如此不可预测的部分，他们就很有可能变得沉默。他们可能会继续寻求帮助，但他们沉默之后，他们寻求帮助的方式可能会从语言到行动：自杀性倾向、抑郁和狂躁。如同我们将在第 17 章中见到的那样，只有患者和治疗师都接受这些不同的状态，认为这些状态都是对于生存至关重要的，他们才能好转。

艺术、音乐和舞蹈

数以千计的艺术、音乐和舞蹈治疗师在治疗受虐待的儿童、患有 PTSD 的士兵、乱伦受害者、难民和虐待幸存者中取得了巨大的成功，他们证明表达性的治疗是行之有效的 [18]。然而，我们仍然不知道为什么他们的方式为何生效，这些治疗方式对于创伤性压力有怎样的特别作用；而且，我们面临着巨大的物资和资金缺口，难以对表达性治疗的科学价值进行必要的研究。

艺术、音乐和舞蹈可以绕过恐惧带来的无言，有可能是它们能用于创伤性治疗的原因之一。为数不多的比较语言性艺术表达和非语言性艺术表达的研究是由詹姆斯·彭尼贝克和安妮·克朗茨（Anne Krantz），两位位于旧金山的舞蹈和动作治疗师进行的 [19]。他们招募了 64 位学生，其中 1/3 被要求通过身体动作来表达他们个人的一件创伤性经历，连续 3 天，每天至少 10 分钟，然后另外 10 分钟用文字描写自己的经历；第二组要求身体动作和舞蹈，但不需要写；第三组进行一个常规的锻炼计划。3 个月之后，所有的小组成员都报告他们感到更开心和更健康。然而，只有那组进行表达性治疗以及写作的小组出现了客观的证据：他们的身体变得更健康，而且平均分上升（这个研究没有测量特定的 PTSD 症状）。彭尼贝克和克朗茨总结道："对创伤单纯的身体表达并不足以治疗创伤。只有将经验转化为语言，才能促进创伤的恢复。"

然而，我们仍然不知道上述结论"语言是疗愈创伤的关键"是否总是对的。有关 PTSD 症状（而不是身体健康状况）的协作研究似乎效果不佳。当我跟彭尼贝克说起这件事时，他提醒我，大多数针对PTSD的协作研究都是在集体环境下进行的，参加者都被希望与小组分享这些故事。他重申了一点（我在上文也有提及）：写作的目的是为了自己，了解自己想要逃避的那部分。

语言的局限

创伤不仅对聆听者来说是难以承受的，对叙述者来说也是。在有关第一次世界大战的巨作《世界大战与当代记忆》（*The Great War in Modern Memory*）中，作者保罗·福塞尔（Paul Fussell）对创伤带来的沉默有如下精彩的描述：

> "战争带来的伤痕……是事件和可用来描述事件的语言，或合理的思考之间的碰撞……逻辑上，没有理由认为英语不能完美地呈现战争的真实状况：这门语言有丰富的词汇，例如血液、恐怖、煎熬、疯狂、卑鄙、残酷、谋杀、失控、疼痛、骗局，而且还有像这样的一些短语：炸断腿、肠子流出来、整晚哀号、直肠出血死亡，诸如此类的……'语言'的问题不是不够文雅或不够乐观……而是（那些陷入沉默的士兵）发现没有人对他们在战场中带来的坏消息感兴趣。既然没有必要，聆听者怎么可能会愿意让这些信息破坏和动摇他们呢？我们让'无法形容'变成了'不可叙述'，因为这些叙述的内容会带来污染和破坏。"[20]

谈及这些痛苦的事件并不意味着我们能建立联系，而且事实恰好相反。家庭和群体通常会孤立那些暴露丑事的成员；朋友和家人会对那些困于悲苦和伤痛中的人们失去耐心。这就是为什么创伤受害者通常不愿意与人交往，这也是为什么他们的故事变成了僵硬的叙述，被剪辑成一个最不可能引发社会拒绝的版本。

要寻找一个地方安全地表达创伤带来的痛苦，是极为困难的。这就是为什么例如匿名戒酒互助会、嗜酒者子女互助会、匿名戒毒互助会的存在是那么重要。要找到一个能够真实回应你的社群对于创伤的康复至关重要。这就是为什么幸存者需要经过特殊训练的治疗者，能够倾听他们生活中痛苦的细节。我回想起第一天听到越战退伍士兵告诉我的杀婴故事时，我立刻回想起一个生动的场景：我 7 岁那年，我父亲告诉我，邻居的一个小孩因为不敬，就被几个纳粹士兵在我们的家门前活活打死。我对越战士兵倾诉的反应强烈得难以忍受，以至于我不得不暂时中止治疗。这就是为什么治疗师也需要进行密集的治疗，这样他们就能够照顾好自己，当患者的故事激起他们的愤怒或恶心时，他们仍然能对患者保持和蔼可亲。

当创伤幸存者主动陷入沉默时，也就是说，当他们大脑中负责语言的区域停止工作，另一个问题就产生了。我在很多移民案件的法庭上看到很多类似的沉默，在另一宗控告卢旺达大屠杀的案件中也有类似的经历。当他们的经历遭受质证时，受害者通常变得非常痛苦而无法说话，或者他们被惊恐所控制以至于不能很好地组织语言、描述他们经历过的事情。这些质证常常因为过于混乱、迷惑或者碎片化而使法庭认为不可信，从而不予考虑。

其他人试图将他们的经历以一种不会引发情绪反应的方式组织起来。这可能会让他们被认为是逃避责任的、不可信的证人。我见过的好几十个案件中，那些寻求庇护的人不能完整地回答他们为何逃离家园。我也知道无数的退伍士兵因为不能准确说明他们的经历，他们的请求就被退伍士兵事务处拒绝。

混乱和沉默在治疗过程中是非常常见的：我们完全预计到，如果我们不断要求患者提供故事细节，他们会因此而不堪重负。因此，我们学会用一种"钟摆"的方式去接触创伤（"钟摆"这个词由我的同事彼得·莱文发明）。我们不会回避创伤的细节，但我们教我们的患者如何安全地"试水"——就好像把一只脚趾浸在水中，之后立刻拿出来，循序渐进地接近真实。

我们在一开始就帮助患者在身体内部建立一个内在的"安全岛"。也就是说，我们帮助患者，将他们的身体的一部分，或者某个姿势、动作辨认为"安全"的，这样，当患者们在感到困扰、恐怖或愤怒时，他们让自己通过这些身体部位或动作感到安全。这些身体部位通常都在迷走神经之外，因为迷走神经负责将惊恐的信号传送到胸口、腹部和喉咙，所以他们通常被认为与制造创伤相关。例如，我会问一个患者，问她的手感觉如何，如果这只手感觉良好，我会让她试着活动双手，体会双手的重量、温度和灵活度。之后，如果我看到她的胸口紧张、呼吸消失，我会试着打断她，然后让她把注意力放在双手上，移动双手，这样她就能暂时将自己与创伤隔绝开来。或者，我会让她把注意力放在呼吸上，试着自己改变呼吸频率，或者让她在吸气时抬手、呼气时把手降下来——这是一种气功动作。

对于一些患者而言，指压法有很好的稳定作用。[23] 我试着问其他人感受他们身体在椅子上的重量，或者他们的脚在地上的感受。我也许会向一个虚弱的、沉默的病人提问，问他在椅子上坐直时会有怎样的感受。一些患者会发现他们自己的安全岛——他们开始理解到，他们可以通过创造特定的身体感受，去抗衡失控感。这些安全岛为创伤的最终解决奠定了基础：通过在探索和安全之间的摇摆，在语言和身体之间的摇摆，在恢复过去的记忆和生活在现在之间摇摆。

处理现实

然而，处理创伤性记忆仅仅是治疗的开始。无数研究发现，有 PTSD 的人们在注意力和学习新信息方面面临更多的问题。[24]

亚历山大·麦克法兰（Alexander McFarlane）做了一个简单的实验：他让一组人尽可能多地在 1 分钟之内说出以 B 开头的词。平均而言，一般被试能够说出 15 个单词，而 PTSD 的人只能说出三四个。一般人会在看见威胁性的单词，例如"血""伤口"或"强奸"时感到犹豫，但麦克法兰的 PTSD 被试在看到普通词语，例如"羊毛""冰淇淋"和"自行车"时也会产生同样的犹豫。[25]

创伤发生过后，大多数有 PTSD 的人都不会花费大量的时间和精力去处理过去，因为他们的日常生活已经让他们痛苦难熬。即使那些在教学、商业、医学、艺术中取得巨大成就的人，或者那些成功地养育了孩子的人，他们也会在日常生活中比其他人花费更多的时间和精力。

语言给我们带来的另一个陷阱是，我们的"非理性"思维可以简单地纠正。认知行为治疗的"认知"部分专注于改变"不合理思维"。这是一种自上而下的方式，治疗师挑战，或"重新塑造"负性认知，例如"让我们比较一下你由强暴产生的自责感和事实"或者"让我们比较一下你的驾驶恐怖和实际上当今的道路安全程度的统计数据"。

我记得有一次，一个忧心如焚的女士来到我的诊所，为她只有两个月大的儿子求助，因为她的孩子"太自私了"。她会因为得到一个儿童发展事实列表或解释利他主义的概念而受益吗？这些信息不太可能对她有用，除非她可以进入到她自己那受惊的、被抛弃的那部分——这部分通过她对依赖的恐慌表现出来。

毫无疑问，受过创伤的人们会有非理性思维："我这样性感是应该被责备的。""其他人不会感到害怕，因为他们是真正的男人""我早就该知道，不应该走在街头。"最好的方式是将这些思维视作"认知闪回"——你不需要与这些思维辩论，就好像你不会与那些因为经历意外而产生视觉闪回的人辩论一样。这些认知闪回是创伤性事件的残留：这些想法是在创伤发生时，或创伤发生很短之后产生的，而且会在压力状况下重新出现。治疗它们的一种很好的方式是 EMDR（眼动脱敏和再加工）治疗，这一话题我们会在接下来的章节探讨。

与身体重建联系

人们之所以难以说出他们的故事、出现闪回的原因，在于他们的大脑发生了改变。正如弗洛伊德和布鲁诺观察的那样，创伤不仅仅是症状的成因。"创伤的心灵现象（或者更具体地说，创伤的记忆）就好像一个进入身体多年的异物，必须视为一个持续生效的动因。"[26] 这就像一枚引发感染的尖刺一样，身体对于异物的反应才是问题，而不是异物本身。

现代神经科学证明弗洛伊德的主张，即我们意识根源是潜意识中复杂的直觉、反思、意图，以及深层记忆。正如我们观察到的那样，创伤干扰大脑正常处理和解读经验的结构。我们活跃的自我意识——一部分允许一个人自信地陈述"这是我认为的"以及"这是我经历的事情"——取决于一个这些大脑区域能够健康活跃地交互作用。

几乎所有有关创伤的脑成像研究都发现了脑岛的活跃性异常。这部分大脑整合、解释内在器官发送的信号，包括来自肌肉、关节和平衡（本体感受）系统的信号。脑岛可以将这些信号传送到杏仁核，激发战斗／逃跑反应。这不需要任何有关事情变坏的认知输入和意识察觉，你只是单纯地感觉到焦躁不安、无法专注，或最糟的是，你感到"要完了"。这些强有力的感觉都产生在我们的大脑深处，难以通过找到原因或理解来消除。

即使反复感受到这些感觉，但又有意识地隔离这些感受，这些身体感受的根源会产生述情障碍：不能够感觉或说出你发生过的事情。只有通过感受到你的身体，连接你的内在自我，你才可以重新感受到你是谁、你优先考虑的事情以及你的价值。述情障碍、解离和麻木都会影响我们大脑中负责专注、感受和自我保护的结构。这些最基本的结构受制于无法逃脱的惊吓，可能会导致困惑与焦虑，或情绪疏离，这常常伴随着体外经历——感觉自己好像在很远的地方看着自己。换言之，创伤让人们觉得自己的身体好像是别人的，或者好像没有身体。如果要克服创伤，你要重新接触到你的身体，接触到你自己。

毫无疑问，语言是关键的：我们的自我认知的感受取决于我们能否完整地组织我们的记忆。这需要我们的意识大脑和我们身体的自我系统能好好地连接起来，然而，这一连接通常会在创伤之后受损。修复这些大脑部位之间的连接，重新掌握我们的身体，是创伤康复的基础，让我们得以讲述完整的故事。

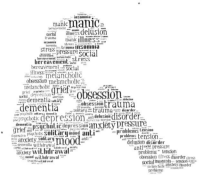

第15章

放下过去：眼动脱敏和再加工（EMDR）治疗

这是个幻觉，还是梦寐？

那歌声去了——我是睡？是醒？

——约翰·济慈（John Keats）

　　大卫是一位中年承包商。他在暴怒时的暴力行为使他的家成为人间地狱。他来向我求助。在我们的第一次面谈中，他向我诉说了他23岁那年夏天经历的一个事件。那时他在一个游泳池当救生员。一群青少年在泳池里喝酒打闹。大卫上前制止，因为泳池禁止顾客喝含酒精的饮料。但那群孩子不仅没有听从他的警告，反而开始攻击他。一个男孩在攻击中用一个碎酒瓶挖出了大卫的左眼。30年过去了，那次经历仍然时常浮现在大卫眼前并且出现在他的噩梦里。

　　大卫对自己十几岁的儿子非常严厉，甚至无情。他常常因为一些极小错误对儿子大声责骂。他对妻子也从不流露任何感情。在某种程度上，他认为失去左眼的悲剧赋予了他折磨其他人的权利。同时，他又痛恨自己成为如此愤怒记仇的人。他注意到，努力克制自己的愤怒使他长期处于紧张状态。大卫害怕对周围的事物失去控制，他想知道这种恐惧是否使他无法获得爱情和友谊。

第二次见面，我向他推荐了 EMDR（eye movement desensitization and reprocessing，眼动脱敏和再加工）疗法。我让他回忆当年事件的细节，包括画面和声音，以及他当时心中的想法。我向他说："试着回想起那个时刻。"

我在离他的右眼大约 12 英寸⊖的地方缓慢地前后移动食指，并让他的注意力跟随食指的运动。不出几秒的时间，愤怒和恐惧浮现出来，伴随着一系列栩栩如生的感觉：疼痛，鲜血顺着脸颊流淌下来，失去视觉。当他陈述这些感觉的同时，我不时地鼓励他并保持我的手指来回移动。每隔几分钟我会暂停一下，让他深呼吸，并问他此时此刻在想什么。例如他说他回忆起了学生时代的一次打架，于是我叫他专注于这段回忆。就这样，其他回忆也慢慢地浮现出来，看似很随机：他到处寻衅挑事，想要伤害他人，酒吧斗殴。每次他想起一段新的回忆或者感觉，我就督促他注意感受内心的想法并且重新动起我的食指。

那次谈话结束时，他显得平静和轻松了许多。他告诉我，那段被刺瞎左眼的经历已经没有以前那么强烈了，而只是一段很久以前发生的不愉快的往事。"那段经历真的很糟糕，"他若有所思地说，"它让我失衡多年。但现在我终于能重新开始开拓自己的生活了。"

一周后，我们第三次见面，处理创伤所造成的后果：他常年使用药物和酒精应付他的愤怒。当我们使用 EMDR 疗法的时候，更多的回忆浮现出来。大卫记得他曾经拜托认识的一个狱警把被监禁的袭击者杀死，但是他最终放弃了这个念头。回忆起这一决定对大卫来说意义重大：他曾经觉得自己是一只不受控制的怪物，但当他想起他曾经放弃报复时，他重新找回了自己充满良知、慷慨的一面。

接着，他自发地意识到他把自己对那些年轻袭击者的愤怒施加到他的儿子身上。这次见面结束后，他问我能不能和他的家人见面。他想告诉他的儿子他的这段经历并且请求他的原谅。我们的第五次也是最后一次见面中，他说他的睡眠质量提高了，并且有生以来第一次感受到了内心的平静。一年后，

⊖　1 英寸合 2.54 厘米。

他打电话告诉我，他和妻子的关系变得更加亲密，并开始一起练习瑜伽。他还说，他笑得更多了，并且从园艺和木工中找到了真正的快乐。

学习 EMDR

大卫是过去 20 年中，我用 EMDR 帮助过的许多患者之一。EMDR 帮助患者将心理创伤通过痛苦的回忆再创作为过去经历的一部分。我是通过玛吉接触到这一疗法的。玛吉是一位非常有胆识的年轻心理学家。她为遭遇性侵害的女孩们开了一家收容所。玛吉不停地卷入各种对抗纠纷之中，除了那些她帮助过的十三四岁的女孩子们，她和几乎周围的所有人产生冲突。她使用毒品，交往危险并且有暴力倾向的男友，和老板频繁争吵，并且因为受不了室友而不断地搬家。我很好奇这样一个女孩子是如何坚定专注的从一所知名院校攻克下心理学博士学位的。

玛吉经人介绍来参加我办的一个治疗小组，这个小组是专门为像玛吉这样的女士设立的。和她第二次见面的时候，她告诉我们她曾经被她父亲强奸过两次。一次是她 5 岁的时候，一次是她 7 岁的时候。她一直坚信这一切都是她自己的错。玛吉解释说，她爱她的父亲，所以一定是因为她自己的原因才使得她父亲控制不住对她进行了侵犯。听完她的陈述，我心想："她可能不会责怪她的父亲，但她肯定指责过几乎其他所有人"包括她以前的心理治疗师，她指责她没有能够更好地帮助她。像许多创伤幸存者一样，她通过语言叙述一个故事的同时，她的动作行为在叙述另一个故事，这样使她能不停地重演她的创伤性事件中的各方各面。

一天，玛吉来到小组，急切地想讨论她上周末参加 EMDR 职业培训的经历。那时我只听说过 EMDR 是一个新兴的疗法，疗法过程中心理咨询师需要在病人眼前不断晃动手指。我和我学术界的同事都觉得，这只是一个没有根据的流行热潮，就像很多其他热潮一样阻碍精神病学的发展。我当时坚信玛吉小姐对这一疗法的热情是盲目的。

玛吉告诉我们，EMDR 疗法使她回忆起了 7 岁时被父亲强奸的经历，回忆如此生动，以至于仿佛是在她童年的身体里又一次经历了那次事件。她能感觉到自己的身体是多么幼小，还能感觉到她父亲庞大的身躯压在她身上，并能闻到他呼吸里酒精的味道。她还告诉我们，虽然当时身临其境，她还是能够从 29 岁的立场来观察和分析。玛吉泪流满面："我那时这么小。一个大男人怎么能对这样的小女孩做出这种事情来？"她哭了一会儿，然后说："一切都结束了。现在我知道发生了什么。这不是我的错。我那时只是一个小女孩，没有任何办法阻止他骚扰我。"

我很吃惊。这么多年我一直在寻找一个可靠的方式来帮助人们重新审视自己过去的创伤而不被二次伤害。玛吉的经历似乎带她回到过去的经历而没有被它困住。EMDR 能使人安全的回顾创伤吗？ EMDR 能将创伤转换成回忆里的一个事件吗？

那次以后，玛吉还参加了几次 EMDR 诊疗，我们小组见证了她是如何慢慢改变的。她变得平静了许多，不过还保留着一贯嘲讽的幽默感，这点我很喜欢。几个月后，她开始新的恋情，这个男人和玛吉以前交往的男人类型完全不同。她宣布已经解除了心理创伤并离开了小组。我就是从那时开始决定参加 EMDR 的培训的。

EMDR：最初的起源

和许多科学发展一样，EMDR 起源于一次偶然的观察。1987 年的一天，心理学家弗朗辛·夏皮罗（Francine Shapiro）正在公园里散步，心想着一些痛苦的回忆，这时候她注意到，快速转动眼球可以神奇地减轻她的苦恼。这一简单的动作如何能起到这么重要的安抚作用？ 为什么这之前从来没有人发现过呢？ 带着这些疑问，她花了多年时间来研究和验证这一方法，逐渐建立起了一套标准的可用于研究和测试的治疗过程。[1]

我的第一个 EMDR 训练正赶上当时我需要处理一些自己内心的创伤。几个星期前，我工作所在的马萨诸塞州总医院某部门主任，同时也是耶稣会神父，突然关闭了我所工作的创伤诊所，让我们自己去争取新的地方和资金来治疗我们的病人，培养我们的学生，进行我们的研究。大约在同一时间，我在第 10 章里提到的那位长期研究遭遇性虐待女孩的心理学家，我的朋友弗兰克·普特南，被美国国家卫生研究院解雇了。而且瑞克·克鲁夫特（Rick Kluft）也在同一时期失去了他在宾夕法尼亚州医院协会的研究小组，他是全国研究解离症最知名的专家。这些事情的发生也许只是巧合，但我觉得我的整个世界受到了攻击。

我对失去创伤诊所的悲痛似乎是一个很好的测试 EMDR 效果的案例。当我的眼球跟随搭档的手指来回运动的时候，模糊的童年场景立马接连浮现在眼前：家人饭桌上气氛紧张的谈话，课间休息时与同学发生的冲突，还有和哥哥一起朝棚子窗户里扔石头的场景。所有的画面都很生动连贯，就像周日清晨的梦境一样，醒来之前如此清晰逼真，醒来的那一瞬间便灰飞烟灭。

大约半小时后，我和我的搭档一起回顾了老板告诉我要关闭诊所的一幕。现在我可以很坦然地接受了："好吧，既然这件事情已经发生了，我应该专注于以后的生活。"我再也没有沉浸在挫折中，而后来诊所经历了重组却也比以往更兴旺。使我忘却愤怒和伤心的原因单纯是 EMDR 吗？还是有其他因素？我想我永远也不会知道答案。但我的心路历程——从不相关的童年场景、到回顾伤痛、到从中解脱，这一过程是我在其他谈话疗法中从未经历过的。

接下来发生的事情更耐人寻味，那是在轮到我进行 EMDR 的时候。我们重新分组，我的新搭档说他想解决一些让他感到痛苦的童年事件。这些事件涉及他的父亲，但他不愿和我讨论细节。我不认识这个新搭档，我也从来没有在不了解创伤内容的情况下工作过。我因为他拒绝分享细节而感到慌张和生气。当我在他眼前移动我的手指时，他看起来极度紧张。他开始抽泣，呼吸变得急促而短浅。但每次我根据规程问他问题的时候，他都拒绝回答我他在想什么。

45 分钟的诊疗结束后，我的搭档和我说的第一句话是，我让他感觉很不舒服，他绝不会推荐他的患者来向我寻求帮助。不过他说 EMDR 的确帮助他放下了从小被父亲虐待的痛苦经历。我对此不置可否，而且，我怀疑他之所以对我如此粗鲁，是因为他把对父亲没有解决的感情转移到了我身上。不过毫无疑问，EMDR 使他变得更轻松自在了。

我去找我的 EMDR 导师杰拉尔德·普克（Gerald Puk），和他诉说我刚才有多狼狈。我的搭档显然不喜欢我，他在整个疗程中都表现得非常悲伤，但现在他说他长久以来的痛苦都消失了。如果他不愿意告诉我在疗程中发生了什么，我要如何知道他的问题是解决了还是没有解决？

杰拉尔德笑了笑，问我是否是为了解决自己的个人问题而成为一个心理健康专家。我承认大多数认识我的人会这么认为。然后他接着问，当人们向我诉说他们的创伤故事时，我是否觉得很有意义。我再次肯定了他的说法。然后他说："巴塞尔，也许你需要学习控制你的偷窥欲。如果你非常想听别人的创伤故事，你可以去酒吧，放几美元在桌上，对你的隔壁桌说：'如果你告诉我你的创伤故事，我就请你喝一杯。'但你需要知道这其间是有区别的。你想要倾听别人故事的欲望，和你想要了解病人内心愈合的过程，这两者是有区别的。"我把杰拉尔德的告诫铭记于心，并时常把它重复给我的学生们听。

当我结束 EMDR 训练之后，EMDR 疗法有 3 个特征一直让我深深着迷。

第一，EMDR 可以使大脑中的某种东西变得松散，从而使人们快速地回忆起过去经历的片段和画面，而且这些经历往往并不是紧密关联的。这似乎有助于让人们从更全面的角度看待自己的创伤。

第二，人们或许可以不用说出创伤经历而达到治愈的效果。EMDR 提供了一种全新的、帮助患者审视过去经历的方法，和传统的叙述与倾听方式截然不同。

第三，即使患者和医生之间没有信任关系，EMDR 也可以起到很好的治疗作用。这一点尤其重要。因为经历过创伤的人很少能和其他人建立起开放、信任的关系。

这些年来，我的患者中有说斯瓦希里语、中文和布里多尼文的，我只会用这些语言说"看这里"。这也是 EMDR 疗法里最重要的指示（在治疗中我也有翻译在一旁，但他主要负责解释该疗法的过程和步骤）。EMDR 不需要患者诉说他们难以忍受的事情，也不需要他们解释感到沮丧的原因，他们只需要专注于内心的体验，就能获得绝佳的治疗效果。

研究 EMDR

创伤诊所被马萨诸塞州精神卫生部门的一位经理救活了，他曾经关注我们对于儿童的工作，现在，他让我们负责处理波士顿地区的社区创伤响应中心。这足以满足我们日常工作的需求，而剩下的支援来自那些喜爱我们工作的职员们。在我们得到众多感谢和喜爱的工作中，还包括新近发现的 EMDR 疗法，那些从前无法得到治疗的患者如今得到了康复。

我和我的同事开始彼此展示 PTSD 患者的患者录像，让我们能够了解 EMDR 是如何一周又一周奇迹般地改善患者的状况。之后，我们开始正式以标准化的 PTSD 量表测量他们的康复进展。我们也与新英格兰女执事医院（New England Deaconess Hospital）的年轻神经影像学专家伊丽莎白·马修（Elizabeth Matthew）一起，安排了 12 名患者在治疗前后进行脑部扫描。仅仅就在进行了 3 次 EMDR 治疗之后，其中的 8 名患者的 PTSD 症状就极大地改善了。在他们的脑部扫描结果中，我们也发现治疗后的前额叶、前扣带回和基底核活跃度大为上升。这一变化是如今他们对创伤体验变化的原因。

一位男性患者说过："我依然把整件事记得很清楚，但如今，这个记忆离我更为遥远。通常我会沉溺在这个记忆中，但这一次，我漂浮在记忆的表面。我感到我能够控制我自己。"另一位女性说："以前，我能清楚记得整件事的每一个过程、每一个步骤。现在，这个事情更像是一个整体，而不是碎片，所以我更能处理这些记忆。"通过治疗，创伤性记忆失去了现实紧迫性，成了一个过去发生过的故事。

随后，我们从美国国家卫生研究院筹得资金，比较 EMDR、百忧解和安慰剂对 PTSD 的治疗作用。[2] 在我们的实验中，其中 88 名接受 EMDR 的被试中，28 名服用百忧解，剩下的服用糖丸。和以往很多其他研究一样，那些服用安慰剂的人也获得了很好的效果。8 周之后，所有人都获得了 42% 的改善，这已经比很多"循证"疗法的效果要好。

服用百忧解的小组比安慰剂小组的效果好一些，但这一优势微乎其微。百忧解是最常用于 PTSD 治疗研究的药物：仅仅是参与治疗实验就能够带来 30% ~ 42% 的改善，服用药物可以带来额外的 5% ~ 15% 的改善。然而，EMDR 治疗实质上有更好的效果，无论是对比服用百忧解或者是糖丸：经过 8 次 EMDR 治疗之后，1/4 的患者完全康复（他们的 PTSD 分数降低到可以被忽视的程度），与之对比，百忧解小组中只有 1/10 的患者康复。但真正的区别发生在之后：8 个月之后，我们访问参加实验治疗的人们，那些接受 EMDR 的患者中，有 60% 的患者痊愈。正如伟大的精神科医生弥尔顿·埃里克森（Milton Erickson）曾经说过："你一旦踢开了原木，河流就会继续流动。"一旦人们开始重新整合他们的创伤性记忆，他们会自然而然地恢复。相反，那些服用百忧解的人们在停药时出现了病情反复。

这一研究的重要性在于，与创伤相关的治疗，例如 EMDR，可能比药物更有效。其他研究也证实，如果患者服用百忧解或类似药物如西酞普兰、帕罗西汀和左洛复，他们的 PTSD 分数只有在他们持续服药的期间得到改善。这让药物治疗在长期变得十分昂贵（有趣的是，尽管百忧解作为一种抗抑郁药而广为人知，但在我们的研究中，EMDR 比抗抑郁药更有效地缓解了抑郁症状）。

我们研究的另一个关键发现在：在儿童期遭遇过创伤的成年人对于 EMDR 的反应与那些在成年时才遭遇创伤的人十分不同。8 周之后，一半的在成年后才遭受创伤、并接受 EMDR 的人的症状完全康复，但在儿童时遭受虐待的患者只有 9% 获得了显著的改善。8 个月之后，成年创伤组的治愈率上升到 73%，而相较之下，只有 25% 有过儿童虐待史的人治愈。儿童虐待组对于百忧解有持续的效果，虽然这一效果比较微小。

这一结论强化了我在第 9 章的结论：童年时长期的遭虐待对于心理和生理的改变与成年后的创伤性事件可能对人的影响完全不同。EMDR 对于固化的创伤性记忆有强有力的治疗作用，但这不意味着可以解决儿童时期与身体或性虐待相关的背叛或抛弃带来的影响。然而，无论是怎样的治疗方式，仅仅 8 周的治疗都不足以解决这一长期创伤的后遗症问题。

正如我们在 2014 年进行的 EMDR 治疗一样，EMDR 是所有发表的 PTSD 治疗研究中，针对成年人最有效的治疗方式。但除了我们发现的结果、连同其他数十项研究，我的大多数同事依然对 EMDR 表示怀疑——也许因为 EMDR 的效果太好了，以至于看起来有点不真实。我可以理解这种怀疑，EMDR 毕竟是一种不寻常的方式。有趣的是，在第一项使用 EMDR 治疗患有 PTSD 的退伍士兵的科学研究中，因为 EMDR 预期效果很糟，研究者将之作为控制组，用以比较生物反馈辅助放松的治疗。令研究者们惊讶的是，12 次 EMDR 的治疗效果比生物反馈辅助放松的治疗更好。从此之后，EMDR 治疗成了退伍军人事务处对于 PTSD 的推荐治疗方式。

EMDR 是另一种暴露疗法吗

一些心理学家假设 EMDR 其实是一种使患者对创伤性事件变得不那么敏感的治疗方式，因此它与暴露疗法相关。更为准确地说，EMDR 是一种整合创伤性材料的治疗方式。正如我们研究表明的那样，经过 EMDR 治疗之后，人们再次想起创伤的方式会变成一种过去的、完整的事件，而不是重新体验一些脱离场景和语境的感受和图像。

记忆产生而又发生改变。在记忆产生的同时，几乎不需要自我意识的参与，我们的思维 / 大脑就自动将记忆融合、进行再次解释。当这一过程完成后，这次生活经验和其他生活事件融合起来，而不再单独存在。[4] 正如我们见到的那样，在 PTSD 的患者中，类似针对创伤性事件的记忆处理作用被阻塞了，无法起到应有的作用——有关创伤性事件的记忆依然是未被消化的、活生生的。

　　不幸的是，几乎没有心理学家曾经在受训时学过大脑记忆系统的运行方式。这一缺陷可能会导致治疗误导。与恐惧症相反（例如蜘蛛恐惧，这种针对特定事物的非理性恐惧），创伤性压力是一种中枢神经系统基于真实的恐惧经历（或目睹他人的覆灭）而产生的、一种根本性的重组，会将自我的体验和对现实的解释重新组织起来（整个世界都是危险的、自我是无助的）。

　　在暴露疗法中，患者一开始会非常恐惧。正如他们重新想起创伤性经历时，他们的心跳、血压、压力激素都会急剧上升。但如果他们能够坚持治疗，一直重温他们的创伤，他们的反应会逐渐变得不那么强烈，而且在想起创伤性事件时，他们会变得不那么容易崩溃。结果是他们会在 PTSD 的症状量表中降低。然而，仅仅是把人暴露在以往的创伤中，不足以将记忆整合到他们以往的生活中，而且也几乎不可能恢复他们在遭受创伤前与人愉快相处、追求生活乐趣的能力。

　　与之相反，EMDR 和我们将在余下章节介绍的治疗方式（家庭内部系统治疗、瑜伽、神经反馈、心理动力疗法、和戏剧疗法）一样，不仅仅着重于调整强烈的创伤性记忆，也专注于通过重新掌握身体和思维恢复自主性、参与感和责任感。

用 EMDR 处理创伤

　　正如我的很多其他受过创伤的患者一样，凯瑟可以彻底沉浸在她的学习中：当她在看书或写研究报告时，她可以屏蔽她生命中的一切其他东西。这让她成为一个成功的学生，尽管她不知道应该如何建立一段充满爱的亲密关系，无法获得亲密伴侣。

　　凯瑟告诉我，她的父亲曾多年来把她当作雏妓。这种情况下我一般只会将 EMDR 作为辅助疗法。然而，EMDR 在她身上表现出超群的作用。仅仅经过 8 次 EMDR 治疗后，她就彻底痊愈了——这是目前为止我见过最短的治疗严重童年虐待的案例。这些治疗都发生在 15 年前。我最近又见到她，和她一起权衡是否应该收养第三个小孩。她是我们愉快的源头：聪明、有趣、快乐地投入在她的家庭和她作为儿童发展副教授的工作中。

我分享凯瑟在第四次 EMDR 治疗中的笔记，不仅仅是为了说明 EMDR 中通常会出现的状况，而且也是为了表现创伤性的经验整合，我们人类的心智一直处在发展之中。没有脑扫描、验血，或心理测量量表可以检测到这一现象，甚至通过录像，也只能略微表现出 EMDR 对于释放心智的想象能力。

凯瑟坐在她的椅子上，以 45 度角面对我。我们之间的距离大约是 4 英尺。我让她回忆起一段特别痛苦的经历，鼓励她唤起当时的一切感官和身体记忆——她听见的、看到的、想到的、身体的感觉（我的录像中没有标明她当时是否告诉我这些记忆的细节，我猜想她大概没有，因为我没有把它写下来）。

我问她是否"处在记忆当中"，当她说"是"时，我让她给这种感觉的真实感评分，从 1 到 10。"大约是 9。"她回答。之后，我让她用眼睛跟着我的手指。我们完成了大约 25 次眼部活动之后，我时不时地会对她说："深呼吸"，然后接着说："你现在想到了什么？"或"现在你的心中有什么？"凯瑟会告诉我她在想什么。每当她的语调、表情、身体动作，或者呼吸频率表明她在经历一个重要的情绪阶段时，我会说："注意你现在想到的事情。"然后开始另一组的眼部动作，而在这时候她什么都没有说。除了偶尔说出一些词语，我在接下来的 45 分钟内几乎保持了沉默。

这些是凯瑟在第一组眼球转动练习之后的联想："我想起了我的伤疤——这是我父亲将我的手捆在我背后造成的。还有一些伤疤是我父亲故意造成的，他说这样就能证明我是他的东西。还有这些是咬伤造成的疤痕（她指给我看）。"她看起来很惊骇，但很快她又平静下来，因为她回想到，"我想起我被泼满汽油，我父亲用宝丽来相机对着我拍照，之后我被彻底浸入水里。我被我的父亲和他的两个朋友轮暴；我被捆在桌子上；我想起他们用百威啤酒的瓶子强暴我。"

我感到一阵揪心，但我除了让凯瑟记住这些记忆，没有作任何评论。大约 30 个来回的眼球运动之后，我在看到她的微笑时停下来。当我问她在想什么时，她说："我想起我当时在上一个空手道课程，这个课程棒呆了！我真是横扫千军！我看到他们一个个被我打倒。我喊道：'你知道你在伤害我吗？我不是你的女朋友。'"我连忙说："待在那儿。"然后开始进行另一次眼球运动。当这次眼球运动完成时，凯瑟说："我看到两个我——一个很小、很小的小女孩……一个小小的荡妇。所有的女人都不能照顾好她们自己、不能照顾我、不能照顾她们的男人——结果就只有我去服务这些男人。"她开始在眼球运动练习的过程中啜泣。当我们停止眼球运动时，她说："我见到我当时是多么弱小，而这个如此幼小的小女孩竟然遭到如此残暴的对待。这不是我的错。"我点点头说："是的——保持这个感觉。"在下一轮眼球运动结束后，凯瑟说："我回顾我目前为止的生活——已经长大了的我对幼小的我说：'你现在安全了。'"我鼓励地点头，然后继续我们的治疗。

类似的想象不断出现："我看到一辆推土机推倒我小时候住的房子。一切都结束了！"之后，凯瑟开始回忆起完全不相干的事情："我在想我是那么爱杰弗里（和她同班的一个小男孩）。我在想他当年是那么希望和我一起出去玩。我过去从来没法成为某个人的女朋友，而且我不知道应该怎么做。"我问她，在下一轮眼球运动练习时想要知道一些什么。"现在，有一个人想要和我在一起——就只是简单地在一起而已。但我不知道怎样和男人相处。我太紧张、太僵硬了。"

我一开始移动我的手指，凯瑟就开始啜泣了。当我停止时，她告诉我："我看到一幅场景：杰弗里和我坐在一个咖啡店里。我父亲一从门口进来，就一边号叫一边挥舞着一把斧头。他说：'我跟你说过，你是属于我的！'他把我推倒在桌子上，然后他强暴了我，之后他强暴了杰弗里。"她撕心裂肺地哭起来："如果你见过你和你的男友都被你父亲强暴了，你怎么还能对任何一个人打开心扉呢？"我想安慰她，但我知道，更重要的是让她能继续联想。我让她把注意力集中在她的身体感觉上："我感觉到我的手臂、我的肩膀、我的右胸都不舒服。我想要被抱住。"我们继续进行眼球移动的练习，然后当我们又一次中止时，凯瑟看起来放松多了。"我听到杰弗里说一切都会没事的，他会来照顾我。这不是因为我做了什么，他回来只是因为他想要和我在一起。"又一次，我问她身体的感受。"我感到非常平静。我有一点点发抖，就好像你在用一些从未用过的肌肉一样。我感到解脱了。杰弗里其实已经知道了这一切。我感到我是活着的，一切都结束了。但我担心我父亲现在可能在折磨另一个小女孩，这让我非常非常悲伤。我想要拯救她。"

但我们继续进行 EMDR 治疗时，创伤记忆又一次回来了："我想吐……我感到很多气味一起向我袭来——难闻的香水味、酒精味、呕吐物的味道。"几分钟后，凯瑟大哭起来："我觉得此时此刻我的母亲好像在这里。她好像想让我原谅她。我觉得在她身上似乎也发生过同样的事情——她一再向我道歉。她告诉我，我的外公，也对她做过同样的事情。她也告诉我，我的祖母也因为没法保护我而感到很抱歉。"我一直让她深呼吸，感受那些不断浮现出的记忆。

在我们最后一轮眼球运动中，凯瑟说："我感到一切都结束了。我感到我的外祖母抱住现在的我——告诉我她很后悔与我的外公结婚。她和我母亲很确定，这再也不会发生。"在最后一轮 EMDR 治疗结束时，凯瑟微笑着说："我脑海中冒出了这样的画面，我把我的父亲推到咖啡店外面，杰弗里在他身后锁上了门。父亲站在外面。你可以通过窗子看到他，所有人都在嘲笑他。"

在 EMDR 的帮助下，凯瑟得以将她的创伤性记忆与想象融合起来，将记忆安息，伴随着一种完结感和掌控感。她在完成这一点时，我几乎没有灌输她任何信息，也没有与我讨论过任何她的经历（我从来不怀疑这些记忆的准确性；她的记忆对她来说是真实的，我的工作是在现在帮助她处理这些记忆）。这一过程解放了她的心智和大脑，激活了新的场景、感受、想法；就如同她的生活为了未来而被迫创造一些新的可能性一样。[5] 正如我们见过的一样，创伤性记忆会一直以一种零碎、不可改变的场景、感官和感觉的方式存在着。对我们的心智来说，EMDR 最惊人的特征是，它可以明显自动地激活一系列毫不相关的感受、情绪、图像、想法，并且把它们与原本的记忆联系起来。

这一重新将旧有信息整合为新记忆的过程，可能就是我们整合普通的、非创伤的日常记忆的方式。

EMDR 与睡眠之间的联系

在学习了 EMDR 之后不久，我被要求聊聊我当年在马萨诸塞精神卫生中心，由艾伦·霍布森（Allan Hobson）领导的睡眠实验室中的工作。霍布森[和他的老师米歇尔·朱费（Michel Jouvet）一起]因为发现了梦境在大脑中产生的部位而著名，而他的一位研究助理，罗伯特·史迪克戈尔德（Robert Stickgold）开始研究梦境的作用。我向研究小组展示了一段录像：一个患者在 13 年前因为车祸患上了严重的 PTSD，而在两次 EMDR 的治疗之后，她从一个惊恐的受害者成为一个自信坚定的女性。罗伯特对此十分着迷。

几周后，史迪克戈尔德家人的一个朋友因为猫的死亡而过于悲伤，被迫入院。住院精神科医生认为，她的猫的死亡让她想起了一个她无法释怀的记忆——12 岁时母亲的死亡。因此，住院精神科医生联系了一位知名 EMDR 训练者，罗格·所罗门（Roger Solomon），而这位女性之后成功地被治愈了。之后，她打电话向史迪克戈尔德说："罗伯特，你得研究 EMDR。这个疗法很奇怪——它可能作用于你的大脑，而不是你的思维。"

很快，在《梦境》（Dreaming）杂志中，一篇文章认为 EMDR 与 REM（快速眼动睡眠，即梦境发生时）相关。[7] 研究已经表明，睡眠，特别是梦境，对于情绪调节至关重要。正如这篇在《梦境》杂志中的文章指出，REM 期间的快速眼部运动和 EMDR 相似。增加 REM 睡眠期间可以减轻抑郁，而 REM 睡眠越少，我们越有可能抑郁。[8]

众所周知，PTSD 与睡眠障碍相关，而使用酒精和毒品之类的物质进行自我治疗进一步干扰 REM 睡眠。我当年在退伍军人事务处工作的时候，我和我的同事频繁发现，那些患有 PTSD 的退伍军人总是在进入 REM 睡眠之后很快醒来[9]——也许因为梦激活了他们有关创伤的碎片记忆。[10] 其他研究者也发现了类似的现象，但他们认为这与 PTSD 无关。[11]

如今，我们知道深睡眠和 REM 睡眠对于记忆的变化同样重要。在睡眠中，大脑加深了与情绪相关的信息，而与情绪不相关的信息逐渐消失。[12] 在史迪克戈尔德和同事一系列精妙的研究中，他们发现，睡眠中的大脑甚至可以找出我们在清醒时认为不相关的信息之间的联系，并将它们整合到更广的记忆系统中。[13]

梦境经年累月地、不断将旧有记忆的碎片回放、合并、重整。[14] 他们不断更新着我们的深层状态，决定了我们在清醒状态时关注的内容。也许 REM 在这一点与 EMDR 相似：REM 睡眠中，我们激活了比非 REM 睡眠或清醒状态下更遥远的联系。例如，当人们在非 REM 睡眠中被唤醒时，让他们做字词联想测试，他们会给出标准的回应，例如热 / 冷，硬 / 软。如果在 REM 睡眠中唤醒他们，他们的联想可能会是反传统的：例如盗窃 / 错误。[15] 而且，人们在经过 REM 睡眠后，他们更容易解决简单的同字母异序词谜语。正因为 REM 激活事物之间更遥远的联系，这解释了为什么梦境总是奇怪的。[16]

史迪克戈尔德、霍布森和他们的同事因此发现，梦境可以促使无关记忆之间的新联系。[17] 事物之间的新联系是创新的最重要特点；我们也发现，这也是疗愈的关键。不能将新的经验整合起来，也是 PTSD 最重要的关键之一。我在第 4 章时提到过，诺姆可以想象一个蹦床拯救未来的受害者。然而，那些创伤后幸存者的联想能力是僵化的：一切带着头巾的人都会来杀我，一切认为我有魅力的男人都想强暴我。

最后，史迪克戈尔德认为，EMDR 和梦境中的记忆处理方式有明显的关联："如果 EMDR 的双侧刺激会以类似于 REM 睡眠时的方式改变记忆，那么，这就足以证明，EMDR 可以利用 REM 睡眠中产生的方式进行治疗——而这一睡眠中的记忆处理方式是 PTSD 患者无法进行、并因此无法缓解创伤的原因。"EMDR 的基本指导：保持你脑中的图像，看着我的手指前后移动。也许这样可以完全复原睡梦中的大脑的状况。这也与露丝·拉尼厄斯和我正在进行并即将发表的研究相同：我们让那些受过创伤的人们躺在 fMRI 扫描仪中，让他们回忆起创伤性事件或普通事件，同时不断移动视线，观察他们的大脑活动。我们的研究发现，这些人的大脑活动状况和人们在睡眠中的状况相同。

关联和统合

与其他传统的暴露治疗不同，EMDR 几乎不花时间探究创伤本身是什么。创伤本身当然是治疗的开始，但这一疗法着眼于激发信息之间的关联。在我们的百忧解 /EMDR 对比研究中，药物可以钝化回忆起事件场景和感受的恐惧，但这些恐惧依然刻在我们的思维和身体中。服用百忧解仅仅能钝化记忆，而不能将过去的事件统合起来，而且记忆依然会让人产生相当的焦虑——与之相反，进行 EMDR 治疗的患者再也没有体会到创伤的烙印：它成了一个仅仅发生在过去的可怕时间。正如我的一位患者一边做出一个不屑的手势，一边说道："这都是过去的事情了。"

即使我们并未明确知道 EMDR 的效用机制，但这对于百忧解来说，也是一样的。我们知道百忧解作用于血清素，但百忧解提高了还是降低了血清素浓度、作用于哪些大脑细胞、为什么这一效果可以让人们感到不那么害怕，这些效果都是未知的。类似的，我们也不知道为什么向信任的朋友倾诉可以带来强烈的解脱感，而我惊讶地发现，几乎没有人想要解答这个问题。[19]

临床医生只有一种责任：做一切他们能做的事情来让患者感到好一点。因此，临床治疗总是实验的温床。一些实验治疗失败了，一些实验成功了，一些实验，例如 EMDR，辩证行为疗法和内在家庭系统治疗，持续地改变着治疗方式。验证所有的治疗方式花费经年，而且阻碍了针对新疗法的研究——因为研究一般都仅仅支持那些已经被证明有效的治疗方式。有关青霉素的研究历史安慰了我：在发现和证明有效之间，经过了 40 年——在 1928 年，亚历山大·弗莱明（Alexander Fleming）发现了这种抗生素，但最终到了 1965 年，人们才清楚抗生素的作用机制。

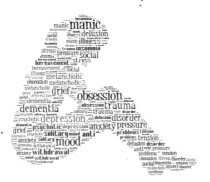

第16章

瑜伽：在身体中栖息

> 当我们重新开始体会到自我与身体的真正需求之间的联系，我们就
> 会体会到一种全新的、热爱自我的能力。这是一种更高、更真实的自我
> 关怀，让我们注意到我们的健康、饮食、能量和时间管理。这一更高的
> 自我关照是自然而然地产生的，而不是一种对于"应该"的回应。我们
> 能够在自我关照中体会到一种直接的、亲密的喜悦感。
>
> ——斯蒂芬·寇培，《瑜伽和真我的追寻》
> (*Wonderful Yoga and the Quest for the True Self*)

　　我第一次见到安妮时，她萎靡地坐在我的候诊室里，穿着褪色的牛仔裤
和印着吉米·克利夫头像的紫色 T 恤。她的脚明显在抖动着，即使我已经邀
请她进门，她的双眼也一直盯着地上。除了她是一个 47 岁的女性、从事特殊
教育之外，我对她几乎一无所知。她的身体清楚地表明，她紧张到不能进行
对话——甚至不能提供一些普通信息，例如她的地址或保险计划。当人们这
么害怕时，他们几乎都不能保持头脑清晰。如果你坚持，他们会立刻跑掉，
然后就再也见不到他们了。

　　安妮拖着脚步走进我的办公室，但她依然站着、几乎不敢呼吸，看起来

像一只吓呆的小鸟。我知道，除非我让她冷静下来，否则她什么都做不了。我走到距离她 6 英尺之内，确定她和门口之间畅通无阻，我鼓励她进行深一些的呼吸。我和她一起进行呼吸，让她像我的样子轻轻摆动手臂、在吸气的时候抬起、在呼气的时候放下。这是我从一个中国学生那里学到的气功术。她悄悄地模仿着我的动作，但她的眼睛依然盯着门。我们这样子做了半个小时。我不时地让她注意脚和地上的触觉、她的胸部随着呼吸扩张又恢复的感觉。她的呼吸逐渐变得缓慢而深沉，脸部表情也柔和起来，脊背也变直了一些，眼神也从地上抬到我的喉结处。我开始感到在那不堪重负的恐惧背后的那个人。最终，她看起来更放松了，向我展现出微弱的笑容，而且开始感觉到我们两个人都在同一个房间里。我建议我们今天到此为止——我已经对她做出了足够的要求——我问她是否愿意在一周之后回来。她点点头，轻声咕哝："你真是一个奇怪的人。"

随着我逐渐了解安妮，我从她给我写的笔记和绘画中推测，她在很小的时候曾经被父母双亲极为残忍地虐待。随着她慢慢学会如何在回忆往事时不被焦虑挟持，她故事的全貌逐渐呈现出来。我了解到，安妮在工作中拥有特别出色的技巧，而且擅长照顾有特殊需要的孩子（我在她身上学了不少技能，用来对付我们诊所的孩子，我发现这些技巧都极为有用）。她也可以畅快地谈论那些她在教育的孩子，然而，一旦我们谈到她与成年人之间的关系，她就会立刻闭嘴。我知道她结了婚，但她几乎不提到她的丈夫。她应对不同意见和冲突的方式是让自己消失。但她感到无法忍受时，她就会用刀片割自己的手臂和前胸。数年来，她尝试过好几种治疗方式，也试过很多种冥想方式，这些治疗和冥想对她可怕的经历作用微乎其微。她也住过几次精神病医院，来控制自己的自伤行为，但这些治疗也没有给她带来太多的好处。

在我们早期的治疗环节中，因为安妮只能暗示她当时的感受和想法，不然她就会陷入惊愕和呆滞中，因此，我们着重于平息安妮内在的生理混乱。我们用了这些年来我学到过的一切技巧，例如专注于呼吸动作本身，以激活副交感神经系统。我也教她用手指按住一系列的身体穴位，这个技巧通常以

EFT（Emotional Freedom Technique，情绪释放技巧）为名进行教授，可以帮助患者保持在可忍受的范围内，对 PTSD 的症状有正面作用。[1]

无法逃避电击的后遗症

因为我们现在多多少少知道了哪些大脑回路与警觉系统相关，当安妮坐在候诊室的时候，她的大脑中发生着这样的事情：她的烟雾探测器——杏仁核这个负责将特定情景解读为威胁生命的前兆的器官，正在向她负责生死存亡的大脑发送紧急信号，要求她做好战斗、逃跑或吓呆的准备。安妮同时做出了所有的反应——她看起来既焦虑又紧张，而她的大脑一片空白。

正如我们见到的这样，这表明了我们大脑中警报系统的损坏，而且，如果你的烟雾探测器坏掉了，你就不能确信你的感知是准确的。例如，即使安妮开始喜欢我，而且期待我们的会面，但她在我的办公室时仍然处于极度惊恐中。有一天，她甚至出现了闪回：一天，她感到她的父亲很快就会回家，她很激动，但就在那天晚上，她父亲猥亵了她。这是她第一次发现她的内心会自动将见到喜欢的人的激动与被猥亵的恐怖联系起来。

年幼的孩子特别擅长于分割体验，因此，安妮对父亲自然而然的喜爱和对被他性骚扰的恐惧被分割在她意识中的不同部分中。作为一个成年人，安妮因为自己被侵犯而自责，因为她当年的那个自己，那个可爱又兴奋的小女孩引诱了她父亲，被骚扰完全是她自作自受。她的理性告诉她这完全就是无稽之谈，但她的这个信念源于她负责情绪与生存的大脑，深深地刻印在她最基础的边缘系统中。如果她不能重新在安全的状况下回忆当时这个遭受侵犯的小女孩的感受和行为，她的这个信念就不会改变。

麻木的内在

那些令人无助的记忆储存在我们紧张的肌肉中，或者在我们身体某些部位的失能中，例如事故受害者的头部、背部，或四肢，性侵犯受害者的阴道或直肠。很多创伤后受害者的一生都在努力抑制或忽视那些令他们不快的感官体验，而我在工作过程中，我见到他们是多么擅长于自我麻木。他们随后也许会变得肥胖，或厌食，或沉迷于运动或工作。至少一半的创伤后幸存者试图用酒精或毒品来麻醉他们令人无法忍受的内心世界。自我麻醉的背面是寻求刺激。很多人试图用割伤自己来抵抗麻木感，有的人也会去蹦极或从事例如买春、赌博等其他高危活动。所有这些方式都只能给他们一种虚假的、自相矛盾的控制感。

当人们长期处在愤怒或恐惧中，持续的肌肉紧张最终会导致痉挛、背痛、偏头痛、纤维肌痛症，或其他形式的慢性疼痛。他们可能会见各种各样的专科医生、进行大量的诊断性检查、接受无数的药物治疗，有一些药物可以让他们暂时缓解，然而所有的这些药物都无法解决最根本的问题。他们的诊断仅仅关注他们的现状，而完全没有考虑这些病症也许是他们应对创伤的一种症状。

在我对安妮进行治疗的头两年，我专注于帮助她容忍她的生理感受——仅仅是当下的感受，一种有开始、有经过、有结尾的感受。我们一起帮助安妮保持镇定，让她能够不带判断地体会她的感受，这样，她就能将那些不请自来的恐怖图像和感受看作是过去的残留物，而不会感到自己如今的生活受到无休止的威胁。

像安妮这样的患者不断向我们提出挑战，让我们不断探索新的方式，去帮助他们调整和控制生理唤起。我和我创伤中心的同事，就是这样在无意中发现了瑜伽的效果。

瑜伽的治疗效果：自下而上的调节

在 1998 年，吉姆·霍普（Jim Hopper）第一次发现心率变异性（HRV）这个测量自律神经系统效果的新生物指标时，我们就开始进行瑜伽研究了。

我们在第 5 章提到过，自律神经系统是我们大脑中最重要的生存系统，而它通过两个分支调整我们身体的唤起程度。简单来说，交感神经系统（SNS）依靠肾上腺素来激活身体和大脑，促使他们采取行动，而副交感神经系统（PNS）靠乙酰胆碱来调节诸如消化、伤口愈合、睡眠和做梦周期等身体功能。当我们在理想状态下，这两个系统通过密切的联系，帮助我们同时投入在自身感觉和周围环境中。

心率变异性测量交感系统和副交感系统的平衡性。当我们吸气时，我们刺激了交感系统，让我们心率增加；当呼气时，我们刺激了副交感系统，让心跳减缓。健康人的呼气和吸气产生了平稳的、有节奏的心率波动。好的心率变异率意味着人基本健康。

为什么心率变异性（HRV）很重要？当我们的自主神经系统平衡时，我可以在一定程度上控制我们对挫折和失望的反应，让我们即使感到冒犯或受到冷落时，仍然可以平静地评估事态。对警觉系统的有效调节可以让我们控制冲动和情绪：只要我们可以保持平静，我们就可以选择我们希望得到的回应。而缺乏调节的自主神经系统会让我们失去心理和生理的平衡。因为自主神经系统同时影响我们的身体和大脑，不良的 HRV——也就是说，心率对于呼吸缺乏变化——不仅仅对于我们的思维和感觉有负面效果，也会让我们的身体不能很好地应对压力。缺乏呼吸和心率的平衡，让人们更容易患上各种躯体疾病，例如心脏病和癌症，并增加患上心理疾病的可能，例如抑郁症和 PTSD。[2]

为了进一步研究这个问题，我们通过仪器测量患有 PTSD 或者没有患有 PTSD 的患者的 HRV。我们用一根带子环绕着他们的前胸测量他们的呼吸，用一个小小的监测器连接他们的耳垂测量脉搏。我们测量了 60 个被试者之后，PTSD 患者很明显表现出不同寻常的低 HRV。换言之，PTSD 患者的交感和副交感神经的失调。这让创伤的问题变得更加复杂：我们确认了另一个大脑调节系统的失调。缺乏保持交感和副交感系统的平衡，也许可以解释为什么像安妮这样的创伤后幸存者会对很小的压力反应过度：他们那负责应对变幻莫测的日常生活的生理系统，已经不能再应对生活的挑战。

我们的另一个科学问题是：有没有一种方式可以改善人们的 HRV？探索这个问题是我的个人喜好，因为我发现我的 HRV 不足以保持长期的身体健康。我在网络上搜索发现，马拉松运动员的 HRV 特别高。遗憾的是，这个研究对我来说几乎没有用，因为我和我的患者都不是波士顿马拉松运动员。

当时谷歌列出了 17 000 个瑜伽网站，声称瑜伽可以改善 HRV，但我们不能找到任何支持性研究。瑜伽练习者也许发展出一套有效方式，帮助人们找到他们的内在平衡和健康，但在 1998 年，没有任何西方医学传统研究工具评估过或证明过他们所声称的效果。

然而，从那时开始，科学研究确认了，改善一个人的呼吸方式可以缓解愤怒、抑郁和焦虑的问题，而瑜伽就是这样对门类广泛的健康问题（例如高血压、高压力激素[6]、哮喘和背痛[7]）起到正面作用的。然而，没有一份精神病学杂志发表过一项有关瑜伽对 PTSD 的作用，直到我们在 2014 年进行类似的作用研究。[8]

在研究一开始，我们进行了几天的网络搜索。那时，一个又高又瘦的瑜伽老师，大卫·艾默生（David Emerson）走进创伤中心的前门。他告诉我们，他改良了一套高温瑜伽来帮助 PTSD 患者，他也在当地的退伍士兵服务中心开展了一套瑜伽课程帮助退伍士兵，也在波士顿区域被强暴事件援助中心（Boston Area Rape Crisis Center）有类似的课程。他问我们是否有兴趣和他一起工作。最终，大卫在我们这里建立了一个活跃的瑜伽课程，而且，因为这个课程，我们第一次得到了美国国家卫生部的研究资助，以研究瑜伽对 PTSD 的治疗效果。大卫也让我逐渐开始个人的瑜伽练习，我最后也成了马萨诸塞西部的克里帕鲁瑜伽中心的一个瑜伽老师（在这个过程中，我的 HRV 也改善了）。

通过探索研究瑜伽对 HRV 的改善作用，我们探索了更广泛的解决问题方式。我们可以用一些价格合理的仪器训练人们缓解他们的呼吸，让他们的呼吸和心跳同步，让他们最终达到一种"心率和谐"的状态。如今，我们的智能手机上有各种各样的 App 帮助人们改善 HRV。[10] 在我们的诊所，我们有一个工作室，患者在那里可以训练 HRV，我劝所有因为各种各样的原因不能练习瑜伽、武术、气功的患者都在家进行 HRV 练习。

在瑜伽中探索

对瑜伽的研究让我们对创伤对身体的影响到达了更深的层次。我们第一次实验瑜伽课的地点是在附近的一个工作室里。大卫·艾默生和他的同事黛娜·穆尔（Dana Moore）、朱迪·卡里（Jodi Carey）志愿担任瑜伽老师，而我的研究小组探究如何可以测量瑜伽对心理活动的影响。我们在附近的超市和自助洗衣房散布广告，告诉他们我们要开展瑜伽课程，然后访问了几十个打电话回复我们的人。最终，我们选择了 37 位有严重创伤史、接受了多年的治疗但依然无效的女性。我们随机选择了这些人的一半参加瑜伽练习小组，而另一半进行结构化的心理治疗——辩证行为治疗（dialectical behavior therapy，DBT）——教人们如何使用内观冥想的方式保持冷静和控制。最终，我们决定委托一位在 MIT 工作的工程师帮我们组装一个复杂的计算机，让我们可以同时测量 8 个人的 HRV（因为在这个试验中，我们把实验参加者分成不同的课程，每次课程的参加者不超过 8 个人）。当瑜伽最终改善了 PTSD 的过度警觉问题，而且创造性地改善了参加者与他们身体的关系（"我现在更关注我的身体了""我更能倾听我身体的需要了"），8 周的 DBT 治疗不能影响他们的警觉级别，或 PTSD 症状。因此，我们对瑜伽的兴趣，逐渐从如何可以改善 HRV（它确实也可以）[11] 转移到如何帮助创伤幸存者学会如何舒适地栖息在他们受尽摧残的身体中。

随着时间的推移，我们也在北卡罗来纳州的乐洁恩营（Camp Lejeune）开始了一项针对海军的瑜伽课程；我们还成功地推广了好几个针对患有 PTSD 的退伍士兵的瑜伽课程。尽管我们对退伍士兵还没有正式的研究数据，但至少看起来，瑜伽对于他们的效果与对我们研究中女性的效果差不多。

所有的瑜伽课程都包括呼吸练习（pranayama）、肢体伸展练习（asanas）

和冥想练习。不同的瑜伽流派强调不同的练习强度，或者对这些核心部分的不同侧重。例如，对于呼吸的速度和深度，是否使用嘴、鼻孔，或咽部都会产生不同的效果，有一些技术会对人们的精神状态产生极大的影响。[12] 在我们的研究课程中，我们尽量简化这些步骤。我们的很多患者几乎都感觉不到他们自己的呼吸，所以学会关注呼气和吸气的过程，觉察到他们的呼吸是快或者慢，在保持着一些动作的同时数着呼吸，对他们来说，都有巨大的效果。[13]

我们逐渐介绍了一些经典的瑜伽姿势。我们强调，重点不是做到"正确"的姿势，而是帮助参与者觉察到肌肉在不同姿势下的状态。动作的顺序是为了创造一个紧张／放松的节奏——这一节奏是我们希望他们会在日常生活中逐渐觉察到的。

我们没有教太多的冥想技术，但我们通过鼓励学生观察他们在改变姿势时的状况，培养他们进行正念冥想的兴趣。我们的研究中，我们一直关注创伤后幸存者是如何克服困难、感到彻底放松、他们的身体感到安全。当参加者进行 shavasana 这个一般会在课程结束时的动作时，学生们会脸朝下躺着，手心向上，放松他们的四肢。这时候，我们将一个很小的检测器放在他们的胳膊下，测量他们的 HRV。我们发现参加者其实并没有放松，大量的肌肉活动干扰让我们无法测量到清晰的 HRV 信号。他们并没有进入一个安静的状态，而是随时准备着对抗看不见的敌人。对于创伤恢复而言，最大的挑战依然是进入一个真正的放松状态，能够安全地交出自主权。

学会自我调节

我们的实验性研究成功之后，我们在创伤中心开展了一个治疗性的瑜伽课程。我认为对安妮而言，这也许是一个重新建立一个关注身体联系的好机会，所以我劝她试试看。第一节课很困难。仅仅是瑜伽老师的调整动作就让她恐惧得跑回家，然后疯狂地划伤自己——她的那失灵的警觉系统会将一个后背上温和的触碰当作是侵犯。与此同时，安妮意识到，瑜伽也许可以让她摆脱那在体内一直持续的危机感。在我的鼓励之下，她在下一周回到了瑜伽课程中。

安妮比较容易写下而不是说出她的感受。在她的第二节瑜伽课程之后，她对我写道："我不知道我为什么这么害怕上瑜伽课，但我知道瑜伽对我来说，是一个无与伦比的疗愈之源，这就是为什么我一直在尝试它。瑜伽关注内心而不是外在，它关注聆听自己的身体，我的大部分生存系统从来没有做过类似的事情。我去上瑜伽课的时候，我的心跳得很快，我真的很想掉头就跑，但我依然一步步地走进门，走进教室。下课之后，我回到家睡了 4 小时。这一周，我试着在家里做瑜伽时，这些话出现在我的脑海里：'你的身体有话要说。'我对自己说：'我会试着去理解你。'"

几天之后，安妮给我写信："我在今天的瑜伽课上和下课之后产生了这样的想法。我发现，我在割伤自己的时候，我与我身体的关系是如此割裂。当我在做一些姿势时，我发现我的下颚和我的腿根部，到我的肚脐眼的部分，是我感到紧张的部分，这里保存着我的痛苦和记忆。之前你问过我的痛苦感受在哪里，但那时我完全无法定位这些感受，但今天我清楚地发现了这些地方，这让我想轻轻哭泣。"

接下来的这个月，我们两个人都各自去度假，但我欢迎安妮继续和我保持联系，于是安妮给我写道："我在一个可以俯瞰湖面的房间里练习瑜伽。我继续看你借给我的书（斯蒂芬·寇培的《瑜伽和真我的追寻》）。我觉得思考我过去是如何拒绝聆听我的身体——我如此重要的一部分——是非常有趣的事情。昨天，我在做瑜伽时，我想让身体告诉我它想告诉我的事情，在伸展髋部的姿势时，我感到大量的痛苦和悲伤。我不知道我的身体会在我离开家时展现出如此生动的图像，但这是好的。我想到我过去的生活是如此失衡，我是如何否认过去，但过去依然是我真正自我的一部分。如果我能够对自己的身体敞开，我就可以学到很多很多，这样我就不再需要每时每刻都和自我战斗。"

对安妮来说，最困难的一个瑜伽姿势是"快乐婴儿"，这个动作需要躺着，弯曲膝盖，脚底朝向天花板，用手抓住脚趾。这需要将骨盆打开一个很大的角度。显然，这个姿势对强暴受害者来说几乎完全不可能做到，因为这会让她们感到极度容易被侵犯。然而，因为"快乐婴儿"（或其他类似的任何动作）会让她们陷入惊恐，她们也很难与其他人真正亲密起来。对我们瑜伽课程上的很多患者来说，学会如何舒适地做出"快乐婴儿"姿势都是一个挑战。

认识自我：培养内感觉（interoception）

当代神经影像学给我们上的最重要的一课是，我们对自我的感觉与我们的身体的感受是息息相关的。[14] 我们并不彻底了解自己的感受，除非我们可以感觉到并正确地理解我们的生理感受；我们需要记住并且根据这些感受行动，从而在我们的生活中安全地探索。[15] 如果我们为了容忍生活中的痛苦，去麻痹自我（或对刺激感的过度补偿），我们就会失去体会身体的内在感受——这种能让我们充分地、真实地感受到活着的感觉。

在第 6 章，我讨论了述情障碍，指一个人无法觉察自身情绪或感受这种症状。那些有述情障碍的人更容易感觉到身体不适，但不能准确描述这些具体症状或根源。结果，他们常常有很多复杂抽象、令人十分痛苦但医生却无法进行诊断的身体问题。而且，因为他们不能挖掘自身在特定情景中的真正感受，或者是什么让他们感到更好或更糟糕。这是自我麻痹的结果，让他们无法快速又准确地预料或回应他们身体的日常需求。同时，它还抑制了日常生活中的感官享受，例如听音乐、触摸，或接受光照，而正是这些感官享受让生活充满意义。而瑜伽是一种极好的方式，让人们重新与他们的内在世界建立联系，与他们充满关切、爱护和感官感受的自我建立联系。

如果你不能觉察到你身体的需要，你就不能好好照顾自己的身体。如果你不能感到饥饿，你就无法喂饱你自己，如果你将焦虑误解为饥饿，你就有可能吃太多。如果你不能在吃够的时候感到饱，你就会一直在吃。这就是为什么培养感官察觉对于创伤康复是如此重要。很多传统治疗师不看重，或者忽视我们内在感官世界中每时每刻的变化。但这些变化正是器官反馈的根本：情绪状态恰恰是刻印在身体的化学物质反应中、在内脏的感受中、在脸部、喉咙、躯干和四肢的肌肉收缩中。[17] 受过创伤的人们需要学会容忍他们的感官，与他们的内在体验成为朋友，培养他们新的行动方式。

瑜伽让你将注意力集中在每时每刻的呼吸和感觉中。你开始觉察到你的情绪和身体之间的联系，也许你会发现，你越是焦虑于如何完成一个姿势，就越有可能让你失去平衡。于是，你开始尝试改变你的感受方式，例如，深呼吸可以解除你的肌肉紧张吗？专注你的呼吸会让你感觉到平静吗？[18]

仅仅是注意到你的感受，就足以改变你的情绪调节方式，帮助你停止忽略内心世界的你。正如我常常告诉我学生的那样，在治疗中，最重要的两个阶段和瑜伽一样，是"注意到"和"接下来会发生什么？"你一旦开始好奇地而不是惊恐地接触你的身体感受，一切都会发生改变。

身体感觉也会改变你的时间感受。创伤让你感觉到你似乎永远都被困在一种无助或恐怖的状态之中。在瑜伽中，你会发现感觉的起落。例如，如果一个瑜伽老师让你尝试一个非常困难的动作，你可能一开始会觉得很挫败，或者抵抗尝试，因为你认为你不能容忍这个特定姿势带来的感受。一个好的瑜伽老师会鼓励你关注自己肌肉的紧张程度，根据你的呼吸估算你的感受："我们会保持这个姿势 10 次呼吸的时间。"这让你对于身体不适的终结有了一个大概估计，而且强化了你处理身体或情绪不适的能力。察觉到一切体验都是短暂的，会改变你对于自己的看法。

但这并不意味着重新获得内在体验不会让人感到痛苦。当你好不容易终于体会到胸中的愤怒、恐惧或焦虑时，你要怎么办？在我们的第一次瑜伽研究上，50% 的被试最终放弃了这个课程，这个中止率超过了我们以往任何一个研究。当我们访问那些离开的人时，我们发现，他们都认为这个瑜伽课太困难了：任何一个需要使用到骨盆的姿势都会产生强烈的恐慌，甚至会引发被性侵犯的闪回记忆。即使一直以麻木和忽视压制着，强烈的身体感觉还是解开了可怕回忆的僵绳。于是，我们学会了以一种缓慢的，甚至是像蜗牛一样极为缓慢的方式去进行。减慢速度是有价值的：在我们最近的研究里，34 个被试中只有 1 个没有完成这个瑜伽课程。

瑜伽和自我意识的神经科学

在过去那些年里，大脑的研究者，例如我在哈佛的同事莎拉·拉若（Sara Lazar）和布丽塔·赫尔策尔（Britta Hölzel）都表明，高强度的冥想对那些关键作用于身体自我调节的部分有积极作用。[19] 在我们最新的瑜伽研究初期，在 6 位曾经在儿童时期受过强烈创伤的女性身上，我们也发现和之前 20 周的瑜伽课程的研究中相似的结果——大脑自我调节的基础部分，即脑岛和内侧前额叶皮质的活性都增加了（见第 6 章）。这一研究结果还需要进一步的探讨，但这让我们打开了一个新观点：觉察、接纳身体感知可以对心灵和大脑同时产生巨大的改变，促进创伤的康复。

在我们每一次的瑜伽研究之后，我们都向参加者询问课程给他们带来的影响。我们从来没有提及脑岛或内感觉，事实上，我们一直尽量少地讨论和解释这个实验的效果，这样他们就会关注自己的内在感受。

以下是他们的一些回复：

> "我的情绪感变得更有力量了。这也许是因为我现在能觉察到它们了。"

> "我可以更多地表达我的感受，因为我可以更多地察觉到它们。我能够在身体内部感觉到它们，觉察到它们，进而描述它们。"

> "我现在能够看到更多选项、更多路可走。我可以自己做决定，也可以选择我的生活。我不需要再重复我儿童时期的体验了。"

> "我可以让我的身体移动到安全的地方，或者让自己待在身体里一个安全的地方，而不会伤害到自己或者感觉到伤害。"

学会交流

当人们开始能通过自己的身体感觉到安全，他们就可以开始将自己那些难以承受的记忆转化为语言。安妮一周进行 3 次瑜伽练习，持续了 1 年之后，她发现自己可以更自由地和我聊她经历的事情。她觉得这一改变近乎奇迹。有一天，当她不小心把一杯水撒到自己身上，我从椅子上站起来递给她一盒纸巾，对她说："让我帮你清理干净。"这句话引发安妮一次短暂又强烈的恐慌。但她很快克制住自己，向我解释说这句平常的话会为什么让她这么不安——这句话是她父亲强暴她之后会说的。安妮在这次治疗结束之后跟我写道："你注意到我能够将这些话用语言清晰地说出来吗？我不再需要将它们写下来，才能告诉你发生了什么。我也没有因为你说出刺激我的话而失去对你的信任。我明白，这些话只是一些刺激，而不是一些人人都不应该说的可怕的话。"

安妮继续练习瑜伽，向我描述她的经验："今天早上，我在我的新瑜伽教室上瑜伽课，我的老师让我们以最大的极限呼吸，这样我们就能注意到我们的极限。她进而告诉我们，如果我们可以注意到我们自己的呼吸，就意味着我们捕捉到了当下，因为我们既不能在过去也不能在未来呼吸。当我这样以最大极限呼吸的时候，我感到非常惊喜，就好像获得了一份礼物一样。有一些姿势会让我感到不安。今天练习的姿势中，有两个姿势让我感到很不安，其中一个是像青蛙一样举起腿，另一个是做一个非常深的、直到骨盆的深呼吸。我感到恐慌，特别是在做呼吸的姿势时，感觉到我完全不想感受我身体这部分的感觉。但当我能够控制住自己，对自己说，注意，你身体的这部分包含着你的过去，现在是时候放开这些感觉了。我不知道我以往是否能这么有意识地做这件事。这让我思考，如果我能注意到自己的感受，而且不那么害怕，那么我就会更容易相信自己。

在另一封信中，安妮向我表示她的生活变化："我慢慢学会了在感觉自己的感受时不被它们控制。生活是能够获得更高的控制感的：我更能够将我的日常生活调整到现在。我更能容忍肢体接触。我的丈夫和我更能享受躺在床上一起看电影的时光……这对我来说是一个巨大的进步。所有的这些都让我感到我和丈夫变得更亲密。"

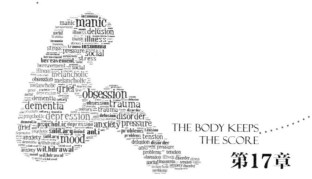

自我的领导力：拼起碎片

> 人和旅馆相同。每天早上都会有新客人到来——喜悦、忧郁、恶作剧，还有那些转瞬即逝的感觉，和不速之客一样……你需要欢迎他们，取悦他们，坦诚地对待每一个客人。即使是那些来自黑暗的思绪、羞耻感和恶意，也要在门口欢笑着迎接它们。你应该对此感谢，无论是哪一种感觉到来，因为它们都是来自更高层面的指引。

> ——鲁米

> 有多少人认识你，你就有多少个自我。

> ——威廉·詹姆斯，《心理学原理》

在我的职业生涯早期，我认识了玛丽，一个害羞、孤单和身体虚弱的年轻女子。在为期3个月、每周1次的心理治疗中，我们一起处理了她早年的创伤史对她造成的破坏。

一天，我一打开候诊室的门，就看到她穿着一条迷你裙，头发染成火红色，姿态撩人地站在那里。她一只手拿着一杯咖啡，脸上出现一丝扭曲。"你一定是范德考克医生，"她说道，"我的名字是简，我是来警告你的，请不要相信玛丽告诉你的任何事。她说的全是谎言。我可以进来，跟你说关于她的事情吗?"我震惊极了。幸好我可以镇定地面对"简"而且耐心地聆听她的故事。在接下来的治疗中,我不仅见到了简,还见到了一个受伤的小女孩和一个愤怒的小男生。这只是这场漫长的、有建设性治疗的开始。

玛丽是我见到的第一个患有解离性身份障碍(dissociative identity disorder,DID)的人,在那时,这个疾病叫作"多重人格障碍"。虽然 DID 患者症状非常戏剧化,但他们各个人格的分裂和产生,仅仅是他们内心世界的极端表现。我们每个人都能感受到心中的冲突,但受过创伤的人更有可能在生存的压力下,将这些冲突以极端形式表现出来。探索,甚至与这些人格部分友好相处,是治疗的重要部分。

绝望时需要采取绝望的手段

我们都知道,当我们感到屈辱时会发生什么:我们会尽一切努力用任何手段来保护自己,让自己生存下去。我们可能会压抑我们的感情;我们可能会勃然大怒,阴谋报复;我们可能会决定奋发图强,让自己变得非常强大和成功,让别人不再能够伤害我们。许多被列为精神病问题的行为,包括一些思维偏执、强迫性行为、惊恐发作甚至那些最自我毁灭的行为,一开始都是自我保护的适应性策略。这些对创伤的适应性行为严重影响日常生活的各种功能,以至于医护人员和患者自己都认为,完全康复是不可能的。这一视角将这些症状看作永久性残疾,使得治疗局限于药物维持上——这会直接导致创伤幸存者对药物的终身依赖,就好像肾病患者一辈子都离不开透析治疗一样。[1]

凶悍好斗或悲观绝望、妄自尊大或消极被动——其实,如果我们可以将这些行为看作后天习得性的适应性行为,将更有益处:曾几何时,患者开始相信,只有自己变得强硬、不引人注意甚至消失、干脆放弃一切,才能让日子好过一点。就像创伤性记忆会不断来袭、直到他们告别人世一样,对创伤的适应性也会不断持续,直到人身体各部分都感到安全、并重新整合起身体的各个部分。在此之前，这些部分都在全力以赴地和创伤战斗，或者躲避。

我遇到的每一个创伤幸存者有各自的振作方式。他们的故事都使人敬佩，感叹于他们如何应对多舛的命运。我知道，他们全力以赴，挣扎求生；我毫不惊讶于他们付出的代价：他们对自己的身体、思维和灵魂之间的联系毫不关心。

这种应对方式是有恶果的。对许多孩子而言，选择憎恨自己比表达愤怒或离家出走更安全，因为他们不会冒险破坏他们和监护人之间的关系。这样做的结果是，被虐待的儿童在成长过程中，倾向于认为自己生来就不值得被关爱——这是孩子对他们的悲惨待遇唯一能够想到的合理理由。他们依靠否认和无视现实世界来生存，甚至将自己与现实世界分离开来：他们刻意遗忘虐待；他们压抑自己的愤怒和绝望；他们对自己的身体感受反应迟钝。如果你童年时经历过虐待，在你内心深处，很可能仍有一块地方保持在幼年状态，这一部分仍然守着这种强烈的自我厌恶和自我否认的情感。许多曾有过可怕经历并幸存下来的成年人都受过同样的困扰。推开激烈的感情可以在短期内奏效，帮助你维持独立和尊严，也可以让你专注于重要任务，比如拯救战友、照顾孩子，或重建你的房子。

直到时间不断推移，问题才逐渐显露。一个士兵即使亲眼看见战友被炸飞，他依然可以回归平民生活，并尝试把这个经历遗忘。他自我保护的一部分知道如何胜任自己的日常工作，如何与同事和平相处。但他可能习惯性地对女友大怒，或者当他沉浸在女朋友的爱抚中时，他感觉到失控，变得僵硬、迟钝或惊恐万分。他可能会不知道，他的思维自动将沉浸于感情中和战友被杀害时令他窒息的绝望和无助联系起来。因此，他身体中自我保护的部分介入，创造出保护的一面：他生气，但他并不知道自己为什么生气；他以为自己是因为女友的一些行为而生气。当然，如果他继续对女友（以及随后的女朋友）发脾气，他会变得越来越孤立。他可能从来没有意识到，在沉浸于感情中触发了他以往受过创伤的部分；而他的另一个部分自我，以一个"愤怒的管理者"的角色保护那个脆弱的、受过创伤的自我部分。帮助这些极端的自我部分放弃极端信念，是治疗之所以能够挽救人生的关键。

正如我们在第 13 章看到的那样，从创伤中康复的关键，是学会如何不让过去的回忆干扰到当下的生活。但大多数幸存者，包括那些社会功能良好甚至绝佳的人们，在生活的某些方面面对着一个不同的甚至是更大的挑战：他们需要重建一个新的大脑 / 思维系统，因为之前的大脑和思维系统是为了处理和应付最坏的情况而构建成形的，这个系统已经不能适应当下的状况。正如我们需要重新审视创伤性记忆以整合他们，我们需要重新审视那些曾经为了让我们幸存下来而构成的充满防卫的自我。

思维是一块马赛克

我们每个人都由很多部分组成。比如现在，我的一部分想睡午觉；一部分想要继续写作；还有一部分的我仍然在因为一封冒犯到我的邮件感到烦躁，想冲动地按下"回复"按钮；但另一部分的我想要冷静下来，随它去。认识我的大多数人都看过我强烈、真挚甚至急躁的一面；有些人遇到过住在我内心深处咆哮的小狗。我的孩子们喜欢和我调皮、爱玩耍、爱冒险的一面一起度假。

当你早晨走进办公室，看到你老板头上的乌云，你就能准确地知道什么即将发生。他愤怒的一面具有特殊的语调、词汇和身体姿势，和昨天与你共享孩子照片的那一面相比完全不同。自我的各部分区别，不仅仅包括情绪，还包括不同的存在方式。在我们生活的大环境里，这些不同的自我部分有各自的信念、行事方式和角色。

我们如何和自己相处，很大程度上取决于我们内在的领导力技巧——也就是说，我们怎样倾听我们不同的部分、确保他们各自得到很好的关注、并防止他们破坏彼此。当我们的每个部分单独出现时，经常被误认为是绝对的、一成不变的，但实际上，它们只是我们复杂的思想、情绪和感觉中的某一个元素。例如玛格丽特和乔这对情侣，当玛格丽特在争吵中大喊"我恨你"时，乔大概认为她讨厌他——在那一刻，玛格丽特可能也是这么认为的；但实际上，她只有一部分在生气，这部分暂时掩盖了她的温柔和深情，当她看到乔脸上伤心的表情时，这些情感很可能会重新返回到她的意识里。

每一个主流的心理学流派都承认人有潜在的人格特征，并给予它们不同的名称。[2] 威廉·詹姆斯在 1890 年写道："必须承认……意识的总体可以被分成许多共存的部分，这些部分互相看不见彼此，却共享信息。"[3] 卡尔·荣格写道："心灵是一个自我调节系统，这个系统通过自我调节保持平衡，正如我们的身体一样。"[4] "人类心理的自然状态由其各部分组合在一起，并由他们的矛盾行为互相制约，"[5] "这些对立面的整合是一个重大问题。因此，我们的对手不是他者，而是'我们中的他者'。"[6]

现代神经科学已经证实，意识只是一种集合。迈克尔·加扎尼加（Michael Gazzaniga）进行了开创性的左右脑偏侧性和连接研究，得出的结论是，意识是由半自动的功能模块组成的，每个部分都有特殊作用。[7] 在他所著的《社会大脑》[（*The Social Brain*），1985] 中，他写道："如果，自我不是一个统一的存在，而是在我们体内同时存在的几个意识领域呢？从我们的（大脑偏侧性）研究中，我们逐渐形成一个新的观点：我们确实同时存在若干个自我，而且他们不一定需要在内部从一个意识'转化'为另一个意识。"[8] 麻省理工学院的科学家，人工智能的先驱，马文·明斯基（Marvin Minsky）宣称："'唯一自我'的传统说法只会偏离我们解答意识的努力[9]……我们有理由相信，你的大脑里存在着一个由不同思想构成的群集。这些不同的思维部分像家庭成员一样，携手合作，互相帮助，同时每个成员也拥有各自不同的心理体验，而且这些体验不被其他成员知道。"[10]

训练有素的治疗师，能够将人视为具有多种特征和潜力的复杂组成，帮助他们发掘自己的系统的内部，并帮助那些受伤的部分。有几个治疗方法采取这样的方式，其中包括结构解离模式（the structural dissociation model），这是由我的荷兰同事奥诺·范德哈特（Onno van der Hart）和艾勒特·奈恩黑斯（Ellert Nijenhuis）联合位于亚特兰大的凯瑟·斯蒂尔（Kathy Steel）共同开发的，这一疗法被广泛应用在欧洲各地；而理查德·克鲁夫特方法（Richard

Kluft's work）主要在美国使用。[11]

　　在治疗玛丽的 20 多年后，我遇到了理查德·施瓦茨（Richard Schwartz），内部家庭系统治疗（internal family systems therapy，IFS）的创始人。正是通过他的努力，明斯基的"家庭"比喻才对我真正有意义，并提供了系统的方式来治疗那些由于创伤而分离出的自我部分。IFS 的核心理念是，我们每个人的心灵就像一个家庭，其中的成员有不同程度的成熟度、兴奋性、智慧和伤痛。改变这一系统或网络中的任何一个部分，将会影响其他所有的部分。

　　IFS 模型让我意识到，分离有多种程度，而且这些分离程度是连续的。在创伤过程中，自我系统发生故障，其中一些自我的部分变得极端化，并且和其他部分展开战斗。自我厌恶与自我夸大并存（并互相争斗）；深爱与憎恨纠缠；麻木、被动对应着愤怒和凶狠。这些极端的部分都承受着创伤的重担。

　　IFS 认为，"自我部分"不仅仅是暂时的情绪状态或习惯性思维模式，而是独立的精神系统，有着各自的历史、能力、需求和世界观。[12] 创伤给这些部分注入的信念和情感，破坏了其原本自然的、珍贵的状态。例如，我们都有童真和欢乐的部分。但当我们被虐待时，这些部分被伤得最深，于是这些部分被冻结起来，承载着痛苦、恐惧和虐待带来的背叛感。这种负担使这些童真部分变得有毒，我们只能竭尽全力否认我们童真的一部分。由于这些部分受到我们内在的排斥，IFS 称它们为"流亡者"。

　　这时候，为了保护我们的内在家庭不被流亡者伤害，其他部分联合起来。这些保护者将有毒部分排除在外。当他们在这样做的时候，他们得到了一些施虐者的能力。其中，苛刻的、完美主义的"管理者"确保我们永远不接近任何人，或驱使我们永不停歇地工作。另一组保护者是紧急响应者，IFS 称其为"消防员"，每当事件触发流亡者的情感时，消防员就开始冲动行事。

　　每个被分离的部分都带有不同的记忆、信念和身体感觉。一些抱着耻辱，其他的一些带着愤怒，一些带着愉悦和兴奋，其他的也许是强烈的孤独感或顺从。这些都是虐待经历的各方面。关键是，所有这些部分有一个功能：保护自我远离毁灭的终极恐惧。那些表露出痛苦而不是选择压抑的儿童，往往被诊断出患有"对立违抗行为""依恋障碍"或"品行障碍"等症状。但这些标签忽视了一个事实——愤怒和忍耐只是在绝望中求生的一个侧面。试图控制孩子的行为而不解决本质原因，即虐待，将会导致治疗无效甚至有害。随着他们长大，他们的各部分自我不会自发地整合成一个完整的人格，而是继续成为一个个相对独立的存在。

那些"外在"的部分可能完全不知道其他的存在。[13] 因为天主教神父猥亵儿童案件而进行过精神评估的那些男人，大多数都在使用类固醇，并且在健身房花费大量的时间举重。这些有健身强迫症的男人生活在要求男人必须阳刚的环境里，这类文化充斥着汗水、足球和啤酒，软弱和恐惧必须小心地隐蔽起来。只有当他们感到和我在一起很安全后，我才能见到他们内心深处那个被吓坏了的孩子。

患者也可能不喜欢那些表露的部分：那些易怒、充满破坏性或苛刻的一面。但是 IFS 疗法提供了理解他们的框架。并且很重要的一点是，在谈论这些的时候，治疗师并不把这些当成疾病来讨论。认识到每一部分都是因为过去的经历而造成的负担，并且尊重其在整体系统的重要性，使得整个治疗过程不那么具有威胁性或者强烈。

就像施瓦茨指出的那样："如果一个人接受这样的基本概念，认为人有与生俱来的动力照顾好自己的健康，这意味着，当人遇到长期问题，他们会试图挖掘内在资源。认识到人拥有获取内心资源的能力的前提下，治疗师的作用就是合作，而不是教导、对抗，或填补你的心灵空洞。"[14] 合作的第一步，是确保内在系统的所有部分都受到欢迎和确认。所有的这些部分——即使是那些有自杀或自毁倾向的部分——都是为了自我保护而形成的，不管他们现在看上去对自我存在多大的威胁。

自我领导力

IFS 认识到，有意识地培养自我的领导能力是治愈创伤的基础。用心观察不仅让我们能以充满同理心和好奇心的视角探索内心，还能积极引导我们朝着正确的方向关心自己。任何系统——包括家庭、组织或者国家，只有通过清晰有力的领导才能有效运作。内心世界的大家庭也一样：自我的各个方面都需要被照顾到。内部的领导者必须明智地分配可用资源，全面地照顾各方各面。

正如理查德·施瓦茨解释的那样：

> "虐待受害者的内部系统不同于非受害者，因为他们缺乏稳定有效的领导力，而这些领导力正是自我部分正常运作的关键。而且，他们还缺乏平衡与和谐。在典型情况下，这些自我的部分根据在过往的虐待经历中建立的假设和信念运作，而这些假设和信念往往已经非常陈旧、与当下面对的现实不符——例如，他们认为对外透露童年经历仍然会给自己带来极大的危险。" [15]

当失去对各部分自我的控制之后会发生什么？IFS 称此为"混淆"（blending）：它指自我认同为自我的某一个部分，例如"我想自杀"或"我恨你"。请注意，这些观念和"我的一部分希望自己死了"和"当你那样做时，触发了我的一部分自我，让我想要杀了你"之间是存在区别的。

施瓦茨提出两个主张，将正念内观（mindfulness）的概念扩展到自我的积极领导力的领域。其一是，自我不需要被培育或发展。在创伤幸存者自我保护的表面下，存在着完好无损的本质，这是一个拥有自信、好奇心和沉着的"内观自我"（mindful self），这个自我曾经为了生存，不至于被摧毁，而被重重保护起来。一旦那些负责自我保护的部分相信周围的环境足够安全，它们就会慢慢剥离，被隐藏起来的部分自我就会自发地表露出来，参与到治疗过程中。

第二个假设是，"内观自我"除了是一个被动的观察者，还有助于梳理内部系统，并且有助于内在的各个部分沟通，并让那些自我部分相信身体内部存在一个可以应对事情的人。神经科学研究再次表明，这不只是一个比喻——正念内观能够增加内侧前额叶皮层的活性，降低像杏仁核这类会影响我们情绪反应的大脑结构的活性。这提高了我们对情绪脑的控制。

IFS 不仅仅强调治疗师和病人之间建立起的关系，而且专注于培养自我和各个保护部分的关系。在这种模式下，不同于传统的正念内观，自我不再仅仅是被动的观察者，而是作为一个积极的领导者投入其中。自我就如同一个乐队指挥，帮助身体所有部分和谐工作，奏出悦耳的乐章而不是刺耳的噪声。

认识内心的景观

治疗师的任务是帮助患者将混淆的各部分自我分开，使患者能够说："我的这一部分像一个小孩子，我的那部分比较成熟，但感觉像一个受害者。"他们可能不会喜欢其中的很多部分，但识别这些部分帮助他们减少恐慌和难以承受的感觉。下一步，是要鼓励病人在保护部分出现时让它们逐一"后退"，这样我们就能分清到底是什么在起保护作用。这样重复多次后，各个部分开始从"自我"分离，为"内观自我"的浮现提供空间。患者学会控制自己的恐惧、愤怒，或者厌恶，并打开心扉容纳好奇心和自我反思。通过一个稳定的"自我"角度，他们的内在各个部分可以开始进行有建设性的对话。

患者被要求察觉那些涉及当前问题的部分自我，比如感觉自己没有用、被遗弃，或沉迷报复。他们在问自己"到底是哪部分自我产生这种感觉？"时，某些画面可能会浮现在他们眼前。[16] 也许，他们抑郁的部分像一个被遗弃的孩子，或一个老人，或因为照顾伤员而不堪重负的护士；他们寻求报复的一部分可能会像一个海军陆战队战士或以街头帮派成员的形象出现。

下一步治疗师会问："你对你的那些部分（悲伤、复仇、害怕）的感觉如何？"这为有意识地自我认知提供了平台，将你作为一个个体和问句中的那些部分区分开来。如果患者的反应比较极端，例如回答"我恨它"，那说明还有其他保护部分和自我混合在一起。治疗师会接着问："是否能让憎恨它的部分离开？"此时，负责保护的那部分通常都强调自己的警惕性是多么重要，并再三确保它可以在需要的时候随时回来。如果负责保护的部分配合的话，接下来问："你现在对那个（之前被拒绝的）部分感觉怎么样？"患者很可能会说："我不知道为什么我会感到如此（悲伤，想要复仇等）。"这为我们更好地了解各个自我部分提供了机会——例如，我们可以询问这个被拒绝的部分的年龄，以及当这些部分被拒绝时它有怎样的感受。

一旦患者表现出一定程度的自我认知，这样的内在对话就能很自然地发生。此时最关键的是，治疗师要在一旁小心地观察，留意那些会进行干扰的其他自我部分，而且不时地表示同情，进行评论或发问，例如："关于这个问题，你会对你的那个自我部分怎么交代？"或"你现在在转变成哪个部分？"或"你认为下一步该怎么做？"当然还有无时无刻都会出现的自我体验问题："你现在对那个部分什么感觉？"

与各部分自我一起生活

琼向我寻求帮助，帮她管理无法控制的坏脾气，还有帮她对应多次外遇带来的内疚感。她最近的一次是和她的网球教练。在我们的第一次疗程中，她说："我从一个很厉害的职业女性，变成一个哭泣的孩子，再转变到愤怒的婊子，最后变成无情的暴食机器，这一切转变只需要 10 分钟。我不知道这些角色中的哪一个才是真正的我。"

这次疗程进行到这里的时候，琼已经对我的墙纸、摇摇晃晃的家具和凌乱的办公桌进行了批判。进攻是她最好的防御。她已经准备好了再次受伤——但我可能会让她失望，就好像我让她之前的许多人失望了一样。她很清楚，为了让治疗起效，她必须使自己变得脆弱，所以她必须确定我能忍受她的愤怒、恐惧和悲哀。我意识到，对付她的防御唯一的办法就是，对她生活的细节表现出浓厚的兴趣，强烈表明我支持她的冒险、支持她继续向我诉说，并接受她感到最羞耻的部分。

我问琼她是否注意到她有一部分非常挑剔。她承认，她也注意到了这一点。我问她对此有什么想法或者感觉。这个关键的问题让她在审视自我的时候将那部分分离出去。琼回应说，她讨厌自己这么喜欢批判，因为这让她回想起她的母亲。我接着问她，这个批判的部分是在试图保护什么的时候，她的怒气平息了，转而变得更加好奇，并更认真地思考这个问题。"我一直想知道，这部分的我为什么一直用我母亲曾经用来叫我的那些称呼来称呼我，有些称呼甚至更糟糕。"她谈到在母亲身边长大的恐怖经历，并且认为自己不可能做好任何一件事情。她体内批判的部分明显是一个挑剔的管理者：她不仅保护琼不被我伤害，也试图在源头上防止她遭到她母亲的批评。

在接下来的几个星期里，琼告诉我，在她小学一年级或二年级的时候，她曾经被她母亲的男友性骚扰。她觉得她会被亲密关系"摧毁"。她对自己的丈夫缺乏性欲，并对他非常刻薄挑剔。与此同时，她在外遇过程中却非常激情率性。但这些外遇往往以同样的方式结束：在性交过程中，她会突然被吓坏了一样蜷缩成一团，呜咽得像一个小女孩。这些场景让她感到困惑和反感，最终导致她无法与她的情人继续下去。

像第 8 章里的玛丽琳一样，琼告诉我，在她被性侵犯的时候，她学会了让自己消失，她感到自己悬浮在场景上面，仿佛一切都发生在其他女孩身上一样。不去想性侵犯的经历，使琼能够得以过上正常的女孩子的校园生活，比如去朋友家过夜，结交了一群女性朋友，也能参与团体运动。问题随着青春期的到来而到来，她对那些讨好她的男孩子表现冷淡，却不断寻找一夜情，然后又为此感到屈辱和羞愧。她告诉我，暴食对她来说，就像性高潮给其他人带来的感觉一样，而与丈夫做爱给她带来的感受，就跟呕吐给其他人带来的感受相同。虽然她受虐待的特定记忆被分离了出来（解离），但她不知不觉中一再重演。

我并没有试图向她解释她为什么会感到如此愤怒、内疚或自闭，她已经认为自己足够受伤了。和记忆处理过程一样，体验身体感觉的疗法（pendulation，也就是我在第 13 讨论过的渐进方式）是治疗的核心。为了让琼能够应对她的痛苦和伤害，我们需要重新恢复她的力量和自爱，帮助她自愈。

这意味着我必须专注于她的内在资源，并不断提醒自己我不能为她提供儿童时代缺乏的爱和关怀。作为一个治疗师、教师或指导者，一旦试图去填补患者早期被剥夺的东西，你就是在否定这个现实：因为你并不是提供这些关爱的人，而且这些关爱不该出现在此时此刻。这种疗法应该集中在琼的各部分自我的关系上，而不是琼和我之间的关系。

与管理者们的会面

随着琼治疗的进展，我们觉察到许多不同时期出现的、不同的自我部分：一个部分像充满攻击性的孩子一样大发脾气，一个部分像滥交的青少年，一个部分有自杀倾向，一个部分是充满控制欲的管理者，还有一个部分像是神经质的道德家，等等。通常，首先与我们见面的是管理者。他们的任务是防止被羞辱和被遗弃，并保持她生活的条理性和安全。有些管理者可能具有攻击性，就像琼苛刻的那部分一样、其他的可能是完美主义者，或者是保守的一部分、小心翼翼地避免引起太多关注。这些内在管理者可能会让我们对正在发生的事件视而不见，让我们被动地规避风险。内在管理者也控制着我们能在多大程度上触及情绪，使自我系统不至于承受过多的刺激。

要保证系统处在控制之下需要耗费极大的精力。一个简单的调情可能会同时触发好几个不同的自我部分：一部分自我有强烈的性唤起，另一部分充满自我厌恶，第三个自我部分试图通过割伤自己来获得平静。还有的管理者甚至会创造强迫行为或强迫观念，或干脆否认全部现实。但每个自我部分都应该被认作是内部的保护者，它们承担了重要的自我保护角色。管理者承受着巨大的责任，往往使他们不堪重负。

有些管理者极为称职。我的许多患者很有责任心，工作非常专业出色，也是非常细心的父母。琼的主要管理者无疑帮助她成为一个成功的眼科医生。我的很多患者都是拥有高级技能的教师或护士。虽然他们的同事可能会觉得他们有一些距离感和生疏，如果他们发现自己堪称楷模的同事有自残行为、进食障碍，或怪异的性癖好，可能会大吃一惊。

琼逐渐开始意识到，同时体验相互冲突的情感和想法是正常现象；这给她带来更多的信心去解决眼前的问题。她不再认为自我厌恶会消耗她的全部精力；她只有部分的功能因为自我厌恶而丧失。然而，在经历了一次工作上的负面评估后，琼陷入了混乱，愤怒地斥责自己，认为没有保护好自己，并感到自己软弱无力。当我让她试着去分析无力的部分源自哪里时，她拒绝了我的请求。她告诉我她不能忍受那个没有能力又总是抱怨的女孩，使她对自己感到如此难堪和屈辱。我怀疑这部分的琼拥有大部分关于虐待的记忆，但我决定暂时不去强迫她。她沉闷沮丧地离开了我的办公室。

第二天，她吃空了冰箱里的食物，然后连续呕吐了几个小时。当她回到我办公室复诊时，她说她想自杀，但我的反应令她惊讶：我并没有谴责她的暴食行为和自杀倾向；相反，我表现出真诚和好奇，而非评判她行为的好坏。当我问她的哪些自我部分参与了暴食和自杀时，她那自我批评的部分立刻出现，脱口而出道："她让人恶心。"当她让这部分自我稍微退后时，下一个出现的自我部分说："没有人会爱我。"紧接着，自我批评的部分又出现了，告诉我帮助她的最好方式是忽略她所有的抱怨，增加她的药物服用量。

显然，这些管理者都只是出于好意，想要保护受伤的自我部分，但却都在无意中伤害了自我。所以，我不断询问他们，如果他们都不自我保护的话，会发生什么。琼回答："人们会恨我。""我会独自一人，流落街头。"这引出了一段回忆：她母亲曾告诉她，如果她不服从，她会被其他人带走收养，再也看不到她的姐妹们和她的狗。当我问她对她内心被吓坏的小女孩有什么感觉时，她不禁哭了，她觉得被吓坏的她很可怜。此时，她的内在自我恢复，让我确信我们已经一起将她的系统平静下来。但我太乐观了——这次经历实在是太过严重，治疗无法在太短的时间里产生更多效果。

灭火

琼错过了她的下一个治疗预约。我们惊扰了她的"流亡者"，于是，她的

"消防员"出动了。她后来告诉我，那天晚上，在我们谈到她关于被送去寄养所的恐惧之后，她充满了想要放纵自我的冲动。她去了一家酒吧，随便勾搭了一个男人。她很晚才回家，酩酊大醉，衣衫不整，她拒绝跟她丈夫做任何解释，最后在书房里睡着了。第二天早上，她表现得好像前一晚什么也没有发生一样。

"消防员"会尽一切办法使痛苦的感觉消失。这部分的自我除了和管理者一起，保证流亡者被好好封锁起来之外，他们和管理者截然不同：管理者确保他们将一切事物都控制起来，而消防员为了"灭火"（消灭痛苦的情感）甚至能将房子摧毁。紧张的管理者和疯狂的消防员之间永远不会停止争夺对自我的控制，直到承担创伤负担的"流亡者"被重新接纳。任何与幸存者相处过的人都会遇到他们"消防员"的部分。我见到过的"消防员"通过对购物、酒精，或计算机游戏上瘾而缓解痛苦，有的是冲动地进行性行为，还有的是过度健身——只要这些令他们觉得肮脏、卑劣的行为能让他们忘却他们儿时的恐惧和羞耻，哪怕只有几小时的效果。

重点要记住的是，消防员的本质也是为了保护系统。在治疗过程中，管理员通常会在表面上表现出合作的态度，而消防员则完全不同：他们口无遮拦，会愤怒地摔门而出。消防员很狂乱，他们认为，一旦他们停止保护自我，"流放者"的痛苦感情会使整个自我系统崩溃。他们总是坚信有更好的方法来保证身体和情感的安全，即使不通过暴食或割伤自我的方式，消防员总会找到其他方法进行自我伤害。只有当自我能够重新掌控自我，以及整个系统感到安全时，这些恶性循环才会告终。

毒性的负担

"流放者"是系统排除的"有毒废物"。因为这些部分的自我掌握着关于创伤的回忆、感觉、信仰以及情感，随意释放他们显得非常危险。它们保持着那些让人觉得"哦，天啊，我受够了"的经历，这些经历的本质是无法避免的痛苦，以及伴随着恐怖、崩溃和妥协。流亡者可能会感觉自己的身体极度脆弱，或者极端麻木，而且他们同时冒犯了管理员的合理性和消防员的虚张声势。

和许多乱伦幸存者一样，琼痛恨她的流亡者，尤其是那个回应施虐者性要求、因为恐慌而蜷缩在床上独自呜咽的小女孩。当流亡者压倒管理者，他们就会控制住自我——让我们觉得自己什么都不是，而是被拒绝的、脆弱的、没有人爱的、被遗弃的孩子。自我向流亡者妥协后，我们生活的其他可能性都会消失。然后，就好像施瓦茨指出的那样："我们从他们的眼中看世界，并误以为那就是真实的世界。这种状态下，我们不会意识到自己被控制住了。"[17]

然而，将流亡者封闭起来，不仅抹去了它所承载的回忆和情感，同时也将受创伤最深的那一部分隔绝了。施瓦茨说："那些部分（流亡者）通常是你最敏感、最有创造性、关于亲密关系与爱情的、活泼的、俏皮的、天真的部分。如果在他们受到伤害的时候将它们封闭起来，它们会遭受双重打击——你的拒绝加上原本的伤害。"[18] 这正如琼发现的那样，将流亡者隐藏起来，令她无法享受真正的亲密和快乐。

解锁过去

琼的治疗进行到几个月的时候，我再次遇到了那个负担着琼童年被性侵犯，并因此而感到耻辱和困惑的、被流放的女孩。在那时，我们之间已经建立起了足够的信任，而且琼也已经建立起足够强大的自我，能够面对和容忍她那脆弱的、一直以来独自承担着恐惧、刺激、无助和复杂感觉的那一部分。她在这一过程中没有说的很多，我的主要工作是让她保持平静，并进行自我观察。恶心和恐惧使她常常想冲动地抛下这个孩子般脆弱的自我，让她独自沉沦在痛苦之中。这时，我会请求她的保护者后退一步，让她能够继续倾听这个小女孩想要向她诉说什么。

最后，在我的鼓励下，她能在内心中回到当时，把那个充满恐惧的小女孩带到安全的地方。她坚定地告诉她的施虐者，她不会再让他有机会接近这个小女孩了。她没有否定这个孩子的存在，而是努力地试图让她自由。类似EMDR，我们通过她的想象力来重新创造一个场景以取代那个一直以来都无法动摇的场景，帮助她解决创伤，用积极主动的自主行为来代替无助消极的自我。

一旦琼开始重新掌控她自己的冲动和行为，她意识到她和丈夫布莱恩关系的空虚，并决定开始改变。我邀请她让布莱恩来参加我们的疗程。在此之前我们和琼一共经历了 8 个单独治疗。

施瓦茨观察到，IFS 可以帮助家庭成员学会观察一个人的各部分是如何相互作用的。我在琼和布莱恩身上直接验证了这一说法。起初，布莱恩为自己能在这么长时间内忍受琼的行为感到自豪；他感到琼真的需要自己，这令他从未考虑过离婚。然而，当琼现在想要更多的亲密时，他反而感到压力和力不从心，露出恐慌，并把一切感觉拒之门外。

布莱恩逐渐开始谈论到他的生长环境。他生长在一个酒鬼的家庭，像琼这样的行为不仅很普遍，而且也不被重视。他父亲经常出入戒毒中心，他母亲则因为抑郁症和自杀倾向而长期住院。当我问他，如果允许布莱恩去感受周围事物的话，他会因为什么而感到恐慌。他说，他会害怕被痛苦淹没，包括他童年时代的痛苦，以及他与琼的关系中的痛苦。

在接下来的几周内，他其他的自我部分逐一出现。首先是一个负责保护自我的部分，这一部分害怕女性，并决心从不让布莱恩因为它们的操纵而变得脆弱。然后，我们遇到了一个强大的照顾者的自我，这部分自我长期以来一直负责照顾他的母亲和他的兄弟姐妹。这部分自我给了布莱恩生存的自我价值和目的，并帮助他处理自己的恐惧。最终，布莱恩准备好迎接他的流放者，那个受惊吓、缺乏母爱并且无人照顾的部分。

以上只是长话短说，治疗的过程中其实充满了变化，例如，琼的批评家自我时不时会再度出现。但是从一开始，IFS 就帮助琼和布莱恩能够客观、自信并富有同情心地倾听自己和对方的内心。他们不再被过去限制，他们开始迎接各种新的可能性。

自我同情的力量：在类风湿关节炎的治疗中使用 IFS

南希·谢迪克（Nancy Shadick）是波士顿布里格姆妇女医院的风湿病专家，她把自己对于患者个人经历的强烈兴趣结合到她对类风湿关节炎（RA）医学研究中。当她在理查德·施瓦茨的一个讲座中了解到 IFS 后，她决定运用这一疗法进行一项关于对 RA 患者心理社会干预的研究。

类风湿性关节炎是一种自身免疫性疾病，它引起全身的炎症性反应，导致慢性疼痛和残疾。药物可延缓其发展，减轻一些痛苦，但目前还没有治愈的方法。类风湿关节炎可能导致患者抑郁、焦虑、孤立，最终使生活的整体质量受损。由于我在自己的工作中曾经观察到创伤和自身免疫系统疾病的关联，所以我对这个研究特别感兴趣，于是一直关注着它的进展。

谢迪克博士和资深 IFS 治疗师南希·索维尔（Nancy Sowell）合作，开展了一个 9 个月的随机实验，实验中一个组的 RA 患者会接受小组和个人 IFS 指导，对照组的成员只会收到普通的关于他们疾病症状和治疗方法的电话和信件。两个小组都继续他们常规的药物治疗，并定期进行评估，帮助他们评估的风湿病医师并不知道他们属于哪个小组。

这个 IFS 小组的目标是教患者如何接受和理解不可避免的恐惧、绝望、愤怒，以及照顾自己"内部家庭"成员的情绪。他们学习内在对话的技能，使他们认识到他们的痛苦，以及相关的思想和情感，然后抱着好奇和同情，去处理这些内在的状态。

在治疗早期，一个基本的问题就出现了。像许多创伤的幸存者一样，RA 患者也有述情障碍。正如南希·索维尔后来告诉我的一样，他们从来不抱怨他们的痛苦和疾病，除非他们实在受不了了。每当他们被问及感觉如何时，他们几乎总是回答说，"我很好。"他们坚忍的部分显然有助于他们应付现实，但这些管理者也让他们不断拒绝承认现实。一些患者将他们身体的感受和情绪完全封闭起来，以至于他们不能有效地与他们的医生合作。

为了让项目运作起来，项目领导人戏剧性地介绍了 IFS 的部分，并重新安排家具和道具来代表管理者、流亡者和消防员。在几个星期的课程结束后，小组成员终于透露，他们的管理者告诉他们要"逆来顺受"，因为没有人愿意听到他们对痛苦的抱怨。随后，他们能够让坚忍的部分退后，开始承认他们有想要咆哮和发泄愤怒的冲动，承认他们总想留在床上，承认他们的"流亡者"因为无法发言，而感到自己毫无价值。事实证明，他们在孩提时，几乎都不被倾听，在那时，"安全"意味着他们要把自己的需要隐藏起来。

个人的 IFS 疗法帮助患者将描述各部分自我的语言运用在日常事务的处理中。例如，治疗中的一位女士感到她的工作充满冲突，她的管理员的自我强调，唯一的出路是过度工作，直到她的风湿性关节炎发作。在治疗师的帮助下，她意识到，她可以在不生病的情况下也照顾到自己的需求。

IFS 治疗组和对照组这两个小组在长达 9 个月的研究期间进行了 3 次评估，然后在治疗结束的一年之后又进行了一次评估。在 9 个月的实验结束的时候，IFS 组在自我报告的关节痛、身体功能、自我同情以及总体的疼痛的结果都比对照组表现更好。他们的抑郁和自我调整的能力也显著改善。一年后，IFS 组仍然保持着疼痛感觉和抑郁症状的优势，即使客观的医学测试再也无法检测疼痛或功能的改进。换句话说，IFS 改变了患者和疾病相处的能力。谢迪克和索维尔在研究的总结报告中强调，IFS 的自我同情是一个关键因素。

这不是第一个证明心理干预可以帮助 RA 患者的研究。认知行为疗法和正念内观训练也已显示出对疼痛、关节发炎、身体残疾和抑郁症状产生积极的影响。然而，这些研究都没有考虑到一个关键的问题：增加心理上的安全性和舒适性是否有利于提高免疫系统功能？

解放被流亡的自我

彼得在一个久负盛名的学术医疗中心做有关肿瘤的服务工作，这个医疗中心被认为是全国最好的医疗中心之一。他坐在我的办公室里。他有完美的体型，这要归功于他经常进行壁球练习。他有些太过自信，甚至到了傲慢的程度。这个人显然没有 PTSD。他说他只是想知道他如何能帮助他的妻子变得不那么"敏感"。她扬言要离开他，除非他改变他的一些"冷酷"行为。彼得向我保证，她的看法是扭曲的，因为他的病人可以证明他并不是一个冷酷的人。

他喜欢谈论他的工作，社区医生和同事们抢着要找他帮忙，他的员工对他感到敬畏，他为这些感到自豪。他这么形容自己：敢说真话，是个真正的科学家，只看事实，不会因为愚蠢的事物而烦恼（说这话的时候他还意味深长地看了我一眼）。他对事物有很高的标准，但他给自己设的标准最高，他向我保证，他不需要任何人的爱，他只需要他们的尊重。

彼得还告诉我，他在医学院的精神病学学习经历让他坚信，精神病医生仍然在运用子虚乌有的技术，而他在进行家庭治疗的一段经历进一步证实了他的想法。他对那些指责父母和社会造成了他们问题的人们表示蔑视。虽然在他还是孩子的时候也有自己的痛苦，但他决心从不把自己当作一个受害者。

虽然我被彼得的韧性和他对精确的热爱所吸引，但我不禁怀疑这是不是我通常见到的现象：迷恋权力的内部管理员，这通常是用来对抗无助感的堡垒。

当我问他的家庭状况时，彼得告诉我，他的父亲经营制造业。他是一位大屠杀幸存者，大多数时候表现得残酷和苛刻，但他也有温柔深情的一面，这一面让彼得能够与他进行联系和沟通，并使彼得励志成为一名医生。当他说到他的母亲的时候，他才第一次意识到，她用严谨持家代替了真诚关怀，但彼得否认这一点令他感到困扰。他一直都是学校里成绩最好的学生。他曾发誓要过上没有排斥和羞辱的生活，但讽刺的是，他生活的每一天都在和死亡以及拒绝打交道：他无法避免癌症病房里的死亡，也一直在为研究资金和论文发表挣扎。

彼得的妻子在下一次治疗中加入了我们。她描述了他一直以来是如何挑剔她的：她对衣着的品位，她抚养子女的方法，她的阅读习惯，她的智商，以及她的朋友。他很少在家，从来不提供情感上的支持。他肩负着各种重要的工作职责，再加上他是如此易怒，他的家人在他周围一直小心翼翼。于是，她决心离开他，开始新生活，除非他有本质改变。这是我第一次看到彼得表现出苦恼。他向我和他的妻子保证，他想要努力解决这个问题。

在下次会议上我让他的身体放松，闭上双眼，把注意力集中在内心，并问他那负责批评妻子的那部分自我，如果他停止这些无情的批判会发生什么可怕的事。大约经过 30 秒，他说他觉得自言自语很愚蠢。他不想尝试新的戏法，他来我这里是寻找经过实验证实的治疗。我向他保证说，和他一样，我在自己的领域里是最前沿的专家之一，这个疗法是有用的。他沉默了大概一分钟，低声说："我会受到伤害。"我追问他是什么意思。彼得仍然闭着眼睛，说："如果你批评别人，他们就不敢伤害你。"又接着说："如果你是完美的，就没有人能批评你。"我让他向保护他那负责批判自我的那部分自我表示感谢，因为他保护他不受伤害和屈辱。当他再次变得沉默时，我可以看到他的肩膀放松下来，他的呼吸也变得更缓慢，更深沉。

接下来，他告诉我，他心里非常清楚，他的好面子影响了他与同事、学生的关系；他在员工会议上倍感孤独和被排挤，在医院聚会上也感到不自在。当我问他是否想改变自己这种愤怒的、威胁别人的行为方式时，他承认，他想改变。然后我让他把注意力集中在身体内部，并让他感受这些感觉位于身体的哪个部位。他发现它们集中在他的胸腔里。我让他继续保持他的注意力，并问他有什么感觉。他说，他感到害怕。

接着我让他对内在的感觉保持专注，感受自己现在对它的感觉。他表示，他想知道更多关于它的事情。我问他，这种感觉大约像是多大的孩子。他说大概 7 岁。我让他询问他负责批评自我的部分，这部分自我到底在保护什么。经过长时间的沉默，他还是闭着眼睛，告诉我，他亲眼看见了他童年的场景。他父亲在殴打一个小男孩，也就是他自己。而他站在一边，想着那小子惹怒他爸是一件多么愚蠢的事情。当我问他对于那个受伤害的小男孩有什么感想时，他说，他看不起他，这个小男孩是一个弱者，只会抱怨。他在他爸爸高举的手下显得尤其弱小和无力，只能哭着保证他会成为一个好孩子。他一点没有胆量，也没有一点骨气。我请批评家退下，让我们可以看到那个男孩经历了什么。作为回应，批评者表现特别激烈，甚至用"窝囊废"和"娘娘腔"等词汇来指控小男孩。我再次询问彼得是否能让批评家靠边，给男孩一个发言的机会。这时，他完全封闭起来，直接离开了会议室，并说他再也不会踏进我办公室的大门。

然而，一周后，他还是回来了：因为他的妻子已经找了一个律师，写好了离婚协议。他走投无路，惊慌失措，完全失去了往日完美医生的形象。面对失去家人的风险，他头脑混乱，甚至萌生了可怕的想法，他说如果事情变得太糟糕了，他可能会亲手结束自己的生命。

我们再次进入他的内心，找出他的哪部分自我因为可能被遗弃而吓坏了。当他到内观自我的状态时，我鼓励他向那个吓坏了的小男孩询问他所承载的痛苦。再一次，他的第一反应依然是厌恶男孩的软弱。于是我要求他保护者的那部分退后。接着，他看到了自己身为一个年幼的孩子在他父母的房子里的景象，他一个人在他的房间里，因为恐惧而尖叫。彼得在这一幕观察了几分钟，静静地哭泣。我问他，男孩是否告诉了他想要让他知道的一切。"不，还有其他场景，比如跑到门口拥抱他的父亲，因为没有服从他的母亲而挨耳光。"

他会不时地打断这个过程，解释他的家长为什么无法做得更好，理由是他们是大屠杀幸存者。我建议他向保护者的那部分自我说，让他不要打断男孩痛苦的见证。每一次他都能够重返他的悲伤。

我让彼得告诉小男孩，他现在明白了这些经历有多么糟糕。他沉浸在悲伤中，沉默地坐了很久。然后我让他向他内心中的男孩表示，他很关心他。经过一番安慰，他抱住了男孩。我很惊讶，这个看上去苛刻和冷漠的人其实知道如何照顾他人。

过了一会儿之后，我敦促彼得回到现场，并带走男孩。彼得想象自己以一个成年人的身份直面他的父亲，告诉他："如果你再惹那个男孩，我会回来杀了你。"然后，在他的想象中，他把孩子带到一个他熟悉的、美丽的露营地，男孩在那里玩耍，与小马嬉闹，而他则在一旁保护着他。

我们的工作并没有就此结束。他的妻子撤销离婚协议之后，他的一些旧习惯又回来了，我们不得不多次重新审视那个被孤立的男孩，以确保彼得受伤的部位得到照顾，特别是当他在家里或者工作上觉得受伤了的时候。这在 IFS 疗法里被称为"放下包袱的阶段"，用来帮助那些被流放的自我部分恢复健康。随着每一次卸下包袱，彼得内心中的批评者一点一点放松下来，他现在更像是一个导师而不是法官，他开始弥补自己和家人以及同事的关系。他的紧张性头痛也停止了。

有一天，他告诉我，他用他整个成年时期试图放开他的过去。讽刺的是，他从来没想过，只有去接近这段过去，才能把它真正放下。

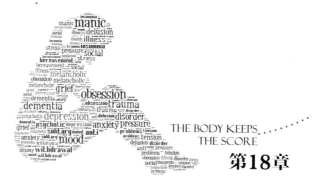

填补空洞：创造结构

> 我们这一代最伟大的发现是，人类可以通过改变他们的思维态度来改变他们的生活。
>
> ——威廉·詹姆斯

> 不是看见了不同的东西，而是看的人发生了变化。这就如同在空间维度上改变了"看"这个动作。
>
> ——卡尔·荣格

处理创伤性记忆是一个问题，但处理灵魂的空虚——不被需要、不被看见、不被允许说出真实的空虚——是另一个问题。如果你的父母看见你时从不感到高兴，你就很难体会到被爱和被珍惜的感觉。如果你的成长中充满了嫌弃和忽视，就很难发展出内在的掌控感和自我价值。

由我和朱蒂·赫尔曼、克里斯·佩里共同进行的研究（见第9章）表明，如果人们在孩童时候感觉不到被需要，或者他们在成长过程中没有任何一个安全的时刻，他们就不能充分地在传统的心理治疗中获益，因为他们不能联想到过去受到呵护的感受。

这一问题甚至在我那些最投入、表达最清晰的患者中都存在。即使他们在治疗中都付出了努力，与我分享他们在个人和专业的成就，他们还是无法忘怀童年时候的创伤，例如他们的母亲太抑郁而忽视他们，或者他们的父亲希望他们从来没有出生过。显而易见，如果他们不能修改这些隐性假设，他们的生活就无法得到彻底的改变。但怎样才能做到呢？我们应该如何帮助人们真切地感受到那些他们在生活早年里欠缺的经验呢？

为了寻觅这个答案，我在 1994 年 6 月来到位于马萨诸塞州海岸、贝弗利（Beverley）的一家小小的学院，参加在这里举行的美国心身治疗研究会（the United States Association for Body Psychotherapy）的会议。讽刺的是，我当时被要求作为精神科治疗的主流，描述利用大脑扫描来观察精神状态的过程。但当我一走进走廊，和参会者聚集在一起喝早咖啡时，我就意识到，这是和我常常参加的精神药物治疗会议或者心理治疗会议的参会者完全不同的一群人。他们互相之间谈话的方式、他们的姿势和手势，都散发出一种活力和投入——这种生理上的反馈是情感回应（attunement）的根本。

我很快被一个矮壮的前舞蹈家阿尔伯特·佩索（Albert Pesso）的对话震撼了。他以前在玛莎葛兰姆舞团（Martha Graham Dance Company）跳舞，但他现在已经 70 多岁了。在他长长的睫毛下，他的友善和自信通过他的眼神透露出来。他告诉我，他发现了一种可以彻底改变人们与他们的内在以及他们的肉体自我关系的方式。他充满了热情和感染力，但我不太确定，问他是否确定他可以改变人们的杏仁核。虽然没有任何人以科学的方式检验过他的方式，但他依然镇定且自信地向我保证这一点。

佩索正打算举行一个"PBSP 身心治疗"的工作坊，[1]他邀请我去参加。这个工作坊和我以往见过的小组完全不同。他坐在一张小矮凳上，坐在一个叫作南希的女士对面，他把她叫作"主角"（protagonist），其他的参加者坐在小垫子上，围绕在他们的四周。他邀请南希讲讲她的苦恼，当南希中断叙述的时候，他不时描述他的"见证"，也就是他观察到的事情。例如"观察者可以看到，你在描述你父亲抛弃家庭时是如此垂头丧气"。我很惊讶于他是如何仔细地捕捉到那些情绪的非语言表述——微小的姿势变化、面部表情、语调和眼神——这些内容在身心治疗中叫作"微捕捉"（microtracking）。

佩索每做一次"观察者的陈述"，南希的脸和身体就更放松一些，就好像她因为被见证和被肯定而感到宽慰一样。佩索安静的陈述似乎令南希鼓起了勇气，让她继续深入地剖析自己的感情。当南希开始哭泣时，佩索表示没有人应当独自负担着这样的痛苦，进而，她问南希是否愿意选择一个人坐在她旁边；他把这个人叫作"联系人"（contact person）。南希点头同意，然后仔细地扫视了整个房间，指着一个看起来很和善的中年女人。佩索问南希想让她的联系人坐在哪里。"这里。"南希指着一只在她右边的小垫子，确定地说。

我入迷了。人们依靠右脑来处理空间关系，而我们的神经影像研究也表明，创伤的印记也主要存于右脑（见第3章）。关怀、否认和冷漠主要都通过面部表情、声音语调和肢体动作来传递。根据最近的研究表明，人类交流的发生超过90%都是通过非语言和右脑的功能领域发生的，[2] 而这正是佩索的治疗方式所导向的方向。随着工作坊的继续，我也被"联系人"的功能震惊了——"联系人"的存在似乎帮助南希能在更大程度上容忍那些令她筋疲力尽的痛苦体验。[3]

但最不同寻常的是佩索创造的故事模型——他把这个叫作"主角"过去的"结构"（structure）。随着叙事的深入，小组参加者被要求扮演主角生命中的重要角色，例如父母或其他家庭成员，这样，他们的内心世界就以一种空间形式呈现出来了。小组成员也被要求扮演理想化的父母，为戏剧主角提供他们在重要时刻缺少的支持、爱和保护。戏剧主角是他们故事的导演，创造了他们从未有过的过去，他们明显通过这些想象的场景得到极大的生理和心理解脱。在恐惧和被抛弃的经历扭曲心灵和大脑的几十年之后，这个治疗方式可以在叙述主角的大脑中留下安全和安慰的印记吗？

因为着迷于佩索的治疗方式，我热情地接受了他的邀请，去参观他在新罕布什尔州南部山顶的一个小农场。我们在一棵古老的橡树下吃过午饭后，佩索让我和他一起去他的一个饰有红色砖墙的谷仓——现在被改建成了一个工作室，去创造一个结构。我曾经花了好多年在精神分析上，所以我不觉得这个结构能让我对自我有怎样的重大发现。我当时是一个40多岁的专业人士，结了婚，成了家，我认为我的父母是两个试着自得其乐的老年人，所以我完全不觉得我父母仍对我有着什么重大影响。

因为没有人可以来扮演我故事中的角色，佩索让我选择一件物件或家具来代表我的父亲。我选了一个巨大的黑色皮沙发，让佩索帮我把沙发竖起来放在我的右前方。然后，佩索问我要不要选择一个物品来当我的母亲，我选了一盏很重的落地灯，而且几乎和那个竖起来的沙发一样高。接着，这个空间逐渐挤满了我生命中重要的人：我最好的朋友是放在我右边的一只小小的纸巾盒；我的妻子，是在他旁边的一只小枕头；我的两个孩子，是两只更小的枕头。

过了一会儿，我开始审视我的内在世界：两只巨大的、阴暗的、吓人的物体代表着我的父母，而一系列微不足道的物品代表着我的妻子、孩子和朋友们。我震惊了；我重新呈现了我在童年时，面对着严厉信奉加尔文教派父母的内心图景。我不能否认，我的大脑中处理空间的那部分揭露的事实：这让我可以视觉化地呈现我的内在世界。

当我告诉佩索我刚才的发现时，他点点头，问我是否允许他改变我的视角。我那不置可否的感觉又回来了，但我喜欢佩索，而且我很好奇他的方式，所以我犹豫地同意了。他将他的身体放在我和沙发及落地灯之间，让这两个物体在我的视线中消失。几乎是立刻，我感到我身体一阵轻松——我胸中的紧张感解除了，我的呼吸也变得放松。正是这个时刻，我决定成为佩索的学生。[4]

重建内在地图

如果将你的内心世界投射在立体空间中，让你看到你的内心剧场发生了什么，能让你更清楚地看到，过往的人和事是怎样影响你。在你将你生命中的重要角色放在不同位置的时候，你会惊讶于这个行为如何能触发你的记忆、想法和情绪。你也能体验到，当你移动你所创造的棋盘上的棋子时，你内心世界的颤动。

尽管创造结构剧场需要通过对话，心身疗法不试图解读过去。相反，心身疗法让你感觉到过去，试图重塑你曾经见过的场景，说出你在事件发生时想说却无法说出的话。这就如同拍电影一般，让你回到代表过去的场景中，重新演出那些关键场景。你可以让角色的扮演者做出那些你当年希望他们做到但不曾做到的事情，例如阻止你的父亲打你的母亲。这些静态的故事模型可以激发强大的情绪。例如，当你将你的"真实母亲"放在角落、因为恐惧而缩成一团，你会非常渴望保护她，同时体会到你还是个孩子时感的无力感。但如果你创造一个可以在父亲面前勇敢不屈，知道如何在这种虐待性关系中逃脱出来的"理想母亲"，你也许能从中体验到一种深深的解脱，卸下积存已久的负罪感和无助感。又或者，你可以直面你那在儿童时期残忍欺负你的兄弟，重新创造一个可以保护你，成为你楷模的理想兄弟。

导演（也是治疗师）以及其他小组成员的职责，是为主角提供必要的支持，让他能够探索那些他独自一人时太害怕而无法探索的事情。小组的安全氛围让你可以注意到你一直以来的隐藏自我——通常是那些你感到最羞愧的事情。当你不再需要隐藏，这个结构可以让你将这些羞愧放回它原本的地方去——放在那些在你面前、代表着在小时候伤害过你、让你感到无助的角色中。

当你感到安全时，你就可以向你的父亲说你 5 岁时想要对他说的话（确切来说，是对代表父亲的角色说话）。你可以告诉她（角色扮演者）你那忧郁又惊恐的母亲是如何让你感到难过而又无法照顾她。你可以通过改变角色扮演者与你的距离，能探索重要角色与你的距离给你带来怎样的感受。一个积极的参加者可以在安全的状况下呈现那些无法简单叙述出来的经历。当你在现实中呈现你的经历时，观察者也一直陪伴着你，让你知道你的肢体动作、面部表情和声调改变。

从我的经验理解，能够在一个安全的、支持性的"容器"中重新处理过往的体验，可以有力地创造新的、补充性的记忆：激活一种适应性的、充满感情的设定，让你逐渐远离伤害。那些结构并不能消除记忆，甚至不能像EMDR那样使记忆变得中性化。然而，结构提供了一个崭新的替代性记忆，在这个替代性记忆中，你的基本需要得到满足，你渴望的爱和保护得到实现。

再寻过往

让我再举一个不久前发生的例子，是发生在加利福尼亚州大苏尔（Big Sur）区沙兰学院（Esalen Institute）的工作坊中的事情。

玛利亚是一个纤细苗条的菲律宾人，年纪大概有45岁。在我们课程的头两天，她愉快又随和，专注于探索创伤的长期影响，也教我们一些自我调控技巧。但她现在，坐在距离我6英尺远的一个垫子上，她看起来恐惧而虚弱。我怀疑她自告奋勇担当结构主角，是不是为了要让那个同她一起参加工作坊的女伴开心。

一开始，我鼓励她察觉内心，与在场的人分享心中想到的任何事情。经历了漫长的沉默之后，她说道："我什么也感觉不到，我脑海中一片空白。"我察觉到她内心的紧张，我回答道："作为观察者，我能看到你现在感到很忧虑，所以你在自告奋勇作为主角参与建造'结构'之后，你的脑子一片空白，什么都感觉不到。我说的是对的吗？""对的！"她回答道，声音听起来似乎稍微放松了一点。

"观察者"会在结构一开始入场，这是一个对结构主角全盘接收、不作判断的角色，负责反思主角的情绪和环境状况（也就是我所说的，玛利亚"在自告奋勇作为主角参与建造'结构'"）。感觉到被肯定、被聆听和被见证，是一个人能够探索创伤或被抛弃记忆的重要前提。神经影像研究表明，当一个人听见他们的内在状况被说出来时，他们的右侧杏仁核会被激活，就好像他们的看法被强化、被确认了一样。

我鼓励玛利亚像我们过去练习过的一样，专注于她的呼吸，并关注在身体上的感受。经过了漫长的沉默之后，她犹豫地说："我总是感觉到害怕。我看起来并不总是很恐惧，但我无时无刻不在强迫自己镇定下来。"我回应道："我作为观察者，可以看到你现在在强迫自己镇定，并且感到很不舒服。"她点头，微微坐直，表示同意。她继续说道："我成长于一个正常的家庭。但我总是害怕我的父亲。我觉得他从来没有关心过我。虽然他从来没有像打我其他兄弟姐妹一样那么狠地打过我，但我总是觉得很害怕。"我以观察者的角度，指出她在谈及她的父亲时，看起来非常害怕，然后，我邀请她选择小组中的一名组员代表她的父亲。

玛利亚环视房间，选择了斯科特，一名看起来温和有礼的电视制作人，他也很积极活跃地支持小组中的其他组员。我让斯科特跟着我一起念道："我接受邀请，代表你的真实父亲，我在你还很小的时候让你感到很害怕。"（注意，其他角色的任务不是即兴演出，而是准确地接受主角和观察者的指示，与主角对话。）然后，我问玛利亚想让她真实父亲站在哪里，她让斯科特站在16英尺之外，大约在她的右边，脸并不能对着她。我们接着组织结构，每次我在进行这种组织时，我都很惊讶，因为他们准确无误地反映了他们的右脑。主角总是准确地知道不同的角色应该放在哪里。

我也一次又一次地惊讶于，其他角色竟然能如此准确地表现了主角过去生命中那些重要的人，这几乎立刻就构成了一种虚拟现实：那些参与到结构中的人们成为了戏剧主角过去面对的人——这种真实不仅仅对于主角而言，而且对于其他角色来说，这种真实性也是如此。我鼓励玛利亚缓慢而仔细地观察她的真实父亲，她盯着站在远处的他，所有人都能看到，她的情绪从恐惧变为一种深深的同情。她充满泪水的眼反映出他过去所处的困境——他在小时候，也就是第二次世界大战期间，他目睹人们被斩首；因为缺乏食物，他被迫吃长了蛆的腐鱼。这个戏剧环境促成了一种深层的、疗愈性的改变：在这种过去与现在似乎都同时存在的恍惚中，你清楚知道你是一个成年人，但你却能像孩子一样去感受、对你的虐待者表达愤怒或恐惧，与此同时，你又清楚明白你的对话对象是斯科特，他与你真正的父亲完全不同，你还同时体验到复杂的情绪，混合了孩子对父母的忠诚、温柔、愤怒、渴望。

玛利亚开始谈论她还是小女孩时候的人际关系，而我则继续进行复述。她的父亲对她的母亲很残酷，她说。父亲持续不断地批评她母亲的饮食、身体、家务状况，而她在父亲斥责母亲的时候，总是很担心自己的母亲。玛利亚把她的母亲描述得很体贴、很温暖；她全靠着母亲才活下来。每次玛利亚被父亲打，她母亲总是会安慰她，但她没有做任何事情去保护她的孩子免遭他们父亲的怒火。"我觉得我妈她自己也很害怕。她没有保护我们，是因为她自己也感到走投无路。"

这时，我建议玛利亚让她自己的妈妈进入结构。玛利亚扫视了一次小组，然后她微笑地请求克里斯汀———一位金发、看起来像斯堪的纳维亚人的艺术家，来演她的母亲。克里斯汀在接受请求时正式念道："我受邀请成为你真实母亲，这位体贴温柔的女性，是你活下来的唯一支持，但她没能保护你免受父亲的虐待。"玛利亚让她坐在她右边的坐垫上，距离比她的真实父亲更近。

我鼓励玛利亚看着克里斯汀。我问道："你看着她时，你想到了什么？"玛利亚愤怒地回答："什么都没有。""作为观察者，我可以看到你看到真实母亲时的生硬，同时你愤怒地说你什么都感觉不到，"我说道。一段沉默之后，我再次向玛利亚发问："你现在看到什么？"玛利亚看起来变得更加虚弱，她重复道："没什么。"我问她："你想要和你的母亲说什么吗？"玛利亚最终说："我知道你尽力了，"片刻之后，她继续说道，"我想要你保护我。"当她开始微微哭泣，我问她："你感到了什么？""当我的手放在胸口时，我觉得我的心脏跳得很快，"玛利亚说，"我觉得母亲很悲哀，她在我父亲面前是如此无能为力，完全无法保护我们。她只是把自己封闭起来，假装什么事都没有发生过，她只是活在自己的世界里，但这让我如今感到很愤怒。我想告诉她：'妈妈，当我看到父亲挑剔你时……当我看到你的脸时，你看起来是如此厌恶，我不知道你为什么居然没有对父亲说'滚开'。你不知道怎么与父亲对抗——你是这样软弱——你心中这样的部分是错误的、麻木的。我甚至不知道我想要你说些什么。我只是想要你做些不一样的举动——你做的事情都是错的，因为你在所有的事情都一团糟的时候接受一切。'"我复述道："观察者会看到你非常愤怒，因为你希望你的母亲能在你父亲面前挺身而出。"玛利亚接着谈到她希望她母亲带着孩子离家出走，远离她可怕的父亲。

之后，我建议她邀请小组中的一个成员来代表她的理想母亲。玛利亚在房间里挑中了艾伦，一个治疗师和武术老师。玛利亚让她坐在她真实母亲和她自己之间，然后让艾伦用双手环抱着她。"你想要让你的理想母亲对你的父亲说一些什么？"我问道。"我想让她说，'如果你再这么对我说话，我就要带着孩子离开你，'"她回答，"'我们不会再待在这里听你的屁话。'"艾伦重复了玛利亚的语言。然后我问："现在你觉得怎样？"玛利亚回答："我很喜欢这样。我觉得有一点头痛。但我的呼吸是舒畅的。我的身体现在有了一点儿活力。不错。""观察者可以看到，当你听到你的母亲说她不再忍受你的父亲，她要带你们离开家时，你变得轻松起来。"我回答。玛利亚开始啜泣："我本来可以成为一个安全、快乐的小女孩。"我眼角的余光看到，几个组员在默默垂泪：能够安全快乐地成长是多少人渴望的事情。

过了一会儿，我建议玛利亚召唤他的理想父亲。在玛利亚扫视小组、想象她的理想父亲时，我明显看到她眼里透出的愉快。她最终选择了丹尼。我把他的台词交给他，他温和地和玛利亚说："我接受你的邀请，扮演你的理想父亲，他爱你，关心你，而且不会吓坏你。"玛利亚让他坐在左边离她很近的地方，然后笑了。"我的健康的母亲和父亲！"她宣布道。我回应道："感受一下，当你看着那关心你的理想父亲时，你会感到多么快乐。"玛利亚的眼泪夺眶而出，"这太美好了，"她用双手抱住丹尼，透过眼泪微笑地注视着他，"我想起我和我父亲一个真正发生过的、温柔的时刻，想起了当时我的感受。我也很想让我的母亲在我一旁。"两位理想父母都温柔地回应她，抱着她。我让他们这样抱着待了一会儿，让他们能够彻底地体会到这种情感。

我们在结束剧场时，丹尼说："如果我是你当年的理想父亲，我会像这样爱你，而不会让你受到我残酷的影响。"艾伦接着说："如果我是你的理想母亲，我会为你说话，保护你，不会让你受到伤害。"所有的这些角色都做出类似的结束声明，表示他们不再扮演那些角色，正式地回归自我。

重述你的人生

没有人能在一个理想化的环境中成长——我们甚至不知道理想的成长环境是怎样的。就好像我的朋友大卫·瑟文·史克伯（David Servan-Schreiber）曾经说过的那样：每个人都有自己的难处。但我们知道和怎样的父母在一起成长能帮助孩子们在日后成为一个自信而有能力的成年人：那些稳定和可预期的父母；那些会为你、你的探索和发现感到高兴的父母；那些帮助你适应环境和独立生活的父母；那些在自我照顾和社会交往中都能作为楷模的父母。

这些领域中的缺陷有可能会在日后的生活中显露出来。一个备受忽视或长期受到羞辱的小孩一定会缺乏自信。那些不被允许坚持自己的孩子们也许无法在成年时面对人际冲突，大多数在小时候受过残忍对待的成年人都消耗着大量的精力来压抑自己的愤怒。

我们的人际关系也会受到类似的影响。我们经受的痛苦和分离越早，我们就越有可能用恶意揣测其他人对我们的举动，也更难明白我们如何成为他人的纠结、不安和关怀对象。如果我们不能接受自我的复杂本质，我们就有可能将他人的举动看作一种"我们必然会受到伤害、必然遭受失望"的证明。

在讲述创伤的生理本质的章节中，我们见到创伤和被抛弃的经历如何让人们远离他们快乐和安慰的来源以及他们需要照顾和滋养的部分：他们的身体。当我们的身体不能产生可靠的安全或危险信号、我们的生理状况持续处在紧张当中，我们就失去了在我们的躯体内——甚至更广泛来说，在整个世界里——感到安全的能力。只要人们对世界的理解仅仅基于创伤、虐待和忽视，人们就很有可能寻找捷径麻痹自己。缺乏尝试的勇气，他们预期整个世界就是充满拒绝、羞辱或剥夺的。缺乏尝试新的体验让人们困在恐惧、孤立和匮乏中，几乎不可能接触到那些可能会在根本上改变他们世界观的体验。

正因如此，高度结构化的心身治疗体验显得难能可贵。参与者们处在这样一个充满真实人类的空间中，可以安全地将他们的内心世界投射到这里，探索过去的混乱和痛苦，获得一种具体的顿悟："对，过去就是这样的。我当年就是这样应对这些事情的。如果我曾经被好好地珍惜和保护，我就会有完全不同的另一种感受。"在亦真亦幻的结构体验中，像年幼的孩子一样获得这种被珍惜和保护的感受，可以重塑人们的内在世界，正如这个参与者说的这样："我可以自如地和他人交往，不再需要担心被拒绝或者被伤害。

结构具有的强大力量，让我们得以利用想象力来扭转那些驱使或限制我们行为的内在声音。人们在适当的支持下，那些曾经太过危险而无法表露的秘密，可以不仅仅告诉治疗师、临终前的告解神父，而且可以在我们的想象中，告诉那些实际伤害或背叛我们的人。

在三维世界中存在的结构将那些隐藏的、不可触摸的和恐惧的事情转化为触手可及的现实。在这一点上，这种治疗方式和我们在前一章叙述的家庭排序系统治疗（IFS）有一些相似之处。IFS 让那些你为了生存创造出来的、互相分离的部分辨认出来，并理解他们，让你未被受损的真正自我得以呈现。相反，结构创造了一幅真实图景，描述了你过去需要应对的事件，并且再次给你机会，创造一个不同的结局。

大多数人不太愿意进入过去的痛苦和失落中，因为他们认为过去都是无法忍受的。但在他们被反映和见证的过程中，一种新的现实在被慢慢塑造。准确反应和被忽视、批判和否定完全不同，让人得以体会到当年的体会，认识到当年的认识——而这正是康复的基础之一。

创伤让人们根据不可改变的过去来解读现在。一个人在结构中创造的场景也许不能准确反映过去发生过的事情，但它表示了你的内心世界的状态：你的内在世界和你一直以来的生活准则。

敢于说出真相

我最近带领了另一个结构小组，里面有一个 26 岁的年轻人，叫作马克。他在 13 岁的时候，不小心听到他爸爸在和姨妈，也就是马克母亲的姐妹，进行电话性爱。他感到困惑、羞愧、受伤、被背叛，这件事情超出了他的认知范围，他无法理解。当他试图跟他父亲说这件事时，他遇到了父亲的狂怒和否定：父亲指责他肮脏的想象力，试图用错误的指控来破坏这个家庭。马克从来不敢告诉他母亲，但从那以后，这个家庭的秘密和虚伪的外表污染了他家庭生活的每个部分，让他一直感觉到没有人可以信任。放学之后，他在社区的篮球场和他房间里的电视里消磨他孤独的青春期。当他 21 岁时，他的母亲去世了——她死于心碎，马克说——然后他的父亲娶了这位姨妈。马克没有被邀请前往他母亲的葬礼，也没有收到他父亲的婚礼请帖。

这样的秘密是一个人心中的毒素——这些不能让自己或他人觉察的事实，最终会成为你的生活底色。当马克一开始加入小组时，我完全不知道马克的过去，但他因为与他人显而易见的情感距离而引人注目。他在注册小组时，他承认自己似乎感到相当孤立，一片浓稠的雾把他与其他人隔绝开来。我很担心，当我们透过他冻结的、毫无表情的外表时，他会显露出什么。

我邀请马克聊聊他的家庭。他说了一些，但他似乎显得更冷漠了。所以我鼓励他邀请一个"联系人"。他选择了一位白发苍苍的小组成员理查德，然后他让理查德坐在他旁边的垫子上，手放在他的肩膀上。然后，随着他故事的讲述，他选择乔作为他的真实父亲，站在他面前 10 英尺远的地方，然后他让卡洛琳代表他的真实母亲，蹲在一个角落，不露出脸。马克接下来让阿曼达扮演他的姨妈，让她带着藐视的眼光、双手交叉在胸前站着，代表一个精于算计、残忍狡诈地追逐男人的女人。

当马克审视着这个他自己创造的结构时，马克坐直了，睁大了双眼；很明显，他的雾消散了。我说："观察者可以看到，你在目睹自己需要处理的情况时，你是有多么惊讶。"马克感激地点头，但依然保持着阴沉。过了一会儿，他盯着他的"父亲"爆发了："你这个浑蛋，伪君子，你毁了我的人生！"我邀请马克向他的"父亲"说出那些他想告诉、但从未开口的事情。于是他说出了一长串的指控。我让他的"父亲"表现出被打了的样子，这样马克可以看到他的愤怒落到了实处。所以，随后当马克突然说他很担心自己的愤怒会失控，而且这种恐惧让他无法在学校、工作和其他人际关系中坚持自我时，我毫不惊奇。

马克直接与他的"父亲"发生冲突之后，我问他是否愿意让理查德扮演一个全新的角色：他的理想父亲。我让理查德看着马克的眼睛说："如果我是你的理想父亲，我当时会倾听你的叙述，而不是指责你的思想很肮脏。"当理查德重复这句话时，马克开始颤抖："天啊，我的生活本来应当如此不同，如果我有一个值得信任的父亲，而且我能够跟他倾诉的话。我本来应该有这样的一个父亲。"然后，我让理查德说："如果我是你的理想父亲，我会在当时接受你的愤怒，这样你就会有一个足以信任的父亲。"马克显然变得轻松起来，他说如果他有一个这样的父亲，他的生活会发生巨大的不同。

然后，马克开始向他站着的姨妈发话。马克明显是在辱骂他的姨妈，小组所有成员都惊呆了。他说："你这个阴险恶毒的妓女，你这个表里不一的叛徒。你背叛了你的姐妹，摧毁了她的生活。你摧毁了我们的家庭。"说完后，马克开始啜泣。他说，他总是怀疑任何对他有兴趣的女人。在接下来的半个小时，我们逐渐设立了两个新的女性角色：他的理想姨妈——没有背叛她的姐妹，而是帮助他们这个孤独的移民家庭，以及他的理想母亲——努力抓住她丈夫的兴趣和忠诚，没有死于心碎。马克查看着这个最终的场景，脸上带着满足的微笑。

在接下来的工作坊里，马克成为小组中坦诚而珍贵的一员，3个月之后，他给我发电子邮件，他说他体会到他生活发生的变化。他最近开始和他的第一个女朋友同居，尽管他们对于同居安排有一些激烈的争论，但他可以从她的角度看问题，而不再是紧咬着不放、一边抵抗对方一边回到恐惧或愤怒中、同时觉得女朋友在拒绝自己。他问在他附近是否有治疗师可以帮助他度过这个重大的人生变化，而我幸好认识一名同事，可以推荐给他。

痛苦回忆的解药

正如我在第 13 章讨论过的防卫术课程一样，心身治疗的结构提供了构造虚拟记忆的可能，帮助那些拥有痛苦记忆的人们，获得一种被见到、被保护、被支持的切身感受。这些感受和记忆，是那些被伤害和背叛的记忆的解药。为了从创伤中康复，改变感受方式，人们需要能够在身体深处熟悉这些与创伤相反的感受，并且将这些植根于安全、自主、快乐和联系的感受取代一成不变的瘫痪或恐慌的感觉。正如我们在 EMDR 一章中见到，做梦的其中一个功能是将令人沮丧的事件和我们剩余的生活交织起来创立联系。和我们的梦境不同，即使心身治疗的结构存在于客观现实中，但它依然能重新编制过去和记忆。

我们当然不能改写过去，但我们可以创造足够强烈、足够真实的场景，去混淆、去对抗一些旧有的场景。治疗性的故事舞台让参加者可以体验到那些他们从不相信会实现的体验——他们能被这样的世界接受——人们可以喜欢他们，保护他们，满足他们的需要，让他们感到家的归属感。

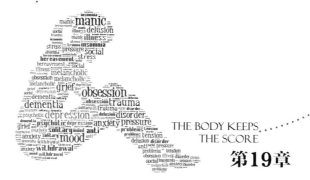

重新连接大脑：神经反馈治疗

这是一个事实，还是一个我曾经的梦境？通过电流，物质世界成了一个巨大的神经，通过震动，在一瞬间传递了千里？

——纳撒尼尔·霍桑（Nathaniel Hawthorne）

漫无目的的思绪逐渐聚集成型，这就是我们的判断、性格和意志的根源。

——威廉·詹姆斯

在医学院学习的第一个暑假，我在波士顿州立医院恩内斯特·哈特曼（Ernest Hartmann）的睡眠实验室兼职研究助理。我负责实验的准备工作，监测和分析研究参与者的 EEG 记录（脑电图或脑波）。实验都是在夜晚进行。我会把一整套电极贴到实验者的头皮上，并在他们的眼睛周围贴上另一套电极，这些装置用来记录他们在做梦时的快速眼球运动。布置完成这些装置之后，我会带他们去卧室，和他们说晚安，并且启动记录器。记录器是一台笨重的，能够将大脑活动由 32 支笔在卷纸上记录下来的机器。

虽然我们的研究对象很快就睡着了，但他们的大脑神经元还在继续进行疯狂的内部沟通，整个晚上的大脑活动信号都通过记录器被记录下来。这期间，我会仔细分析前一晚得到的 EEG 图像，并且时不时地通过广播了解棒球赛比分。根据记录器显示的图像，我也会通过对讲机来唤醒那些完成一个 REM 睡眠周期的研究对象，问他们梦到了什么，记录下来。第二天早上帮他们填写一份关于睡眠质量的调查问卷，并送他们离开。

在哈特曼实验室那些安静的夜晚记载了大量的 REM 睡眠数据，为建立睡眠过程的基本认识做出了贡献，这些对于我在第 15 章所讨论的重要发现铺平了道路。然而，通过脑电图帮助我们更好地了解大脑电活动和心理学问题的联系，这一长久的愿望远远没有得到实现，直到最近。

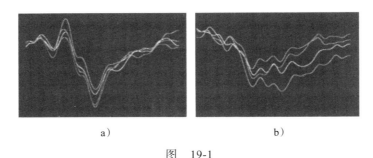

a)　　　　　　　　　　　　　　b)

图　19-1

注：正常 vs 创伤后应激障碍。专注的图像。大脑接受信息后的几毫秒内，开始组织接收到的信息的意思。通常情况下，大脑的所有区域以同步模式（a）协作，而 PTSD 的脑波协调欠缺；大脑无法过滤掉无关信息，并无法专注于当下的刺激（b）。

测绘脑电路图

药理革命来临之前，人们普遍认为大脑活动取决于化学信号和电信号。然而，药理学后来的主导地位几乎抹杀了人们对大脑电生理学的研究兴趣，并持续了好几十年。

1924 年，德国精神病学家汉斯·伯格（Hans Berger）第一次记录了大脑电活动。这种新技术最初饱受医疗机构的质疑和嘲笑，但脑电图逐渐成为诊断癫痫患者癫痫发作不可或缺的工具。伯格发现，不同的脑波特征反映了不同的心理活动（例如，试图解决数学问题时，脑波显示出中等快速的频率带，这种波形叫作 β 波）。他希望有一天，科学家能够将各种精神问题与特定的脑电图异常对应起来。这一期望在 1938 年终于开始得到重视，一篇关于行为问题儿童的 EEG 特征的报告得到发表，这是这个领域内的第一篇文章。[1] 这一研究发现，大多数有多动和冲动问题的儿童的额叶脑电波频率慢于正常儿童。从那以后，这一发现被无数次印证。2013 年，前额叶慢波活动被食品和药物管理局（FDA）认证为鉴定多动症的生物标志。慢额叶电活动可以解释为什么这些孩子缺乏执行能力：他们的理性大脑缺乏对感性大脑的适当控制，类似的电活动状态也发生在那些受过虐待和精神创伤的人身上，他们的情感中枢对于危险过度敏感，他们的大脑都是围绕着战斗或逃跑而运转的。

在我职业生涯的早期，我也希望脑电图可以帮助我们做出更好的诊断。1980 ~ 1990 年，我让我的许多病人去做脑电图，从而判断他们的不稳定情绪是否是由神经系统异常引起的。脑电图报告通常会总结为："非特异性颞叶异常。"[2] 但这样的结论并不能为我提供很多信息。那时候，唯一能够改变这些不明确脑电波的方法是吃药，但通常这些药物的副作用比治疗效果多得多。于是我放弃了对我的病人做例行脑电图。

之后，在 2000 年，我的朋友亚历山大·麦克法兰（Alexander McFarlane）和他的同事们（在澳大利亚阿德莱德的研究人员）的一项研究重新燃起了我的兴趣。这项研究记录并显示了受过创伤的人和普通人在信息处理过程中存在明显的脑电波差异。研究人员使用一种标准化的范式（oddball paradigm）测试进行实验，这个实验范式要求被试从一些物品图片中指出不相关的一件物品（例如一组桌椅中的一个喇叭）。他们没有任何图片与创伤有联系。

"正常"组的大脑中，各个关键部位共同工作，过滤信息、集中注意力并且分析（左下图的脑电波显示出相关特征）。与此相反，创伤受试者的脑电波更松散，无法形成一个和谐的图案特征。特别是，他们没有产生帮助人们专注手头任务和过滤掉无关信息的特定的脑波模式（上峰值，标记为 N200）。此外，大脑核心信息处理过程（下峰值，P300）模糊不清。这一波形的深度决定了人们利用并分析新的数据的能力。这个研究显示出受过创伤的人们如何处理非创伤性信息，对于我们理解他们对日常生活的信息处理具有重要价值。这些脑波模式可以解释，为什么有这么多受过创伤的人无法从经验中学习，并且难以充分投入他们的日常生活。他们的大脑让他们没有办法专注于当下发生的事情。

亚历山大·麦克法兰的研究让我回忆起来皮埃尔·让内在1889年说过的话："创伤后应激是一种让人不能够完全活在当下的疾病。"多年以后，当我看到电影《拆弹部队》，其中涉及在伊拉克的士兵的经历，我立刻回忆起亚历山大的研究：当他们应对极端压力的时候，这些人能够集中注意力执行关键任务；然而，一旦回到日常生活中，他们甚至无法在超市里做一个简单的选择。根据《退伍军人法案》（GI法案），从战场退役的军人可以进入大学读书，但是统计显示，比例极高的退伍士兵无法完成学业（估计在80%以上）。无法集中注意力无疑是导致他们无法完成学业的主要原因。

麦克法兰的研究表明了PTSD患者缺乏注意力的模式，但同时也带来了全新的挑战：有什么办法可以改变这些异常的脑波模式？7年后，我才学习到一种可行的方法。

2007年，我在一次关于儿童依赖障碍的会议上遇到了席碧恩·费舍（Sebern Fisher）。席碧恩是一个专门针对有严重行为问题的儿童治疗中心的前临床主任。她告诉我，她已经在她的私人诊所使用神经反馈差不多10年了。她给我看了一个10岁孩子在治疗前后的画。这个男孩曾经脾气很坏、学习有障碍，而且无法控制自己，这让他无法上学。[3]

他的第一个全家福（见图19-2a）是在治疗前画的，大概表现了一个3岁小孩的水平。不到5周后，他经过了20次神经反馈治疗之后，他的脾气变好，而且他的绘画有了明显的进步（见图19-2b）。10周以后，他又经过了20次治疗，他的绘画复杂性又一次出现质的飞跃，而且他的行为也变得正常了（见图19-2c）。

我从来没有见过哪个治疗可以在如此短暂的一段时间内产生这样戏剧性的、改变心智功能的效果。所以，当席碧恩提出要给我一次神经反馈的演示，我欣然应允。

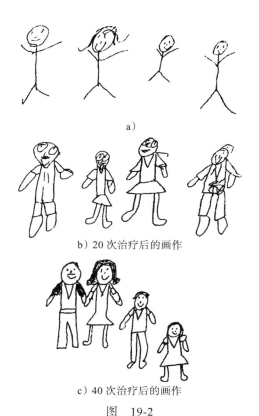

a)

b）20 次治疗后的画作

c）40 次治疗后的画作

图　19-2

注：从火柴人到明显的人类形态。经过 4 个月的神经反馈治疗之后，一个 10 岁男孩画的全家福变化，这些进步几乎相当于 6 年的心理年龄发展。

大脑的交响曲

席碧恩的办公室位于马萨诸塞州北安普顿，她在那里向我展示了她的神经反馈治疗设备：两台台式计算机和一个小型放大器，还有她之前收集的一些数据。然后，她在我的头骨的两侧和我的右耳朵各贴了一个电极。很快，我面前的计算机就显示出一行行的脑电波，就像 30 年前我在睡眠实验室见过的那样。席碧恩的小笔记本计算机可能比哈特曼的睡眠实验室那些价值大约 100 万美元的设备更快、更精确地检测和记录我的脑电波，显示我大脑的运作。

席碧恩解释，这些反馈相当于是大脑功能的镜子：这些脑电波的振荡和节奏相当于思维的电流。神经反馈鼓励大脑产生更多的特定频率，减少其他的频率，创造一种新的模式，通过自我调节而强化脑电波自然的复杂性和运动模式。[4] "实际上，"她告诉我说，"我们可能可以释放出大脑与生俱来但无法运作的脑波模式，并发展新的运动模式。"

席碧恩调整一些设置，"我在设置奖励的频率和抑制的频率。"她解释说。这样的反馈将强化选定的脑波图案。现在，我看到的画面就像计算机游戏，画面呈现出三种不同颜色的太空飞船。计算机在发射不规则频率，飞船的运动显得很随机。我发现，当我眨眼睛的时候，它们停了下来，当我冷静地盯着屏幕，它们就会一前一后地移动，伴随着有节奏的蜂鸣声。然后席碧恩鼓励我，让后面的绿色飞船移动到前面。我身体前倾，集中注意力，但我越努力，绿色飞船越落后。她笑着告诉我，如果我放松，让我的大脑接收计算机生成的反馈，效果会更好。于是，我靠在椅子上放松，过了一会儿，飞船恢复了平稳的运动，而且绿色飞船开始慢慢超过其他飞船。我感到平静，并且保持专注，最终，我的飞船赢了。

在某些方面，神经反馈有点类似于在谈话时观察别人的脸。如果你看到微笑或点头，你感到了鼓励，于是你就会继续讲述你的故事或观点。但如果此刻你的谈话对象表现出无聊或转移现实，你就会想要结束谈话或改变话题。在神经反馈中，奖励是屏幕上的提示音或运动，而不是一个微笑，抑制比皱眉更为中性，它只是一个不理想的波形。

接下来，席碧恩介绍了神经反馈的另一特点：它定位大脑回路特定部位的能力。她把电极从我的太阳穴转移到我的左眉骨，我开始感到我的注意力变得敏锐。她告诉我，她在向我前额叶皮层发射 β 波，从而提高了我的警觉性。当她将电极移动到我的头顶，我觉得计算机图像好像变远了，我更多地意识到自己的身体感觉。之后，她向我展示了一个记录摘要图，表现了我在心理状态和身体感官经历了微妙的变化时，我的脑电波发生了怎样的变化。

神经反馈应当如何用来治疗创伤？就如席碧恩说的那样："通过神经反馈，我们希望干涉那些引发和维持恐惧、羞耻、愤怒情感的脑回路。这些回路的反复放电就是精神创伤。"患者需要帮助，才能学会如何改变创伤及其后遗症导致的大脑模式。当大脑的恐惧模式得到缓解，大脑就会不那么容易产生自动应激反应，并能更好地专注于普通的事件。毕竟，压力不是事件本身的性质，而取决于我们如何对事件进行标记和反应。神经反馈能够使大脑变得更加稳定，并增加其灵活性，使我们对如何应对压力能有更多选择。

神经反馈的诞生

在 2007 年，神经反馈并不是一项新技术。早在 20 世纪 50 年代末，芝加哥大学心理学教授乔·卡米亚（Joe Kamiya）在研究内感觉时，已经发现了人们可以通过学习反馈知道什么时候他们生产 α 波，这一波的产生与放松有关（一些研究对象仅用 4 天时间就能到达 100% 的准确率）。然后，他证明了他们也可以通过响应简单的声音提示自发进入 α 波状态。

1968 年，卡米亚的研究发表在《今日心理学》杂志上，有关 α 波形的训练法可缓解压力和应激相关症状被广泛传播。[5] 第一次科学证明神经反馈可对病理状态产生影响，是由在加州大学洛杉矶分校的巴里·斯特曼（Barry Sterman）完成的。美国国家航空航天局本来要求斯特曼研究火箭燃料—甲基肼（MMH）的毒性，当时人们已经知道，这种燃料会引起幻觉、恶心和癫痫发作。斯特曼以前训练过一些猫，它们可以产生特定的感官运动脑电频率（对猫来说，这一警觉状态与等待喂养有关）。他发现，当普通的猫暴露于 MMH 后会癫痫发作，但是那些受过神经反馈训练的猫没有。这种训练几乎神奇地稳定了它们的大脑。

1971 年，斯特曼首次用人体测试神经反馈装置。实验对象是 23 岁的玛丽·费尔班克（Mary Fairbanks）。她从 8 岁起受到癫痫折磨，每月大发作两次以上。她每周接受两次神经反馈训练，每次 1 小时。3 个月之后，她几乎再也没有癫痫发作了。斯特曼随后得到美国国立卫生研究院的研究基金，进行更系统的研究。1978 年，这一伟大的研究成果发表在《癫痫》杂志上。[6]

在 20 世纪 70 年代中期，精神科药物的新发明，直接让这一时期对于人类思想的实验和对其巨大潜力的乐观信念走到了头。精神病学和脑科学开始从化学的手段去解释心灵与大脑的联系，其他治疗方法被逐渐忽略。

自此，神经反馈领域的发展忽冷忽热。这个领域的许多基础研究来自于欧洲、俄罗斯和澳大利亚。尽管美国有大约 1 万位神经反馈从业者，这种疗法一直没能争取到必要的研究经费，从而未能获得广泛的接受。其中一个原因可能是，有多个不同的神经反馈系统互相竞争；另一个原因是，这一疗法的商业潜力有限。只有少数神经反馈应用被保险资助，这使得神经反馈对于病人来说太过昂贵，从而限制从业者积累进行大规模研究的必要数据资料。

从无家可归者的庇护所到护士站

席碧恩安排我与她的 3 名患者见面。尽管我已经听了很多不可思议的故事，但当我见到 27 岁的护士学生丽莎的时候，我才真正发觉到这种治疗的惊人潜力。丽莎拥有身为人类可以拥有的最大韧性：她是一个有吸引力的人——有魅力，充满好奇心，而且显然很聪明。她和其他人有充分的眼神交流，渴望分享自己的了解。最重要的是，与其他我认识的创伤幸存者一样，她有极好的黑色幽默感和对人类的愚蠢的调侃。

根据我对她背景的了解，她能如此的平静和自信几乎是个奇迹。她曾在收容所和精神病院住了很多年。在过去，她是马萨诸塞州西部急诊室的常客：她常常因为过量服用处方药，或由于自残而濒临死亡，总是被救护车送到医院。

这里是她故事的开端："我曾十分羡慕那些知道父母喝醉了会发生什么的孩子。至少他们知道会发生怎样的破坏。我家没有这样的规律。任何事情都可能让妈妈发疯，吃晚饭、看电视、放学回家、穿衣服，等等。我从来不知道她下一秒会做什么或者她会怎么伤害我。这一切都是随机的。"

在丽莎才 3 岁时，她的父亲抛弃了家庭，留下她在她那有精神病母亲的摆布下长大。用"酷刑"来描述她经历过的虐待并不夸张。"我住在阁楼的房间，"她告诉我，"阁楼还有另一个房间，我经常去那里的地毯上小便，因为我实在太害怕去到楼下的厕所。我扒光我娃娃的衣服，用铅笔插进它们的身体，并把它们挂在我的窗口。"

她 12 岁的时候离家出走，但是被警察找到并且送回了家。后来她又逃跑了一次，于是儿童保护组织介入，于是，她接下来的 6 年时间，在精神病院、收容所、孤儿院、寄养家庭甚至大街上度过。她从来都没有在任何地方久留过，因为丽莎非常疏离并且有自我毁灭倾向，让她的保护人都吓坏了。她会伤害自己或破坏家具，但之后她完全不记得自己做了什么。这让她"赢得"了一个"玩弄人的骗子"的称号。现在回想起来，丽莎说，她只是不知道该如何用语言来表达自己到底怎么了。

满 18 岁后，她终于"成熟"地脱离了儿童保护服务组织，并开始独立生活——这是一个没有家庭、教育、金钱和技能的独立生活。幸好，她很快就遇到了席碧恩。那时候席碧恩刚刚得到她的第一个神经反馈设备，并认出丽莎。席碧恩曾在一个住院治疗中心中遇到过丽莎，她对这个迷失方向的女孩念念不忘，她邀请丽莎尝试她的新发明。

席碧恩回忆说："丽莎第一次来见我时是秋天。她目光空洞地到处漫游，不论走到哪里都带着一个南瓜。我真是毫无期待。我根本就不敢想象，我能在她身上发现任何形态的理性'自我'。"任何形式的谈话疗法都对丽莎无效。每当席碧恩问到她任何关于压力的事情，她就会完全封闭自我，或进入一个极为恐慌的状态。用丽莎的话说："每当我们试图谈论我成长过程中发生了什么，我都会崩溃。我会在全身的割伤和烧伤中突然惊醒，而且我无法进食、无法入睡。"

她的恐惧无处不在："我一直都很害怕。我不喜欢被触摸。我总是神经质和感到紧张。如果有另一个人在周围，我就不能闭上双眼。我没法确定那个人不会在我闭上眼睛的瞬间踹我。这让我感觉自己快要疯了。我知道在一个房间里的人是可信任的，我的理智告诉我什么都不会发生，但同时我身体的其他部位都紧张得无法放松。只要有人把胳膊放在我身上，我就会失去理智。"她深深地陷入在一种无法避免的惊惧中。

丽莎回忆，她从很小的时候开始就有分离症状，但青春期开始后症状变得更严重："我常常满身伤痕地醒过来，学校的人都知道我的事，给我取了很多绰号。我没法交固定的男朋友，因为我在分裂的时候会和其他人约会，然后完全不记得发生了什么。我常常失去知觉，然后在各种奇怪的境遇里醒过来。"和许多受过严重创伤的人一样，丽莎不能从镜子里认出自己。[7] 在丽莎之前，我从来没有听过这么生动地形容缺乏自我连续认知的描述。

没有人来确认她的现实感。"我 17 岁时，和许多有严重问题的青少年一起住在收容所，我会用锡罐的盖子将自己严重割伤。他们把我带到急诊室，但我无法告诉医生我对自己做了什么，因为我的记忆都消失了。急诊室医生确信分离性身份障碍是不存在的……很多精神卫生工作者都会告诉你，分离性身份障碍不存在。不是说你没有分离性身份障碍，而是这个疾病，它不存在。"

她长大到足以离开住院治疗计划后，她做的第一件事情就是停药："药物并不对所有人都有效，"她明白，"停药对我来说是正确的选择。我知道有些人需要吃药，但对我来说并非如此。停药并且进行神经反馈治疗后，我的头脑变得清晰了很多。"

席碧恩邀请丽莎做神经反馈之前并不确定会发生什么。丽莎是她的第一个有分离性症状的患者。他们每周进行两次诊疗，一开始席碧恩尝试以连贯的波性刺激大脑的恐惧中心，右颞叶。几个星期后，莉莎发现她在身边有别人时，没有以前紧张了，她也不再害怕她住处的地下室洗衣房了。然后，又有了一个更大的突破：她不再出现人格解离症状了。"我以前一直能感到脑海里有轻微的、嗡嗡的谈话的声音，"她回忆说，"我很害怕我有精神分裂症。经过半年的神经反馈后，我不再听到这些声音了。我猜我终于完整了，一切都融合了起来。"

随着丽莎的自我连续感慢慢稳定，她开始能谈论她的经历："我现在可以谈论我的童年。有生以来第一次，我能够进行心理治疗。在那之前，我和我的经历没有足够距离，我无法平静下来。如果你还深陷其中，你就很难谈论它。

我没法以你需要的方式建立沟通，也无法按照你的需要敞开心扉，从而当时的我不可能和任何治疗师建立治疗关系。"这是一个惊人的启示：许多患者的治疗断断续续，无法建立有意义的联系，因为他们仍然沉浸在" 那里面 "。当然，如果人们不知道他们自己是谁，他们也不可能看清周围人的现实。

丽莎继续说："我以前对建立人际关系有许多焦虑。我会走进一个房间，试图记住每一个出口，每一个人的每个细节。我拼命与可能伤害我的任何事物保持距离。现在我看待人们的方式产生了改变。我不再因为恐惧而记住他们。当你不害怕受到伤害时，你就可以从另一个角度认识他人。"

这个口齿伶俐的年轻女子已经从绝望和混乱的深渊走出来，取而代之的是清醒和专注的状态，这样的进步是我从未见过的。显然，我们需要在创伤中心进一步开发神经反馈的潜力。

神经反馈入门

首先，我们需要决定采用哪个现有的神经反馈系统，然后用一个长周末的时间来学习原理并在同学之间互相实验。88 名工作人员和 3 个志愿者花时间探索脑电图、电极，以及计算机生成反馈。在第二天训练的上午，我与我的同事迈克尔搭档，我把一个电极贴在他的头部右侧，正好在感官运动皮层上方，然后用 11 ～ 14 赫兹的频率进行神经反馈。这个实验结束后，迈克尔就向全组分享他的经历。他说他刚刚经历了一段神奇的过程。他说平时和人们在一起，哪怕是和我们这些同事在一起的时候，他总是觉得有点儿无法融入、缺乏安全感。尽管几乎没有人注意到这一点，但他身为一名优秀的、受人尊重的治疗师，长期以来都生活在挥之不去的危险感中。这种感觉现在消失了，他感到安全，轻松，开放。这一经历过后的 3 年，迈克尔从他惯常的低调状态逐渐走出来，开始敢于表达他的见解和想法并且和周围人辩论，他成了我们的神经反馈项目中最有价值的一个成员。

在 ANS 基金会的赞助下，我们开始了第一个研究。研究对象是 17 例患者，他们对之前接受过的各种治疗都没有表现出成效。我们的实验靶向大脑的右颞区位置，这一区域在之前的研究中被证明会在创伤后应激过程中被过度激活（详情见第 3 章）。[9]这些实验对象在 10 周内时间接受 20 次神经反馈治疗。

由于这些患者大多患有述情障碍，让他们报告治疗产生的效果不是件容易的事情。但他们的行动替他们做出了反应：他们一直准时参加他们的治疗，即使他们得在暴风雪中开车到来。没有人中途退出，全部 20 次治疗完成后，记录显示，不仅仅是 PTSD 症状分数，[10]他们各方面都得到明显改善，还有人际交往的舒适度、情绪稳定性和自我意识。[11]他们没有以前的恐惧和焦虑了，他们的睡眠质量也明显提高，他们感到更平静，更容易集中注意力。

在任何情况下，自我报告都不够可靠；行为上客观的变化则能更好地衡量治疗效果。我用神经反馈治疗的第一个病人就是一个很好的例子。他是一个 50 岁出头的专业人士，他定义自己是异性恋者，但他每次感到被抛弃和误解时，他都感到一种与陌生人进行同性接触的强烈需要。他的婚姻已经因为这个问题破裂了，他自己也感染了艾滋病毒；他迫切地想要控制自己的行为。在以往的一次治疗中，他曾提到自己在 8 岁时被自己的叔叔性虐待。我们认为他的冲动行为与那次虐待经历有关，但了解这一关联并不能帮助他解决行为上的问题。他和一位有能力的治疗师进行了一年多的常规心理治疗，但没有任何进展。

于是，我开始训练他的大脑，使其在右侧颞叶区产生慢波。一周以后，他与新女友产生了一次令人绝望的争吵，但这次他没有去老地方找约会，取而代之的是他决定去钓鱼。我认为这次反应只是偶然。然而，在接下来 10 周的治疗，以及在他和女朋友动荡不安的关系中，他继续在钓鱼这件事中寻找慰藉，并开始翻新他的湖边小屋。紧接着我们的神经反馈疗程中断了 3 周，因为我和他都要去度假。在这期间，他以往的强迫性行为又突然回来了，这表明他的大脑还没有形成稳定的新特征。我们一共进行了 6 个月的训练。4 年后的现在，我大约每半年对他做一次检查。如今他已经失去了进行危险性行为的冲动。

他的大脑是如何把自我慰藉从强迫性行为转移到钓鱼这件事的？我们不知道。神经反馈改变大脑的连接方式，行为也随之发生了改变。

脑电波基础：从慢波到快波

　　脑电图图表的每一条线显示大脑不同部位的活性：不同的节奏混杂在一起，由慢到快分为不同等级。[12] 脑电图包括不同高度（振幅）和波长（频率）的测量。频率是指 1 秒内波形上升和落下的次数，单位是赫兹（Hz）或每秒周期（CPS）。脑电图上的任何一个频率都能够帮助认识和治疗创伤，同时基础波非常容易掌握。

　　最慢的频率（2 ~ 5 赫兹）delta 波，在睡眠中最常见。大脑处于放空状态时，思维是向内开启的。如果人们醒着的时候大脑有太多慢波活动，他们的头脑会不清醒并做出不理智的判断和容易冲动。80% 的多动症儿童和许多患有创伤后应激障碍（PTSD）的人的额叶脑波都很慢。

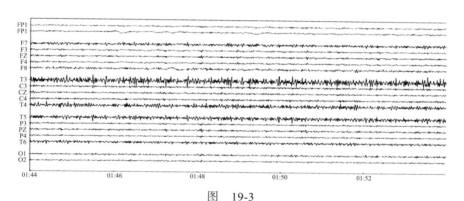

图　19-3

注：脑电图（EEG）。虽然 PTSD 患者的脑电图并无特殊异常，但很多受过创伤的人在前额叶活动急剧增加，正如这幅图所显示的这位患者一样（T3，T4，T5）。神经反馈治疗可以使他的大脑活动模式正常化，因此增加情绪稳定性。

　　做梦时，脑电波的频率会加快。在我们快要睡着的时候，以 θ 波（5 ~ 8Hz）为主，这一状态和我在第 15 章中描述进行 EMDR 时"半睡半醒"的状态一样；这也是催眠状态的脑波特点。θ 波产生时，思维不受逻辑或一般的常规约束，从而可能在事物之间创造新联系。治疗创伤后应激障碍（PTSD）最有效的神经反馈治疗方式之———Alpha/Theta 训练，就是训练大脑产生 θ 波，使大脑进入半睡半醒的状态，使固有的联系减弱，并习得新的联系。然而，这种波形（θ 波）也会在我们感到脱离现实，或者情绪低落的时候出现。

cps= 频率（次 / 秒）；或赫兹（Hz）

δ（Delta）波慢于 4 cps	θ (Theta) 波 4 ~ 8 cps	α (Alpha) 波 8 ~ 12 cps	SMR 12~15	β (Beta) 波 15 ~ 18 cps	高频率 β (Beta) 波高于 19 cps
睡眠	困倦	放松专注	放松思考	活跃思考	兴奋

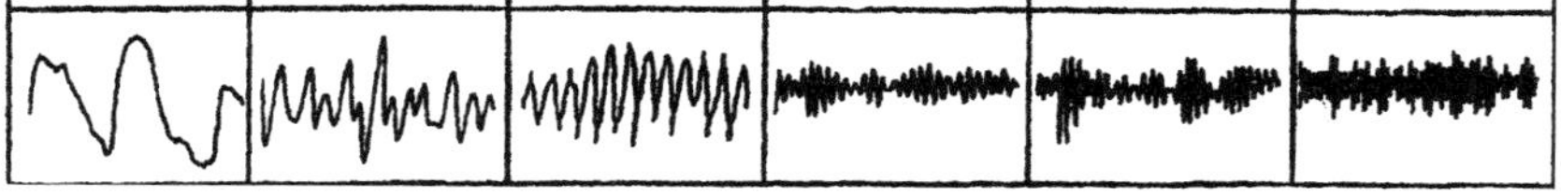

抑郁症、注意力缺失症、和（癫痫）发作时的脑波都处于这个区域。　　　我们将大脑训练到这一区域，以缓解抑郁症和注意力缺失症的症状，改善癫痫活动。

图 19-4　脑波频率及我们的警觉状态

α 波（8 ~ 12Hz）令人感到平静和安详。[13] 会冥想的人会对这种感觉很熟悉（有一个患者曾经告诉我，对他来说，神经反馈治疗就像是"在用类固醇冥想"）。Alpha 训练法是我在实践中用到最多的一种方式，用来帮助那些过于麻木或者过于激动的患者到达放松专注的状态。沃尔特里德国家军事医疗中心（Walter Reed National Military Medical Center）最近开始用 Alpha 训练仪器治疗的士兵的创伤后应激障碍，但相关资料结果在写这本书的时候尚未公布。

β 波是最快的频率（13 ~ 20 赫兹）。当大脑产生的波形主要为 β 波的时候，大脑专注于外界。β 波使我们在处理外界事物时集中注意力。然而，高频率的 β 波（20 赫兹）会导致激动、焦虑和肢体紧张——在这种状况时，我们在不断监测周围环境是否危险。

帮助大脑集中注意力

神经反馈训练可以提高创造力，运动控制和内部知觉，即使对那些已经非常成功的人士也有帮助。[14] 在我们一开始研究神经反馈时，我们发现，运动医学部是在波士顿大学各个部门中唯一对这一领域有所了解的部门。我的脑生理学启蒙老师，体育心理学家兰·扎沃思基（Len Zaichkowsky），很快就离开了波士顿，去温哥华运用神经反馈法训练肯奈克斯冰球队。[15]

比起用神经反馈法解决精神问题，用于提高运动能力的神经反馈法可能研究得比较彻底。意大利足球俱乐部 AC 米兰的教练用它来帮助球员在观看自己赛场上错误的录像时保持放松和专注的心情。这些提升精神和生理控制的方法最终显现成效，几名球员代表意大利参加了 2006 年世界杯并且拿到了冠军，并且在接下来的一年，AC 米兰也夺得了欧洲杯冠军。[16] 神经反馈也被列入 "拥有领奖台"（Own the Podium）大型科技投资项目的一部分，这是一项投入 1.17 亿美元的 5 年发展计划，并帮助加拿大最终获得 2010 年温哥华冬奥会主办权。在这届运动会中，加拿大人赢得最多金牌，并在总奖牌榜上排名第三。

音乐表演也能受益于神经反馈。英国皇家音乐学院的评审团发现，在伦敦大学的约翰·格鲁泽利尔（John Gruzelier）的帮助下进行了 10 次神经反馈训练的学生，与没有受过神经反馈训练的学生相比，对同一首曲子的表演水平普遍提高了 10%。在音乐界这一充满竞争的领域，神经反馈可以造成巨大的变化。[17]

因为神经反馈有助于提升注意力，这一疗法引起注意缺陷障碍（ADHD）专家的注意也是预料之中的事。至少有 36 项研究表明，神经反馈可以是一个有效和快速的治疗 ADHD 的方法，几乎与常规药物一样有效。[18] 神经反馈一旦帮助大脑建立稳定的新的通路，就不需要进一步的治疗。然而，药物治疗无法从本质解决问题，而且要求患者需要一直服用药物。

我的大脑到底是哪里出了问题

有一种更精确的脑电图分析技术，被称为量化脑电图（qEEG），可以跟踪每毫秒的脑波活动，通过软件可以将结果以彩色地图的形式显示出来，表明大脑哪些区域频率最高或最低。qEEG 也可以展示大脑不同区域是如何沟通和共同工作的。现有几个大型的 qEEG 数据库可供参考，其中包含了正常和异常波形，这样我们就可以将患者的脑波特征和数据库里成千上万拥有类似疾病的其他病人的脑波进行对比。值得一提的是，与 fMRI 和相关扫描技术相比，qEEG 相对便宜而且装置便携。

qEEG 为目前并不精确的 DSM 诊断提供了可信服的证据。精神疾病的 DSM 诊断并没有和大脑活动的特定波形相对应。诊断中较常见的精神状态，如定向力差、易激惹，或体外体验，都和特定的脑波特征相关。一般情况下，病人的问题越多，他的 qEEG 显示出的异常也越多。[20]

我们的患者都觉得能够亲眼看到他们的大脑特定区域的电波活动特征非常有帮助。我们可以向他们展示那些导致他们无法集中注意力或无法控制情绪的波形特征。他们可以看到，为什么不同的大脑区域需要接受培训，以产生不同的频率和通信模式。这样解释有助于帮助他们把注意力从自我指责转移到尝试学习控制自己的行为并以不同的方式处理信息。

埃德哈姆林曾经训练我们运用 qEEG，他最近写信给我说："训练对很多人都起了作用，但那些亲眼见证反馈是如何与他们行为相关联的案例是效果最好和起效最快的。举例来说，如果我试图帮助别人提高处在当下的能力，我们可以看到他们是怎么做的。然后这些益处会逐渐积累。用你的思维改变你的大脑，能极大地让人提升自我掌控的感觉。"

脑外伤如何改变脑电波

在我们的神经反馈实验室里，我们看到，现有的治疗方式对于长期处在创伤压力下的人只有部分效果。他们的 qEEG 结果显示出与众不同的特征。他们的右颞叶，也就是大脑的恐惧中心，通常过度活跃，而且伴随着过多的额叶慢波活动。这意味着过度警觉是他们生活中的主导情绪，支配他们的情绪生活。我们的研究表明，使大脑的恐惧中心平静下来有助于减轻创伤带来的问题，并能帮助提高执行功能。这不仅表现在患者的 PTSD 分数显著降低，也使他们头脑更清醒，和提升了他们面对微小刺激的沮丧感的调节能力。[21]

其他一些受过创伤的患者在闭上眼睛时会出现过度活跃的脑波：这是因

为无法看到周围的环境令他们恐慌，使他们的脑波失去控制。我们的解决方式是训练他们产生更放松的脑波图式。还有另一组患者对声音和光线过度敏感，这表明他们的丘脑难以过滤无关信息。对于这些患者，我们着重于改善位于大脑后部脑波的沟通模式。

当我们的研究中心专注于寻找最佳治疗长期创伤后应激的疗法时，亚历山大·麦克法兰（Alexander McFarlane）在研究正常的大脑是如何在受到创伤后发生改变的。澳大利亚国防部让他的研究小组对曾在伊拉克和阿富汗的战场执行任务的士兵进行测量，看看这些作战任务会对士兵的精神和生理功能造成怎样的影响，脑波特征也在测量计划之内。在研究初始阶段，麦克法兰和他的同事们测量了 179 名士兵的 qEEG，测量分两次进行，一次是在这些战士被部署到中东战区的 4 个月前，第二次是任务结束的 4 个月后。

他们发现，3 年内战斗的总月数与脑后 α 波能量（Alpha power）的剧烈下降有关。大脑的这个区域负责监控身体状态，并调节诸如睡眠和饥饿的基本过程。这一区域通常在整个大脑范围内具有最高水平 α 波，特别是当人闭上眼睛的时候。正如我们所知，α 波与放松有关。这些 α 波减少的士兵表现出持续的易激惹状态。同时前脑对各个命令做出的反应变得迟缓，这一区域通常有高水平的 β 波。士兵们前额叶的脑波活动逐渐变得酷似儿童多动症的脑波特征，从而干扰了他们的任务执行能力和注意力。

最终结果就是，大脑的警觉状态（arousal），也就是那些能保证我们完成日常任务的能量，不再能帮助这些士兵专心执行普通任务，而只是让他们感到激动和不安。麦克法兰的研究到这一阶段，还是无法知道这些士兵是否会发展成为 PTSD，只有时间才能告诉我们这些大脑能在多大程度回归平静的平民生活状态。

神经反馈和学习障碍

长期虐待和忽视会干扰儿童的感知觉整合系统的发育。某些情况下，这会导致学习障碍，其中包括听觉和语言处理系统之间的连接障碍，以及较差的手眼协调能力。只是通过在住院治疗中的青少年经常处于呆滞或者暴怒状态，我们很难观察到他们在处理日常生活中的信息有多少困难。然而，一旦他们的行为问题得到成功治疗，他们的学习障碍往往成为焦点。即使这些受过创伤的孩子可以安安静静地坐着、集中注意力，他们仍然欠缺很多必要的学习技巧。[22]

丽莎描述了创伤是如何干扰大脑负责基本信息处理功能的回路的。她告诉我她"总是迷路"，而且她想起她有严重的听觉延迟问题，让她无法跟上老师的话。她说："想象一下，在一个教室里，老师走进来说：'早上好。翻到书本的 272 页，完成第 1 题到第 5 题。'即使你开了一瞬间的小差，你就会一片混乱。我根本不可能集中任何注意力。"

神经反馈让她学习的障碍发生了彻底的逆转。"我学会了安排计划和做记录；例如，我会读地图了。在我们刚刚开始治疗时，我从阿莫赫斯顿到北安普顿（距离不到 10 英里）去见席碧恩。我本来要转几次公交车，结果我沿着公路走了几英里。我是如此缺乏计划，我无法读行程表，也无法掌握时间。我总是太紧张，这让我总是觉得很累。我无法集中注意力，并保持在这个状态中。我真的不知道怎样才能让我的大脑变得有条理起来。"

这一叙述描述了大脑和心灵科学最大的挑战：我们应当如何帮助人们学会组织时间和空间、距离和关系，以及那些本该是在人生头几年掌握、但却被早期的创伤干扰了发展的能力？当发展的关键时期错过后，无论是药物还是常规疗法都无法再激活那些最重要的神经可塑性。现在，我们是时候研究神经反馈是否能够在这一问题上取得成功。

Alpha-Theta（α－θ）训练

Alpha-Theta 训练是一个特别令人着迷的神经反馈的过程，因为它可以诱发各种催眠状态（也就是催眠的本质）那些在第 15 章里讨论过的内容。[23] 当 Theta 波在大脑活动中主导时，人们会倾向于关注内心世界，一个由想象形成的漂浮的世界。而 Alpha 波是连接外在世界和内心世界的桥梁。在 Alpha-

Theta 训练中，我们用 Alpha 和 Theta 频率波交替刺激大脑。

治疗 PTSD 的最大挑战是打开心灵去接受新的可能，从而使现实不再成为过去的重演。Theta 波活动占主导时，也就是恍惚状态时，可以有助于减弱特定刺激和反应方式的联系，例如响亮的崩裂声意味着枪声和死亡的预兆。当旧的关联减弱时，新的关联就可以建立起来，例如同样听到响亮的崩裂声，有人也许会把和所爱的人在海滩看独立日烟花时的经历联系起来。

在由 Alpha-Theta 训练带来的恍惚状态中，创伤性事件可能可以被安全地重新体验，并且培养建立新的联系。有的患者报告了不同寻常的图像和 / 或他们对于生活的深刻见解；而其他人仅仅变得更加轻松，更加灵活。当人们可以放心地体会与恐惧无助有关的图像、感受以及情绪时，他们就很有可能创造出崭新的、有潜力的和更宽广的视角。

Alpha-Theta 疗法能治愈过度警觉的模式吗？现有的证据显示，这是很有可能的。科罗拉多州里昂堡退伍军人医学中心的研究人员尤金·佩尼斯顿（Eugene Peniston）和保罗·考科斯基（Paul Kulkosky）使用神经反馈治疗了 29 名因为战争而有长达 12 ~ 15 年 PTSD 病史的越战老兵。其中 15 人被随机分配到 Alpha-Theta 中训练，其余 14 人接受对照组的标准医疗护理，包括精神药物、个人以及团体治疗。平均而言，两组的参与者都已经因为 PTSD 而住院至少 5 次以上。神经反馈治疗同时用 Alpha 和 Theta 波刺激大脑，帮助大脑进入恍惚状态。实验参与者躺在躺椅上紧闭眼睛，神经反馈声音引导他们进入深度放松状态。当他们慢慢进入恍惚的 Alpha — Theta 状态时，他们还被要求想象积极事物（例如，清醒、自信、快乐地生活）。

这项研究在 1991 年发表，这是 PTSD 研究史上结果最好的一次实验。通过神经反馈治疗的小组，其 PTSD 症状明显减轻，同时减轻的症状还包括身体不适、抑郁、焦虑和偏执。在治疗结束长达 30 个月的时间里，研究人员每个月都会和退伍士兵及他们的家属联系。在这 15 个接受神经反馈治疗的退伍士兵中，只有 3 个人依然出现令人不安的闪回和梦魇。这 3 个退伍士兵经过 10 次强化治疗后，最终只剩下 1 个需要回到医院接受进一步治疗。这 15 个老兵中，有 14 个人使用的药物剂量都大为减轻。

与此相反，在对照组中，每个人在治疗结束后的追踪过程中都经历了 PTSD 症状的恶化，并且他们所有人之后都经历了至少两次住院治疗。对照组的 10 个人也全都需要增加药物的剂量。[24] 这项研究结果已由其他研究者重复验证，然而，这一研究结果在神经反馈领域外并没有引起足够的重视。[25]

神经反馈、创伤后应激障碍和物质成瘾

有 1/3 ~ 1/2 受过严重创伤的人会出现物质滥用问题。[26] 自荷马时期开始，士兵就用酒精来麻痹自己的痛苦、烦躁和抑郁。最近的一项研究表明，半数机动车事故受害者都有滥用药物或者酒精的问题。酗酒让人疏忽，从而提高他们再次受到创伤的概率（虽然喝醉时受到攻击实际上会减小 PTSD 的可能）。

创伤后应激障碍和物质滥用之间有一种循环关系：毒品和酒精可能可以暂时缓解创伤的症状，然而停止滥用物质会恶化过度警觉的状态，从而加剧梦魇、闪回和易怒。只有两种方式可以结束这一恶性循环：通过类似 EMDR 的方式解决 PTSD 的症状，或治疗由于 PTSD 和酒精 / 毒品戒断引起的过度警觉问题。诸如纳曲酮之类的处方药物有时会被用来减轻过度警觉。但这种治疗方法有局限性，只对很小的一部分人生效。

我用神经反馈治疗的第一个女人一直以来可卡因成瘾，而且在童年曾遭遇过极为可怕的性虐待和抛弃。出乎我意料的是，两个疗程之后，她就戒除了可卡因，并且其后 5 年一直没有复吸。我从来没有见过任何有严重药物滥用的人能恢复得这么快，所以我查阅了科学文献，希望能找到合理的解释。[27] 大多数的相关研究都是在超过 20 年以前做的，而近年来，几乎没有关于使用神经反馈治疗成瘾的研究，至少在美国是这样。

75% ~ 80% 因为酒精或药物滥用而进入戒毒所的人群会复发。于是，佩尼斯顿和考科斯基进行了另一项研究，研究神经反馈训练对同时有滥用酒精并患有 PTSD 的退伍士兵的效果。[28]15 个老兵接受 Alpha — Theta 训练，对照组

接受标准治疗。受试者在接下来的 3 年间被定期随访，在此期间，神经反馈小组的 8 个成员都彻底戒酒，另 1 个成员喝醉了一次，但他因此感到很不舒服，于是之后就没再喝过。他们中的大多数都没有以前抑郁了。正如佩尼斯顿形容的那样，受试报告他们变得"更友好、更理智、情绪更加稳定、社交更活跃、更轻松、更满足。"[29] 与此相反，那些接受标准治疗的实验对象在接下来的 18 个月中都纷纷再次入院。[30] 之后，一些使用神经反馈治疗来戒瘾的研究得到发表，[31] 但这个重要的应用需要更多的研究，以确定其潜力和局限。

神经反馈治疗的未来

在我的实践中，我使用神经反馈主要是为了降低过度警觉、迷失和受过创伤病人的注意力问题。然而，神经反馈治疗对于许多其他问题也显示出良好的效果，包括缓解紧张性头痛、提高脑外伤之后的认知功能、减少焦虑和恐慌、学会进行更深层次的冥想、治疗自闭症、提高癫痫的控制、在情绪障碍时进行自我调节，等等。2013 年，神经反馈治疗被全国 17 所军事和退伍军人服务设施所使用，以治疗创伤后应激障碍，[32] 而在最近，科学文献才开始评估神经反馈治疗对于新发 PTSD 的治疗效果。波士顿儿童医院临床神经生理学及发展神经生理学实验室主任弗兰克·达菲（Frank Duffy）曾这样评价："文献表明神经反馈在许多不同领域起着重要的治疗作用，研究几乎没有发现它有任何的负面作用。在我看来，如果有哪种药物能有类似广泛的疗效的话，一定可以被普遍接受并得到广泛使用。"[33]

有关神经反馈的治疗标准还有很多问题尚待解答，但科学界的兴趣逐渐转向，开始更深入地探讨这些问题。在 2010 年，美国国家心理卫生研究院（NIMH）院长托马斯·英赛尔（Thomas Insel）在《科学美国人》发表了一篇题为《错误回路》（Faulty Circuits）的文章，他呼吁研究者重新把对思维和大脑的理解回归到大脑电信号节律和模式中："脑区活动就和电路活动一样，很多脑区共同协作，共同发出正常（或异常）的心理运作信号。最近的研究表明，很多精神障碍的的根本有可能是脑回路整体的问题。"[34] 3 年后，英赛尔宣布 NIMH 将把研究重心从 DSM 的疾病分类法转移到人类神经连接体（connectome）的异常上。[36]

正如国家卫生局（NIMH 是其中的一个子部门）主任弗朗西斯·柯林斯（Francis Collins）解释的那样，"神经连接体指的是大脑中精密连接的神经元网络（神经细胞）。这就和基因组、生物组以及其他令人兴奋的'组'（ome）领域一样，新的科学技术允许我们将决定我们喜怒哀乐的电信号解码并且一一记录。"[37] 目前在 NIMH 的支持下，神经连接体连接组正在被一一对应解码。

在我们等待这一研究结果的同时，我想在最后向丽莎致谢，是因为她的介绍，我才有幸了解到神经反馈的无限潜力。当我想让她总结一下治疗对她的意义时，她说：

> "治疗让我平静下来，使我不再处于解离状态（dissociation）。我可以运用我的感情，而不是远离它们。我不是被这些感情所驾驭。虽然我无法像打开开关一样将其关闭或开启，但我可以把它们放下。我也许因为曾经遭受的创伤感到悲伤，但我也可以把它放下。我可以打电话给朋友，我可以在不想谈论它的时候就不谈论它，我也可以做功课或清洁我的公寓。情绪是当下的感受。我不再一直处在焦虑中，而当我处在焦虑时，我可以应对它而不是沉溺其中。如果焦虑来自于过去，我可以在过去找到它，也可以看看它如何与我现在的生活产生联系。现在，不只是像愤怒和焦虑这样的负面情绪，我也可以感受和思考爱情、亲密关系或性吸引。我不总是处在战斗或逃跑的状态中。我的血压也下降了，我的身体也不再处在准备随时需要马上逃跑或反击的状态中。神经反馈使我能够恋爱，能够拥有亲密关系。神经反馈帮我过上我想要的生活，因为我并不总是在纠结我曾受到的伤害和它带来的影响。"

从我第一次遇到她，并录下我与她的谈话后的 4 年，丽莎以名列前茅的成绩从护士学校毕业，她现在在当地一家医院当全职护士。

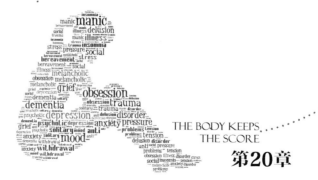

找到你内心的声音：
内在的韵律和戏剧

> 表演并不意味着套上一个角色，而是发现你内心中的这个角色：你
> 就是他，你只需要发现你内心中的他，尽管他在最广泛意义上也是你
> 自己。
>
> ——缇娜·帕克（Tina Packer）

我认识的很多科学家都在他们自己孩子的健康问题中，发现了理解思维、大脑和治疗的新方式。我自己的儿子从一种神秘的疾病中康复，而这个神秘的疾病，因为没有更好的名字，我们叫它"慢性疲劳综合征"。这件事让我开始探索戏剧的治疗可能性。

尼克在七年级到八年级这两年期间几乎都躺在病床上，因为过敏而浮肿，药物治疗让他太虚弱而无法上学。他的母亲和我看到他逐渐陷入自我厌恶和孤僻之中，我们很想帮他。他母亲发现他在下午 5 点时能稍微有精神一些，于是，我们帮他在一个即兴戏剧的晚间课程里报了名，在那里他至少可以接触到和他同年龄的男孩女孩。他参加了这个练习演戏的小组，而且很快得到了他的第一个角色，是在《西城故事》(*West Side Story*) 中的"猛男" Action，一个坚强的小男孩，随时准备好战斗，总是带头唱着"克拉警官，有何贵干"。有一天，我们在家发现，他在大摇大摆地走着，练习一个大人物的走路方式。他在通过想象自己作为一个强壮的、要求他人尊重的人而建立快感吗？

之后，他还在《欢乐时光》(*Happy Days*) 这部剧里出演酷男冯斯 (Fonz)。受到女孩子欢迎和让观众痴迷，这是他康复的契机。和他众多的谈话治疗不同，戏剧让他切身地、深刻地体会到，除了一个学习落后的过敏男孩，他还可以逐渐成为一个与众不同的存在。成为一个有价值的演员让他体会到力量感和成就感。我相信这种新的自我体验改变了他的人生道路，直到他成为一个有创造力的、可爱的成年人。

我们的自主感和控制感，都是由我们与自我的身体和节律决定的：我们醒来、睡着，我们何时吃饭、坐下、行走，这些活动共同决定了我们的生活。为了找到我们的内在声音，我们必须要关注我们的身体——我们要能够彻底地呼吸、感受我们的内在。这是一种和解离感、"体外体验"或让自我消失完全不同的感觉。这也是抑郁、虚弱地躺在电视机提供的被动娱乐前完全不同的活动。演戏，是一种使用你自己的身体去创造生活的体验。

战争戏剧

尼克的戏剧性转化并不是我第一次见到的戏剧的力量。早在 1988 年，当我还在退伍士兵事务处治疗着 3 个退伍士兵的 PTSD 和他们的家庭关系时，每当他们的活力、乐观程度和家庭关系都戏剧化地好转时，我都归功于我逐渐增长的治疗技巧。然后，我发现它们所有人都参与了戏剧创作。

因为他们希望将无家可归的退伍士兵的境遇改编成戏剧，他们说服了住在附近的戏剧作家大卫·马麦特 (David Mamet) 每周与士兵见面，一起书写他们的遭遇，改编成剧本。马麦特又把艾尔·帕西诺 (Al Pacino)、唐纳德·萨瑟兰 (Donald Sutherland) 和迈克尔 J. 福克斯 (Michael J. Fox) 拉进来，一起在这个夜晚见面——他们把这个聚会叫作"战争草稿之夜"，随后，他们又从退伍士兵事务处要求独立，最终将我工作的小诊所变成了一个收容无家可归士兵的收容所。[1]他们和专业演员站在一起，叙述着他们对于战争的记忆，朗读着诗歌，这无疑是一场比治疗本身更有改变性的体验。

从远古时代开始，人类就利用一些共同的仪式对抗那些强大和可怕的力量。其中，希腊古典戏剧是我们最早的有文字记录的仪式，它包括了舞蹈、歌唱和反复演出的神话故事。在公元前 5 世纪，剧院在公共生活中扮演了重要角色，观众们坐在环绕在舞台前的半圆形的剧场中，让他们观察每一个人的表情和反应。

希腊戏剧曾经的目的也许是利用仪式来重新接纳退伍士兵。在埃斯库罗斯（Aeschylus）写下《奥瑞斯提亚三部曲》（Oresteia）时，雅典正面迎来了 6 次战争；因为战士之王阿伽门农（Agamemnon）在前往参加特洛伊之战之前，牺牲了他的妻子克吕泰涅斯特拉（Clytemnestra）的女儿，因而被妻子谋杀，以此为序幕，悲剧的齿轮开始转动。每个雅典人都必须服兵役，所以毫无疑问，观众都是退伍士兵或者正在服役中但休假的士兵。演员本身也一定是一些民兵。

索福克勒斯（Sophocles）是当年雅典对抗波斯人时的一名猛将，他在表演《阿贾克斯》（Ajax），这个在特洛伊战场最伟大的英雄，但最终死于自杀的角色时，台词就好像课本里对创伤性应激的描述。在 2008 年，作家、导演布莱恩·多里斯（Bryan Doerries）在圣迭哥安排了一场由 500 名海军参加的朗读会，而他震惊于观众对于朗读会的热烈反响（和我们中的很多与创伤工作的人一样，一开始，多里斯的灵感完全是因为私人事件——他的女友因为膀胱纤维化过世之后，他回到大学研读古典学，试着通过这样安慰自己）。他的个人项目"战争戏剧"在第一场公开演出时逐步发展，到现在，这部 2 500 年前写出的戏剧得到美国国防部的资助，在国内外进行了超过 200 次公演，让退伍士兵的困境得以公开，促使退伍军人的家人和朋友对他们的遭遇进行对话。[2]

战争戏剧表演结束之后，通常都跟着一场公开辩论会。我在马萨诸塞州的剑桥时，新闻报道退伍士兵在过去 3 年自杀率上升了 27%，于是，我就去了《阿贾克斯》的朗读会。大概 40 个人——越战退伍士兵、军人的妻子们、最近从伊拉克和阿富汗服役归来的士兵——站在麦克风后面，站成一排。它们很多人都引用戏剧中的台词来描述他们在战场中残酷的夜晚、毒品成瘾、家庭的解体。气氛很热烈，在朗读会之后，很多人都在休息处抱在一起，有的人互相拥抱着哭泣，剩下的人在进行深度的对谈。

正如多里斯在他后来所说的那样："任何一个遭受过极度痛苦或死亡的人，都能毫无障碍地理解希腊戏剧——因为它都是关于战争见证者的故事。" [3]

协同一致之时

共同的动作和音乐创造了一种超越我们个人生活的场景，一种超越个人命运的意义。全世界的宗教都包括节奏性的动作，从围绕着耶路撒冷哭墙的哭诉（daven），到天主教弥撒的咏唱和动作，到佛教仪式中的叩拜默想，还是穆斯林每日五次有节奏的朝拜。

音乐是美国民权运动的主心骨。在当时，无论是谁都不会忘记游行示威者互相挽着手臂，坚定地站在大量警察前，唱着"我们不会屈服"（We Shall Overcome）。音乐让人们紧紧维系在一起，即使单个个体会被吓退，但当人们聚集起来，他们就会变得更有力量，让他们更能够支持自己或他人。和语言一样，舞蹈、游行、歌唱，都是人类独有的、传达希望和勇气的方式。

在 1996 年，南非的真相与和解委员会对德斯蒙德·图图（Desmond Tutu）大主教进行公开听证时，我也观察到共同韵律的作用。这些节日都被集体的歌唱和舞蹈包围着。那些曾见证了暴行被施加于他们自己或家人的人，在公开听证上重新说出了那些可怕的遭遇。当他们太过激动而无法叙述时，图图大主教会打断他们的见证，带领所有的听者祈祷、唱诵、舞蹈，直到那些见证者们可以控制住他们的啜泣和生理上的崩溃。这让参与者在摇摆中释放它们的恐惧，最终找到词语来描述他们发生了什么。我非常欣赏图图大主教和委员会的其他成员，它们将一场很可能是复仇的狂欢，变成了一种解放受害者的共同仪式。

几年前，我发现了一本叫作《协同一致之时》（*Keeping Together in Time*）的书，是由历史学家威廉 H. 麦克尼尔（William H. McNeill）在他职业生涯晚期写就的。这本小书简短地介绍了舞蹈的历史地位，书中还提到，军队也利用舞蹈来创造麦克尼尔所称"男性的情感联系"，重新挖掘、阐释了戏剧、集体舞蹈和动作创造的重要性。这本书也解决了我心中长久以来的困惑。我在荷兰长大，我总是很想知道一群头脑简单的荷兰农夫和渔民是如何打赢强大的西班牙帝国的。荷兰人抵抗西班牙统治的 8 年战争中（这场战争最终从 16 世纪末延续到 17 世纪中），都是以一系列的游击战争进行的。那些毫无纪律、收入很低的士兵通常都在整齐的毛瑟枪射击前落荒而逃。

当奥兰治家族的莫里斯（Maurice）亲王成为荷兰起义军的领导者后，情况发生了改变。在他 20 多岁时，奥兰治亲王刚刚在一座拉丁学校毕业，这让他可以读 1 500 多年前的罗马手稿，学习军事战略。他也发现，罗马将军莱克格斯（Lycurgus）把齐步行军引介到罗马军队中，历史学家普鲁塔克（Plutarch）对这个举措给予高度评价："我马上就发现，他们是威武壮观和坚不可摧的，他们按照笛子的音调行走，顺序没有一点混乱、内心没有一点犹豫、表情没有一点改变，他们平静而士气高昂地跟随着音乐，走向死亡的战役。"[5]

莫里斯亲王采用了类似的练习，他用鼓声、笛子、喇叭的声音来训练他的游民散兵。这些集体的仪式不仅仅让他的士兵获得了一种目的感和团结感，也让他们学会复杂的军事步调。这种类似的训练很快被欧洲各国采用，直到今天，美国军队仍然在它们的军队乐队中保持可观的开支，尽管现在笛子和鼓已经不再和士兵一起上战场了。

出生在波罗的海边的小国爱沙尼亚的神经科学家雅克·潘科赛普（Jaak Panksepp），告诉我爱沙尼亚的"唱歌革命"的故事。在 1987 年 6 月，在一个极地地区附近的漫长夏天的夜晚，超过 1 万名参与塔林音乐节的参加者手牵手，开始唱那些在苏联占领的 50 年期间被禁止的爱国歌曲。类似的歌曲节日和抗议持续进行着，在 1988 年 11 月 11 日，30 万群众，也就是超过 1/4 的爱沙尼亚人，在一起唱歌，要求独立。在 1991 年 8 月，爱沙尼亚议会宣布恢复爱沙尼亚作为独立主权国。当苏联企图干涉时，人们组成人墙，保护塔林的广播和电视台。《纽约时报》的专栏作家写道："想象那些在卡萨布兰卡的法国爱国者，唱着马赛曲抵挡德国人，聚沙成塔，众志成城。当人们聚集在一起时，他们的力量是势不可挡的——这就是唱歌革命的力量。"[6]

通过戏剧治疗创伤

几乎没有研究表明，集体仪式会如何影响思维和大脑、它们如何防止创伤。这让我惊讶。然而，在过去的 10 年里，我有幸目睹和研究了 3 个戏剧治疗剧团：波士顿城市即兴戏剧[7]和创伤戏剧计划（Urban Improv in Boston and the Trauma Drama program），这个计划在波士顿的公立小学和社区中心进行；[8]可能性剧团（the Possibility Project），这个计划由保罗·格林芬（Paul Griffin）在纽约市进行；[9]"法庭上的莎士比亚"，是位于马萨诸塞州的莱诺克斯（Lenox）的莎士比亚和朋友们（Shakespeare & Company）剧团为少年犯设计的戏剧项目。[10]在这一章，我会重点描述这 3 个戏剧团体，但在美国和其他国家，还有很多很多出色的戏剧治疗团体，让戏剧成为人们可以广泛接触的治疗资源。

所有的戏剧治疗团体都有以下共同点：通过共同的动作和行动，直面充满创伤的现实及符号化的改变。爱与恨、挑衅与放弃、忠诚与背叛充盈在戏剧中，也在创伤经历中。我们的文化让我们远离我们的真实感受。用莎士比亚和朋友们剧团充满魅力的创始人缇娜·帕克（Tina Packer）的话来说，就是："我们训练演员们的方式，就是让他们与这种否认自我感受的倾向抵抗。我让他们不仅仅感受自己内心深处，而且需要将这种努力不断传达给观众，直到所有的观众都能感受到自己深处的感觉，而不是拒绝这些感觉。"

受过创伤的人们害怕自己内心深处的体验。他们害怕表达情绪，因为情绪意味着失去控制。相反，戏剧包容人们的情绪，让情绪足以发声，变成人们的内在韵律，让他们可以采取不同的角色，接受不同的情感。

正如我们见到的那样，创伤的重点是感受到荒凉感，与其他人类隔绝。戏剧是一种集体面对人类现实的方式。正如保罗·格林芬在说到他那为寄养儿童设计的剧团时告诉我说："戏剧中的悲剧总是围绕着背叛、攻击和毁灭。这些孩子在理解李尔王、麦克白和哈姆雷特上毫无问题。"缇娜·帕克也表示："戏剧其实就是你使用全身去感受你的感觉、情绪和想法，并让其他身体对这些发生共鸣。"戏剧让创伤幸存者一个机会去和其他处在同样处境中的人类情感产生连接。

受过创伤的人害怕冲突。他们害怕失控，害怕再次处在败者的一方。但冲突是戏剧的中心——人物的内心冲突、人际冲突、家庭冲突、社会冲突以及这些冲突的后果。创伤是试图忘记，隐藏自身的恐惧、狂怒和无助。然而，戏剧是寻找一种途径，向你的观众传达你最深刻的真实感情。这就需要你克服困难，寻找你内心中的真实，探索和检验你的内在体验。只有这样，才能让你在舞台上，通过声音和身体传达出最真实的感情。

让投入变得安全

这些剧团都不是为渴望演出的演员们而设置的，而是为了那些愤怒的、受惊吓的和任性的青少年们，或是那些退缩的、酗酒成性的，或是疲惫不堪的退伍士兵们。当他们来排练时，他们瘫在椅子里，害怕其他人会立刻发现他们是有多失败。受过创伤的青少年则是一团糟：妨碍排练、迟到、含糊不清、不协调、毫无目的。他们也许对周围发生的一切太过警觉。他们很容易被激怒，又很容易通过行为把他们的情绪发泄出来，而不是通过语言描述他们的感觉。

　　所有和我合作过的导演都同意，重点是慢慢来，别着急。一开始，最大的挑战是让参加者能更多地来到排练室。在我询问《法庭中的莎士比亚》的导演凯文·科尔曼（Kevin Coleman）如何一点点让青少年们组织起来时，他说：

　　"一开始我们让少年们起立，绕着房间走。然后我们开始在这个空间里创造一种平衡，也就是说，如果他们在漫无目的地走，他们就会慢慢意识到房间里的其他人。用一点点刺激和鼓励，可以让这个配合逐渐变得更复杂。例如，让他们只用脚尖走、只用脚跟走，或倒着走。然后，你也许可以跳到某个人面前、尖叫或倒下。大概30次提示之后，他们就会挥舞着双手，全身都会活跃起来。但这都是逐渐达到的效果。如果你太激烈，进度太快，就没有这种效果。

　　"你需要创造一个安全的、可以让他们注意到其他人的环境。一旦他们的身体可以更自由地活跃起来，我也许就会这样鼓励他们：'不要用眼睛盯着其他人——盯着地板。'他们中的大多人都会想：'太好了，我已经在这么做了。'但我过了一会儿，就会说：'现在开始注意你对面的人，但不要让他们知道你在看着它们。'然后说：'现在和其他人视线接触，1秒。'再然后说：'现在不要视线接触……现在视线接触……停止视线接触……现在和别人视线接触然后保持住，直到视线接触得太久。你会知道什么时候是太久，太久的意思是说，你也许想要开始和这个人约会，或者和这个人打一架。'

　　"他们在日常生活中是不会进行这么久的眼神接触的，甚至面对着他们正在交谈的一个人，他们也不会这么做。他们不知道对方是不是安全的。所以你要做的事情是：让他们在眼神接触时，或者被别人盯着时，一点点感到安全，而且不需要让自己消失。慢慢地、慢慢地……"

受过创伤的青少年明显无法和人情感交流。在创伤中心的创伤戏剧计划使用镜像练习，来让他们能够与其他人协调一致。当他们举起右手，站在他们对面的搭档就要用镜像的方式模仿他们，举起左手；当他们向一边旋转，他们的搭档要向另一边旋转。他们会开始注意身体动作和脸部表情的改变，他们自己自然的动作如何和另外一个人不同，他们如果做出不习惯的动作，会让他们感到如何不舒服。镜像练习令它们放松下来，不再那么担心其他人怎样评价他们，而且在身体上而不是意识上，帮他们感受到与他人的同步、与他人拥有共同的经历。当镜像练习最终发生笑场，就明显表明我们的参加者现在已经感到安全了。

为了成为真正的搭档，它们也要学习互相信任。有一个练习是，让一个人蒙着眼罩，由另一个人牵着他的手前进。这个练习对我们的孩子来说极为困难。对他们来说，无论是成为带领者、被一个脆弱的人所信任，还是成为被带领者、被蒙住双眼只能被人牵着，这两件事同样可怕。一开始，他们只能持续 10 ～ 20 秒，但我们逐渐可以让他们保持 5 分钟。之后，他们中的有些人可能必须要自己待一会儿，因为感受到这些情绪可能实在让他们太不堪重负了。

这些接受我们治疗的、受过创伤的孩子们和退伍士兵都很害怕被别人注视着、害怕被别人接触到他们的感受，他们时刻和其他人保持着一臂之外的距离。所有导演的工作和治疗师的工作都是一样的，是为了慢下来，让演员们可以与自己以及他们自己的身体建立联系。戏剧的独特性在于，它提供了一种感受所有情感和身体感受的机会，不仅仅让参加者"释放"他们的身体，也能让他们安全地寻找参与生活的另一种方式。

城市即兴（UI）剧团

我的儿子很喜欢他的戏剧小组，这个小组是由波士顿一个存在已久的艺术机构"城市即兴"（Urban Improv，UI）带领的。他在整个高中里，一直参与着这个戏剧团，然后他在大学第一年的暑假自愿在戏剧团工作。在那时，他了解到城市即兴的暴力预防计划，这个计划从 1992 年开始，就在当地学校开展了几百个戏剧工作坊，而且还获得了研究资金，来研究他们的有效性。因此，他们希望有人带领这个研究。尼克和导演奇比·杜威（Kippy Dewey）和西撒·坎皮恩（Cissa Campion）建议说，他的爸爸也许会是理想人选。很幸运，他们同意了。

我开始和 UI 的剧团小组一起参观学校，这个剧团小组包括一个导演，4 个专业的演员老师和 1 个音乐家。UI 创作了一些根据学生们日常需要面对的各种小问题创造小短剧：被同辈排挤、嫉妒、竞争和愤怒、家庭冲突。稍微年长一些的学生还会提及一些例如约会、性病、恐吓和同辈暴力等问题。通常，专业演员也许会在食堂吃午饭时，表演一个新来者是怎样被排挤的。这个场景会慢慢发展到一个节点——例如，新来的学生要面对那些欺负他的人了——导演就会暂停演出。班上的成员就会邀请来，替换其中一个演员，表现他在这个场景的感受，如何做出行动。这些场景让学生们可以在一个安全的距离观察到一些日常问题，但他们又可以尝试不同的解决方式：他们会与带头者冲突、与朋友交谈、打电话给老师，还是告诉他们的父母？

另一个志愿者会让他们尝试不同的方式，这样学生就会看到他们的不同选择会发生怎样的后果。支持和扮演让学生们愿意冒险尝试新角色，因为环境是轻松的，而且有专业演员的帮助。在之后的讨论小组中，学生们会针对这样的问题回应"这个场景和你学校中发生过的场景有什么不同（或者相似）？""你会怎样获得你需要的尊重？"以及"你会怎样接受你的与众不同？"学生们积极地分享他们的思想和观点。

我们创伤中心将这 17 所学校分成两个组，一组是四年级组，一组是八年级组。参加 UI 计划的班级与没有参加 UI 但是年龄相似的班级相比。在四年级组，我们发现了显著的正面效果。在针对攻击性、合作性和自我控制的标准化测试中，参加 UI 的学生比没有参加 UI 的学生更少打架、更少发泄愤怒，更多地合作、和同辈之间能更好地坚持自我、更注重和投入到班级活动中。[11]

但令我们惊讶的是，我们在八年级组中没有发现类似的效果。在四年级和八年级之间，到底是什么影响到治疗效果呢？我们只有自己的个人感受。我们在访问四年级的课堂时，我们都被他们睁大双眼的纯净和想要参与的热情而震动。然而，在我们访问八年级课堂时，他们常常阴沉而充满防卫，整个小组看起来失去了自发性和热情。青春期刚刚开始是这两个小组区别最明显的原因，但除此之外，还有什么其他原因解释这些区别呢？

当我们进一步探索时，我们发现，年龄更大的孩子比普通孩子体验到两倍甚至更多的创伤：每一个处在美国市中心城市的八年级学生都目睹过严重的暴力。其中 2/3 的人见过 5 次甚至更多的暴力事件，包括刺伤、枪击、杀害和家庭暴力。我们的信息表明，暴露在这么高的暴力下的八年级明显比没有这些经历的学生更有敌意。因此，这个戏剧项目没有对他们的行为产生影响。

创伤中心的研究小组因此决定将这个计划变成一个更长期、更紧凑的课程，而且更注重小组中的人际建设和情绪管理练习，而且使用直接和他们日常体验的暴力事件相关的剧本。我们小组由约瑟夫·斯皮纳佐拉（Joseph Spinazzola）持续创作了好几个月，每周都去和城市即兴剧团的演员们一起写剧本。演员们教心理学家们即兴演出、镜像练习、准确地感受，让他们能够准确地描绘崩溃、冲突、懦弱，或虚弱。我们教演员们有关创伤的触发因素，以及如何发觉和处理创伤的重演。[12]

2005 年的整个冬季到春季，我们将最终设计的课程放在一个特殊的日间学校里面试验运行，这个学校是由波士顿公共学校系统和马萨诸塞州监狱矫正部门共同开设的。这个学校的环境十分混乱，学生们时常在特殊学校和监狱之中往返。他们都来自于犯罪率很高的社区，暴露在可怕的暴力环境中；我从来没有见过如此有侵略性、如此阴沉的孩子。我们得以瞥见无数中学和高中教师的生活——他们每日面对的这些孩子们在见到新的挑战时，第一反应就是愤怒，或者违抗地沉默。

我们震惊地发现，当这些学生们感觉到任何危险时，他们总是会先以攻击性的方式表露出来。也许因为他们完全无法容忍自己的软弱，他们也不能容忍软弱出现在其他人身上。他们完全对受害者毫无同情心，甚至蔑视潜在的受害者。当他们在看一个有关约会暴力的小短剧时，他们大声地吼道："杀了这个婊子，她该死！"

在最初，一些专业演员想放弃，因为只要看着这些孩子多么残忍刻薄，就已经足够难受了——但他们最终还是坚持下来了，我欣喜地见到，在这些演员们的带领下，纵使孩子们犹豫不决，他们依然体验了新的角色。在课程结束时，一些孩子甚至主动参与那些表现脆弱和恐惧的场景。当他们完成课程，获得课程证书后，一些孩子羞涩地用绘画表达他们的感激之情。我发现他们有的甚至流下了眼泪，其中也许也有我的眼泪。

我们试图让创伤戏剧成为波士顿公共学校系统中八年级的一门课程，但这个努力彻底被官僚机构抵制。但至少，这个戏剧课程成为司法资源机构（Justice Resource Institute）的一部分，然而，音乐、戏剧、艺术、运动——这些养育了无数能力和人际联系的课程，却逐渐消失在我们的学校中。

可能性剧团

保罗·格林芬在纽约市的可能性剧团中，演员们不会表现一个已经准备好了的剧本。相反，在超过 9 个月的时间中，他们每周见一次面，写下完整长度的音乐剧，然后在数百人前将它表演出来。在可能性剧团的 20 年历史中，他们积累了稳定的成员和强大的传统。每一次音乐剧的制作都由刚刚毕业的学生带领，由其他专业演员、舞蹈家、音乐家的协助，进行剧本写作、场景设计、舞蹈编排和排练。这些毕业生是很有力的榜样。就和保罗告诉我的一样："当他们来到剧团时，学生们认为他们不会有什么改变；但制作像这样的音乐剧令他们的未来发生了彻底的改变。"

在 2010 年，保罗开始了一个新的计划，这个计划针对寄养青少年。寄养青少年是一个十分麻烦的群体：在他们长大离开寄养家庭 5 年之后，60% 的人会因为犯罪而被判刑，75% 会需要社会公共援助，只有 6% 的人可以完成一个社区大学的学位。

创伤中心已经处理过很多寄养儿童了，但格林芬给了我一个新的视角去看到这些儿童的生活："理解寄养儿童就好像了解一个异国。如果你没有去过那里，你就不会说他们的语言。对寄养儿童来说，生活是颠倒的。"其他孩子们很容易就能接触到安全感和爱，但寄养儿童需要自己给自己创造安全感和爱。格林芬说"生活是颠倒的"时，他意味着，如果你用爱和慷慨对待寄养儿童，它们通常不知道应该如何接受、如何回应。他们通常更熟悉粗鲁下流，他们更理解愤世嫉俗。

格林芬指出："被抛弃让他们无法信任他人，而那些生活在寄养家庭中的孩子们只能理解被抛弃。你无法影响这些人，直到他们信任你。"寄养儿童通常受很多个人的控制。例如，如果他们想转学，他们必须要和他们的代理父母、学校官员、寄养机构，有时甚至是法官报告。这让他们可以用熟悉的政治手腕去玩弄和利用他们。

在寄养家庭的世界里，"永久性"是一个时髦但空洞的词。寄养机构总是声称，"一个充满关怀的成年人，就是你所需要的一切"。然而，少年们的天性就是远离成年人。格林芬强调，对于青少年来说，"永久性"应该来自稳定的朋友群体，而可能性剧团的计划就设计来提供这个稳定的朋友圈。另一个时髦空洞的词是"独立性"（independent），而保罗对此抨击道："我们都是相互依存（interdepent）的，"他指出，"假如我们让孩子们无依无靠地待在这个世界里，然后把这个叫作独立（independent），那我们就是在发疯。我们需要教他们如何相互依存（interdependent），意味着教他们如何与其他人产生关联。"

保罗发现寄养儿童是天生的演员。为了让一个悲剧角色的情感有说服力，你需要从你内心深处挖掘最悲伤、最受伤害的感受，并表现出来。对此，生活在寄养家庭的年轻人再清楚不过了。他们的日常生活就这样充满了悲伤和死亡。随着时间的流逝，合作让孩子们成为其他人生命中的重要部分。在最初的阶段是建立一个小组。第一次排练只需要基于一些最简单的同意：负责任、可靠和相互尊重；情感表露是被允许的、性接触是不被允许的。他们开始唱歌、一同行动，慢慢地，他们就能一起很好地合作。

接着，是第二阶段：分享生活经历。他们现在需要互相聆听，发现和分享经历，打破创伤带来的孤独和寂寞。保罗让我看一段录像，让我看发生在小组里的事情。当这些孩子们一开始被要求说或者做一些事情来介绍他们自己时，他们一动不动，脸上面无表情，眼睛看着下面，尽量让自己不被看见。

随着他们慢慢开始交谈，他们找到自己内在的声音，他们也在开始创作他们自己的戏剧。保罗明确向他们指出，他们的创作取决于他们日常接受的东西："如果你想要写一出音乐剧或者戏剧，你们想要放什么内容进去？惩罚？复仇？背叛？损失？这是你自己需要写出的戏剧。"他们将讨论写下来，一些人甚至将他们说过的话变成文字。剧本就是这样慢慢形成，创作小组甚至将学生们自己的话包含在歌曲和对话中。小组会慢慢学会，如果他们能很好地将自身经验具体化，其他人就会认真聆听。他们就会感觉到他们的感受、了解他们的经历和想法。

他们的关注点在排练一开始就自然而然发生了改变。寄养儿童历史中的痛苦、被排挤、恐惧不再是他们关注的重点，而自然而然地、他们专注在"我要怎样尽最大的可能，成为一个最好的演员、歌手、舞蹈者、编舞者、灯光师或者场景设计？"表演成为关键：能力是对于创伤带来的无助最好的抵抗。

当然，对我们任何一个人来说都是一样的。当工作受挫、我们珍爱的事业失败、我们信任和依赖的人离去或死亡时，只有全神贯注地运动自己的肌肉，才能让我们的内心感到一丝解脱。市中心的学校和精神科治疗通常忽略了这一点。它们希望孩子们变得"正常"，但却缺乏培养他们感觉正常的能力。

戏剧也教他们事件的因果关系。寄养儿童的生活通常无法预测，什么事都有可能毫无预兆地发生：被刺激而崩溃；目睹家长被捕或被杀害；从一个家庭搬到另一个家庭；在上一个家庭被允许的事情，在下一个家庭这么做却会被责骂。戏剧创作时，他们可以亲眼看见自己的决定和行动会导致的后果。"如果你想要让他们获得控制感，那么你需要做的，是让位给他们自身的命运，而不是试图帮他们干涉命运。"保罗解释道，"你只能和它们一同面对，帮助他们理解他们的命运、实现他们的命运。只有这样，你才是将控制权交给他们。我们甚至不用提及创伤的字眼，就能治疗创伤。"

莎士比亚的判决

对于那些参加法庭上的莎士比亚戏剧课程的孩子们来说，这不是一个即兴喜剧，也不是根据他们的生活编排剧本。他们都是些"已被判决的犯人"，因为打架、喝酒、偷窃、破坏财产而被判有罪，巴克夏郡（Berkshire）的少年法庭判处他们进行为期 6 周、每周 4 个下午的密集戏剧学习。"莎士比亚"对于这些演员们来说和一个外国人没什么两样。正如凯文·科曼告诉我的那样，他们最开始上课时，每个人都很生气、怀疑，或震惊。他们都觉得还不如直接进坐牢，而不是学习《哈姆雷特》《安东尼与克莉奥佩特拉》《亨利五世》的台词，然后在家人、朋友和少年法庭代表面前，上演整出的莎士比亚的戏剧。

尽管无法用语言去表达他们变化无常的家庭教养给他们带来的影响，这些青少年用暴力行为来表达他们的情绪。莎士比亚剧团让要求孩子们参加比剑，就和其他武术一样，给孩子们一个机会学习容纳他们的侵略性，表达他们的力量感。这个练习强调保证每个人都是安全的。孩子们喜欢剑舞，但为了让其他人安全，他们必须要学会使用语言商量。

莎士比亚的戏剧写在一个剧烈变动的时代，那时，交流从依赖口述逐渐变为依赖书写，然而，当时大多数人只会用一个叉来表示自己的名字。而这些孩子们则面对着自己的剧烈变动时期：他们自己几乎无法表达，一些人甚至很难阅读。他们常常说脏话，但他们不是为了要表明他们很强大，而是因为他们没有其他语言去表达他们的思想和情感。当他们发现语言的丰富和能力时，他们通常能体会到内在的快乐。

最开始时，演员们逐字逐句地研究莎士比亚的台词。导演将莎士比亚的词语一句句灌输到演员们的耳朵里，他们按照指导，像呼吸一样说出每一句台词。一开始，很多孩子几乎说不出一句台词。排练进度很慢，因为每个演员都在缓慢地内化台词。随着孩子们逐渐改变对台词的联想，这些台词变得深刻而充满共鸣。重点是让演员们体会这些台词对他们自身的影响，从而挖掘这些角色。不是强调"我要记住我的这些台词"，而是强调"这些台词对我来说真正的意义是什么？我对其他演员们有什么感受？当我听到它们的台词时，我会有怎样的感受？"[13]

我在看莎士比亚和朋友们在纽约巴斯的退伍士兵事务处医院排练时，我感到这可以是一个改变人一生的过程。拉里是一个 49 岁的越战退伍士兵，他在去年一年，就进了 27 次戒毒医院。他自愿担任《凯撒大帝》这部剧中的布鲁图斯一角。排练刚开始的时候，他咕哝着飞快说出他的台词，他看起来很害怕别人会如何看待他。

"记得三月十五日吗？

伟大的凯撒不是为了正义的缘故而流血吗？

倘若不是为了正义，哪一个恶人可以加害他的身体？"

一开始，似乎需要好多小时才能完成这几句话开头的台词。他最初只是站在那里，塌着肩，重复着导演悄悄告诉他的话："记得——你记得什么？你记得太多了还是太少了？记得——你为什么不想记得？你可能会记得什么？"拉里的声音支离破碎的，他的双眼盯着地板，额头上冒出大量的汗水。

拉里休息了一会儿，喝了一口水之后回到排练场，继续重复着台词提示："正义——你接受过正义吗？你曾经因为正义的缘故流血吗？正义对你来说有什么意义？打倒——你曾经打倒过什么人吗？你曾经被人打倒过吗？这是一种怎样的感觉？你希望做些什么？被刺——你曾经刺杀过什么人吗？你曾经被什么人背叛过吗？你曾经背叛过什么人吗？"这时，拉里突然冲出房间。

第二天，拉里回来了。我们继续排练。拉里站在那里，汗如雨下，心跳加速，有上百万种联想充盈于他的心中，他逐渐地感受到每一句台词背后的意义，慢慢学会从心底里说出那些台词。

最终，拉里在 7 年里开始他的第一份工作，在我最后一次听说他的事情时，也就是 6 个月之后，他依然从事着这份工作。学会体验和容忍内心深处的情感是创伤恢复的关键。

在法庭上的莎士比亚剧团，排练时所使用的语言也影响到孩子们在舞台下的语言表达。凯文·科曼（Kavin Coleman）指出，在孩子们的语言中，"我觉得……"这种表达是很奇怪的。他解释道："如果你不知道应该如何判断你的情绪体验，你的表达就会很空洞。例如，如果你问他们，你们觉得怎样？他们会马上回答：我觉得很好，或者我觉得很糟。但这两个表达都是判断性的。因此，我们不会在场景结束时问你觉得怎样，因为这实际上在鼓励它们大脑中负责判断的一部分。"

取而代之的是，科曼会问他们："你在表演这一场时，你想起了什么特别的感觉吗？"这样，他们就会学会一些情绪表达："当他这么说时，我感到生气。""当他看着我时，我感到害怕。"这些缺乏情感描述语言的孩子们体会到情感，并且将之"语言化"，让这些小演员们体会到各种不同的情绪。他们注意到越多，它们就变得越好奇。

当排练开始时，孩子们必须学会在舞台上站直，或者自在地行走。他们必须学会大声说话，才能让所有人听见台词。这些事情对他们来说，已经是巨大的挑战了。最终的演出要展示在所有社区面前的。这些孩子们站在舞台上，感觉到前所未有的脆弱、危险，或安全，他们必须找到相信自己的方式。逐渐地，他们会渴望成功，渴望表现出赢回属于自己的生活的决心。凯文告诉我一个在《哈姆雷特》中扮演奥菲利亚的小女孩的故事。在演出当天，他看到她待在后台里准备出场，她双手在胸前，抱住一只垃圾桶（她跟我解释说，她紧张的时候她害怕自己会呕吐）。她总是从她的寄养家庭里逃跑，也从法庭上的莎士比亚剧团逃跑。因为这个训练计划承诺尽全力不能让孩子们退出，警察和逃学检察官只能不断地把她带回来。她一定在什么时候发现，自己这个角色对于小组来说是至关重要的，或者感觉到这个体验对她的价值。至少，在那一天，她选择不逃跑。

治疗和戏剧

一次，我听缇娜·帕克对着一屋子创伤专家说："治疗和戏剧需要直觉才能生效；它们和科学研究恰恰相反。研究是一个人试图脱离个人经验，甚至超出你患者的经验，去验证假想。然而，让治疗得以生效的，是深刻的、主观的回应，以及身体上的真实的体验感。"我希望有一天我们能证明缇娜是错的，我们能够将科学方式与身体直觉的效力结合起来。

爱德华是莎士比亚和朋友们剧团的教师。他跟我说了一件事，那时他还是帕克的高级训练课上的年轻演员。小组在早上训练时，通过做练习来让身体肌肉放松，这样就能自然而充分地呼吸。爱德华注意到，每次他活动肋骨时，他都感到一阵悲伤。教练问他这里是否曾经受伤，他回答没有。

帕克的下午课上，他在准备国王理查德二世的演说，国王被迫放弃王权，将王冠交给篡位者。在之后的讨论会上，他想起他母亲在怀孕时因为肋骨断裂，而让他被迫早产。

正如他回忆道：

> "当我把这告诉缇娜时，她开始不断问我刚出生头几个月时的问题。我说，我不记得我在温箱里的感觉，但我记得，我有好几次停止了呼吸，躺在医院的氧气舱里。我记得我在我叔叔的车子里，他一路闯红灯把我送到急救室。我在大概3岁的时候，又突然出现了婴儿猝死综合征。缇娜一直一直问我问题，让我开始觉得沮丧又生气，她为什么要戳破我的外壳，让我的痛苦暴露在外？然后，缇娜问：'当医生把针插到你身上时，你疼吗？'

"在这时，我开始尖叫。我试图跑出房间，但其他两个身材魁梧的演员把我抓住，不让我逃脱。他们最终把我按回椅子上，我全身颤抖着。然后，缇娜说：'你现在就是你的母亲，你要开始说话。你是你母亲，你即将要生出你自己。你要告诉你自己，你会成功的。你不会死。你必须说服你自己。你必须说服你的婴儿，你们都不会死。'

"这件事成为我要做理查德演讲的契机。当我一开始在课堂上教授理查的演讲时，我告诉我自己，我要演好这个角色，而不是我心中某个健全的自我在讲出这些话。当我最终把这个角色演好时，我明显感到我在婴儿时代就和理查德一样——我还没有准备好放下我的王冠。我觉得有上百万吨的紧张和负担从我身上离开了。曾经被那个无法呼吸、因为死亡而恐惧万分的婴儿所阻塞的表达被疏通了。

"缇娜的天才在于，让我成为我自己的母亲，告诉我我会好的。这就好像回到过去，改变了故事。我终会感到足够安全去表达痛苦——得到这种保证，是我生命中最珍贵的部分。

"那天晚上，我在性爱中到达了前所未有的高潮。我知道这一定是因为我释放了一些东西，一些身体上的紧张，让我更投入到当下之中。"

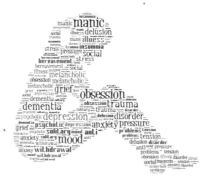

后记

需要做出的选择

　　我们的社会对创伤近乎于敏感。几乎每一天，我的同事都会发表一篇新的报告，来描述创伤如何损害思维、大脑和身体。儿童逆境研究（The ACE study）表明，童年早期的虐待会如何摧残健康和社会功能。诺贝尔得奖者詹姆斯·赫克曼（James Heckman）指出，对于来自贫穷而充满问题的家庭的孩子们来说，最有效的早期干预是：让他们读完高中、降低犯罪率、增加就业率、减少家庭和社区暴力。在世界各地，我遇到的人，无论是教师、社工、医生、治疗师、护士、慈善家、戏剧导演、监狱警官、警察还是谈判专家，他们都严肃地对待这些数据，孜孜不倦地工作，试图发展和建立有效的干预措施。如果你跟随着本书读到这里，你就是这个致力于有效干预和预防心理创伤社团中的一部分。

　　神经科学的发展让我们更好地了解到创伤是如何改变大脑发展、控制自我、保持注意力以及感受到其他人的感情的。当今的大脑成像技术让我们看到PTSD 在我们脑部是如何产生的，让我们明白为什么受过创伤的人变得与社会脱节，为什么他们会因为一些声音和光线而难受，为什么他们会因为一些微不足道的刺激突然间爆发或陷入惊恐。我们现在知道，生活中的经历会改变我们的大脑结构和功能——甚至会影响到我们遗传给孩子的基因。理解这些创伤性压力对大脑的基础性影响，给我们的干预和治疗打开了一扇新大门，让我们专注于将负责自我调节、自我感知和自我意识的大脑部分重新激活。我们不仅仅知道如何治疗创伤，而且，渐渐地，我们甚至知道如何预防它。

然而，我依然在报纸杂志中读到那些令人绝望的消息，例如有青少年在路过波士顿蓝丘道（Blue Hill Avenue）的住宅区时，被枪战中的流弹击中死亡，或者城镇因为太贫困而削减学校经费。我们在很多方面都今不如昔，譬如：国会无情地削减那些父母无业或者父母处在监狱中的家庭的食品券；或是一些冥顽不化的地区的健康机构，或是一些精神科医生愚蠢地拒绝将精神问题与社会状况联系起来，或是拒绝禁止销售或持有那些唯一目的就是杀害大量人类的枪支，或是我们的社会竟然允许将人口中的一大部分关在监狱里，让他们虚掷光阴，并浪费我们的社会资源。

有关 PTSD 的讨论依然集中在最近从战场回归家庭的士兵、恐怖炸弹袭击的受害者，或者是恐怖灾难的幸存者。但创伤依然是一个普遍存在的公共卫生问题，甚至可以说是影响我们国家总体健康水平的最大威胁。自从 2001 年以来，死于父母或者其他家庭成员之手的美国人的数量，就远远超出伊拉克和阿富汗战争中的死亡人数。遭受家庭暴力的美国女性的数量是患上乳腺癌数量的两倍。美国儿科学会（The American Academy of Pediatrics）估计，死于枪支的儿童数量是死于癌症数量的两倍。在波士顿周边地区，我看到帮助儿童与癌症斗争的吉米基金（Jimmy Fund）的广告，看到为乳腺癌和白血病筹集研究经费的游行。然而，如果让我们集结巨大的力量，帮助儿童和成年人学会对抗恐惧、愤怒或精神崩溃（这些都是常见的创伤后果，一想便知），我们似乎更容易感到不好意思或者灰心丧气。

当我在针对创伤或创伤治疗进行演说时，参加者有时会想让我省略政策问题，只让我针对神经科学和治疗进行演说。我希望我可以将创伤和政策制定分离开，但如果我们依然仅仅治疗创伤而忽视它的源头，我们是注定会治疗失败的。在今天的世界里，你的邮政编码比你的基因密码更能决定你是否能有一个安全和健康的生活。人们的收入、家庭结构、住宅、就业和教育机会不仅仅影响他们受到精神创伤的危险性，而且影响他们有效表达的能力。贫穷、失业、低劣的学校、社会孤立、枪支泛滥、较差的居住环境都是创伤的温床。创伤本身也是创伤的温床，受伤的人更容易伤害其他人。

我有关集体创伤的、最强烈的治疗体验，是见证了建立在乌班图（Ubuntu）基础上的南非真相与和解委员会。"乌班图"是一个科萨语词汇，意味着向他人分享你的一切，因为"我的仁慈与你的仁慈密不可分"。根据"乌班图"的理念，如果不能意识到人类共同的仁慈和命运，就无法达到真正的疗愈。

我们人类在根本上是一种社会动物——我们的大脑是为了帮助我们一同工作、一同玩耍形成的。创伤损坏了这个社会参与系统，影响我们的合作、养育以及在群体中产生贡献的一员的功能。在这本书中，我们见到许多精神问题，包括毒品成瘾和自伤行为，其实都在试图处理那些因为缺乏足够的支持和联系而无法承受的情绪。然而，医院处理受过心理创伤的儿童和成年人的方式都太忽视情感系统了：情感系统正是我们的自我意识基础，而不会仅仅关注于修改我们的"错误观念"，或压抑我们令人不快的情绪和令人困扰的行为。

人们可以学会控制或改变行为，但只有在他们感觉到足够安全时，他们才会探索新的解决方式。身体会记得：如果创伤以心绞痛或胃痛的感觉被身体记住，那么我们首先要做的事情是帮助人们从"战斗或逃跑"状态中脱离出来，让他们重新组织他们察觉危险的方式，经营人际关系。如果我们想要关怀受创伤的孩子，我们最不应该做的事，就是把一切需要运动、玩耍和让人心情愉快地投入进去的活动——例如合唱、体育、课间休息，从学校日程表里删除。

正如我们看到的那样，我的专业通常将问题复杂化而不是简化。如今，很多精神科医生都在办公室里流水线作业，他们几乎不认识他们的病人，只花15分钟去听他们描述症状，然后就急着开药帮他们缓解疼痛、焦虑或抑郁。他们传达出的信息似乎就是："交给我们来处理你的问题；你只要乖乖服药，然后3个月之后回来复诊。记得不要喝酒或者使用违禁药物去缓解你的问题。"这些治疗的捷径让患者无法学会真正的自我照料和对自己负责。其中一个悲剧性的后果是处方止痛药的泛滥——每年死于这些止痛药的美国人比死于枪支或车祸的人还多。

我们越来越倾向于使用药物去治疗这些状况，而不去指出一些真正的问题：这些病人努力在面对的问题是什么？他们的内在和外在资源是什么？他们应该如何让自己平静下来？他们是否真正照顾好自己的身体？他们如何在身体内建立一种充满力量、生命力和放松的感受？他们和其他人有充满活力的交流吗？谁真正了解他们、爱他们以及关心他们？他们在害怕孩子生病、自己生病的时候，他们能够依靠谁？他们是某些社群中的一员吗？他们在他们周围的人们中承担着重要的角色吗？他们需要怎样的特定技能，才能够集中注意力进行选择？他们有活着的目标吗？他们擅长什么？我们应该怎样帮助他们掌控自己的生活？

我倾向于认为，一旦我们的社会充分、真正地关注孩子们的需要、家庭的需要的各种社会支持（而这个政策依然在这个国家中充满争议），这些需要就会逐渐变得更为人接受，而且更有可行性。如果所有的美国孩子都能住在高质量的日间学校里，他们的父母能安全地离开他们的孩子去工作或者上学；如果所有的孩子都能进入师资齐备的学前学校，学会与人合作、管理自我、坚持不懈和专注力（而不是专注于通过考试——虽然只要孩子们能够被允许追随他们天然的好奇心和追求卓越的愿望，而没有被无助、恐惧和过度警觉而把自己封闭起来，他们就能通过考试），这个社会的教育系统、这个社会本身将会成为怎样的状况？

我有一张5岁时拍的全家福，我挤在我的哥哥姐姐（明显更聪明）和我的弟弟妹妹们（明显更依赖父母）之间。在这张照片里，我拿着一只小木船，咧着嘴笑，好像在说："看，我是一个多棒的孩子！看，我的小船多赞！你不喜欢我、不想和我一起玩吗？"我们所有人，特别是孩子，都需要这种自信——一种确信别人会理解我们、肯定我们而且珍爱我们的自信。如果没有这种自信，我们无法建立一种自主性——"这是我相信的，这是我坚持的，这是我要贡献一生去做的。"只要我们能感觉到安全，我们能感觉到其他人爱着我们、关心我们，我们就可以越过高山、穿过沙漠、夜以继日地完成我们的使命。孩子和成年人都会为了他们信任和重视的人做任何事情。

但如果我们感到被抛弃、无价值，或不被关注，那么任何事情对我们来说都没有意义了。恐惧会摧毁好奇心和愉悦感。为了有一个健全的社会，我们必须培养那些可以安全地游戏和学习的孩子。如果没有好奇心、没有适应力、也不被允许进行自由地探索、试错、探索你是谁或什么对你更重要，那么就没有成长。如今，超过50%接受启智计划（Head Start）帮助的孩子经历过3次甚至更多（类似于ACE研究）的逆境经验：不稳定的家庭成员、抑郁、暴力、虐待、家庭里的毒品滥用，或者曾经有过无家可归的经历。

只要人们能拥有安全感，感到自己可以与他人建立有意义的联系，他们就不会把他们的生命虚掷在毒品或无聊的电视剧中。他们也不会想强迫自己吃下大量的碳水化合物，或攻击他们周围的人。然而，如果他们感到做什么都没有意义的话，他们就会感到被困住，变得容易被毒品、帮派领袖、极端宗教，或暴力的政治运动所哄骗——只要任何人能向他们保证他们能从中解脱。正如ACE研究揭示的那样，避免在儿童期遭受虐待和忽视，是预防成人精神疾病和物质滥用的重要因素；而儿童虐待和忽视也是引发死于糖尿病、心脏病、癌症、中风和自杀的重要原因。

我和同事把工作集中在那些会在最大程度上受到创伤影响的人群：孩子和青少年。自从我们在2001年建立全国儿童创伤性压力联网（NCTSN）起，我们和全美国超过150个机构建立了合作关系，他们中的每一个都在学校、青少年司法系统、儿童福利机构、无家可归者庇护所、军事机构和社区群体机构建立了合作计划。

创伤中心是NCTSN的治疗和评估机构之一。我和我的同事乔·斯宾纳佐拉（Joe Spinazzola），玛格丽特·布劳斯坦恩（Margaret Blaustein）一起为儿童和青少年创立了一个全面的计划，在其他位于哈特福德（Hartford）、芝加哥、休斯敦、旧金山、安克雷奇（Anchorage）和纽约，深谙创伤的同事们的帮助下，这个计划持续在不同地区进行推广和执行。我们的小组每两年选择一个特定区域进行工作，通过当地的联系人去寻找那些充满热情、开明和广受尊重的机构推广儿童创伤的预防计划——这种工作方式最终变成了一种新的治疗推广方式。例如，我和位于蒙大拿州密苏拉市的同事们合作，一起为黑脚族（Blackfoot）印第安人创立一个对文化敏感的创伤治疗计划。

对于遭受过创伤、虐待和忽视的孩子们来说，他们获得康复的最大希望是在学校获得良好的教育，得到关注和了解。在那里，他们可以学会自我控制，建立自主意识。在最好的状况下，学校能够成为他们在混乱的世界中的安全岛。学校可以教会学生如何让身体和大脑共同合作，了解和处理他们的情绪。学校可以承担着重要职能，帮助社区和家庭处理创伤，在孩子身上培养必要的复原能力。如果父母迫于生存压力必须同时打两份工，或者父母自己有太多问题、太不堪重负、太沮丧而无法顾及他们的孩子，学校应当成为孩子们学会自我领导和内在控制的重要渠道。

当我们的推广小组到达学校时，我们的方法在一开始并不太受到理解。老师们最初的反应通常都是："如果我们想成为社工，我们就会去读社会工作专业。但我们到这里是为了成为一名老师。"他们中的很多人十分擅长教育，然而，如果他们教室里的学生个个都如临大敌，他们是无法进行教学的。因为太多孩子因受过太大的创伤而无法学习，即使是那些最负责任的老师和学校，也会因为教学毫无成效而沮丧万分。如果老师们不能有效地察觉学生们的学习和行为障碍与创伤之间的关系，而仅仅关注提升学习成绩，他们的教学是不会有任何成效的。然而，好消息是，处理创伤的原理可以移植到整个学校的日常工作方式中。

在我们设置的课程中，很多老师都充满兴趣地学习和了解被虐待或被忽视的学生，明白学生们如何将偏离常规的事件视为危机，而他们的极端言行通常只是创伤性压力的表现。那些因为违反纪律而受到处罚的学生不会因为语言训斥甚至停学处分（这个举措越来越多地用在美国的学校中）而停止违纪。一旦老师们发现学生的破坏行为只是因为一种绝望的表达，或一种生存的努力，老师的观点就会开始发生改变。

而且，精神健康的重要标准之一，是能够在人际交往中拥有安全感；是与他人建立安全的联系，是富有意义、令人满足的人生的重要基础。放在教室这个情境中，最大的挑战就是培养互惠互信的关系：也就是真正地倾听和被倾听，真正地看见他人和被他人看见。我们试着在学校的环境内教会每一个人——办公室职员、校长、公车司机、教师、餐厅员工——去发掘和理解孩子们的创伤对他们造成的影响，将重点放在培养安全的、可预测的、被了解和看见的环境中。我们确保每个孩子都会在每天早上得到问好，老师们能够面对面与每一个人产生联系。在我们的工作坊、小组治疗和戏剧课程中，我们总是在每天早上一开始，就花时间与每一个人分享自己的心情。

在我们工作中，很多孩子们都从来没有成功地用语言进行过沟通，因为他们已经习惯于被大人喊叫、命令，或者怒吼，他们或者干脆把耳机塞在他们的耳朵里，拒绝与其他人沟通。我们工作的第一步就是帮助老师们用新方式示范如何与学生们交流，传达他们的感觉、说出他们的希望，和寻求帮助；而不是在学生们捣乱时大喊"停止"，或者让捣乱的学生自己一个人坐在角落。老师们应该能够体会到并且说出这个学生正在感受的体验，例如"我可以看到你现在有多难过"；或者给他们选择，"你想要去一个安全的地方，还是坐在我的大腿上？"；而且，老师们应当帮助孩子们找到语言，来形容他们的感受和内在声音，例如"你下课回家之后会发生什么？"对于一个孩子来说，他们需要花很多个月才能明白，什么时候是安全的，什么时候可以说出事实（因为永远不会有绝对的安全）。但就和成年人一样，指出事件中的真实体验是创伤疗愈的基础。

对于很多学校来说，惩罚捣乱的、逃学的，或者有攻击性行为的孩子是惯例——但这些问题行为通常都是创伤性压力的表现。当这些事件出现时，学校常常不能提供一个安全港，而是成了另一个创伤性的导火索。愤怒的对抗和惩罚也许可以暂时停止这些不能接受的行为，但因为潜在的警报系统和压力激素并没有平息下来，它们肯定会在下一次出现诱因时继续爆发。

在这种情况下，第一步是要了解孩子们的难过和不安；老师们应当安慰他，然后探索可能的原因和可能的解决方式。例如，当一个一年级学生崩溃，攻击他的老师、到处乱扔物品时，我们会建议他的老师设立一个明确的底线，温和地跟他说："你可以用毯子抱住自己，让自己平静下来吗？"（孩子很可能会尖叫道："不！"然后在毯子底下蜷缩起来然后安静下来。）这些可预测的和明确的要求是最关键的，持续一致的应对方式也很重要。这些来自于混乱家庭的孩子们常常不知道人们会怎样有效率地在一起工作，而不一致的应对方式会引发更多的困惑。对创伤敏感的老师很快会了解到，打电话给任性孩子的父母很有可能只会让孩子们被打骂、受到更多的创伤。

这些努力的目标都是为了让大脑科学的研究成果运用在日常生活中。例如，为了能够控制我们的行为，平静下来，需要我们体会到我们的内在感觉，这些自我观察和瞭望塔工作在第 4 章讨论过了。如果想要让一个孩子平静下来，老师可以说："我们不如一起深呼吸，或者用星星呼吸袋（这是一个彩色的用文件夹做成的呼吸袋）？"另一种方法是让孩子们坐在一旁，一边用很厚的毯子裹着自己，一边用耳机聆听着舒缓的音乐。可以通过提供不同的感觉制造一个安全的环境，帮助孩子们平静下来，让他们开始察觉到自己的身体感觉：例如用粗麻布或者天鹅绒的布料；或者在鞋盒子里放满软刷和柔软的玩偶。当孩子们能够再次说话时，他就会告诉人们，他在回到集体之前都经历了什么。

3 岁左右的孩子可以通过吹泡泡来学会将呼吸减缓到每分钟 6 次，而且能够感觉到呼气时空气通过上唇时的感受，感到更加平静和专注。我们小组中的瑜伽老师和 10 岁左右的孩子们一起工作，教他们通过和自己的身体"做朋友"来处理不好的身体感觉。正如我们都已经知道的那样，青少年滥用药物的主要原因，是因为他们不能忍受他们身体对于恐惧、愤怒和无助的感觉。

自我调节方式可以教给那些总是处在发狂地行动或无法行动之间两极循环的孩子。除了阅读、写作和算术，孩子们的课程中都应该包括自我觉察、自我调节和与人沟通。正如我们会在课堂里教授历史和地理一样，我们也需要教孩子如何使用他们的大脑和身体。成年人和孩子一样，控制我们自己的前提是熟悉我们的内在世界，准确地觉察是什么让我们恐惧，是什么让我们不安，是什么让我们愉快。

情商意味着能够觉察你自己的感受，而且能感受到自己周围的人的感受。我们最初的工作方式非常简单，就是让孩子照镜子。看着镜子里的自己，帮助孩子们察觉到他们自己的样子，让他们了解到自己什么时候悲伤、愤怒、无聊，或失望。然后，我们也许会问他们："你看到这张脸时，你会有怎样的感受？"我们教他们大脑是怎样发展的、情绪有什么用、情绪又会在身体的哪个部分中留下记录、他们应当如何将他们的感受表达给周围的人。让他们学会用面部肌肉表示自己的感受，试着调整自己的面部表情，看他们会如何通过表情影响周围的人。

通过教他们学习觉察自己的身体感觉和为自己身体感觉命名，我们也强化了大脑的瞭望塔功能。例如，当他们的胸口发紧，这有可能意味着他们在紧张；如果他们的呼吸变得很浅，他们也可能感到紧张。那么恐惧会带来怎样的感受呢？当他们感到害怕时，要怎样改变身体上的感觉呢？如果他们可以深呼吸，或者花时间跳绳或者击打沙包呢？指压会有帮助吗？我们试着把一套工具教给孩子们、老师或者其他照顾者，让他们可以控制他们的情绪反应。

为了促进人际关系中的互惠和互信——这个人际关系的基础，我们也会使用其他镜像练习。孩子们练习模仿其他人的面部表情。他们不断模仿其他人的动作和声音，一同做动作。为了更好地游戏，他们必须仔细观察、仔细聆听他们面前的人。类似"我说你做"（Simon Says）的游戏过程会笑声不断，而这些正是安全和放松的信号。如果青少年不肯尝试这些"愚蠢的游戏"时，我们会表示理解，但依然要求他们合作，因为更小的孩子"需要他们的帮助"，所以要在他们面前示范这个游戏。

老师和领导们必须明白，只需要一些简单的游戏活动（例如让小组的每个人都尽全力接住一个沙滩排球、不让它落到地上），就可以帮助小组中的成员变得更加专注、和谐和愉快。这些设施并不昂贵。对于年长一点的孩子们来说，学校只需要花 200 美元就可以安装一个工作室，让孩子们通过玩电脑游戏变得更专注，改善他们的心率变异性（正如我们在第 16 章中说到的），就好像我们在我们的诊所中做的那样。

孩子们和成年人都需要通过体验，才能明白突破他们的能力是一件有意义的事情。适应能力（resilience）是自主（agency）的结果——也就是说，你能意识到，你做的事会影响事件的发展过程和结果。我们中的很多人都记得在球队中、在学校合唱团、在游行队伍中的感受和经历，而这些经历对于我们来说是很有意义的。特别是当我们的教练和领导者信任我们、让我们不断进步、让我们明白我们可以做得比想象中更好。我们遇到的这些孩子们都需要体验这些经历。

运动、演奏乐器、舞蹈和戏剧表演都可以促进自主性和沟通性的发展。这些活动都需要孩子们不断挑战自己，试图成为一个非常规的角色。在一个荒芜的后工业时期的新英格兰小镇，我的朋友卡洛琳和艾丽·纽伯格在那里教授"委内瑞拉音乐救助体系"（El Sistema），这是一种来源于委内瑞拉的合唱。我的一些学生也在波士顿住满巴西裔居民的社区开展一个课后活动，我在创伤中心的同时也在继续进行创伤戏剧课程。此前我曾花 3 周时间帮助两个男孩准备《凯撒大帝》中的一幕。一个女孩子气的羞涩男孩扮演布鲁图斯，他必须尽全力让凯撒折服，而凯撒则由一个总是欺负弱小的小男孩扮演，他需要学习如何出演一个遭遇挫折的统领，而且请求他人的怜悯。一方面，当这个好欺负人的男孩终于开始谈及他父亲的暴力行为，以及他因此决定再也不表现出任何软弱行为时，一个被折服的凯撒大帝才变成了现实（大多数喜欢欺负人的孩子都曾经被欺负过，他们看不起那些让他们想起自己软弱的孩子们）。另一方面，只有布鲁图斯的扮演者明白，自己一直以来都在让自己消失、逃避正面应对自己的家庭暴力问题时，布鲁图斯那充满力量的语言才从他的心底里流露出来。

这些深刻的、相互的努力令孩子们学会合作、妥协，并专注解决手中的问题。他们之间经常变得非常紧张，但孩子们一直都坚持着进行着这些艺术活动，因为他们想要获得老师和导演们的尊重，不想让小组失望——而这些感觉都能够与脆弱、被肆意地虐待和忽视，以及在创伤中荒芜的孤独感抗衡。

我们的 NCTSN 课程是有效的：孩子们的焦虑和情绪反应都降低了，而且他们不再那么有攻击性或那么犹豫不决；他们和他们的同学关系变好，学习成绩也提升了；他们的注意力缺陷、多动和"违抗性"行为问题都降低了；他们的父母报告说他们的孩子睡得更好。可怕的事情依然发生在他们周围，但他们能够和其他人谈到这些事件；他们也逐渐建立了足够的信任，积累了足够的资源，知道当他们需要时应当如何寻求帮助。干预措施只有基于我们自然而然的合作、我们与生俱来的安全感、互惠感和想象力时，干预措施才有可能是卓有成效的。

创伤不断迫使我们直面人类的脆弱性、人类对同类之间的残忍，但创伤也揭露了人类非凡的复原能力。我之所以不断进行创伤的治疗和研究，是因为这些治疗和研究迫使我去追寻快乐、创造性、意义和联系感——这些让人类活着的源泉。我很难想象，如果我处在和我的病人同样的状况下，我会如何处理他们正在面对的问题，因此，我把他们的症状看作他们的力量之源——这是他们的生存方式。他们除了承担着各种各样的痛苦，他们依然可以成为充满爱的爱人和家长，模范的老师、护士、科学家和艺术家。

大多数最伟大、最富有影响力的社会变革者都有着最深的个人创伤。著名主持人奥普拉·温弗瑞（Oprah Winfrey）、美国黑人女作家和桂冠诗人玛雅·安吉罗（Maya Angelou）、南非前总统纳尔森·曼德拉（Nelson Mandela）以及作家和大屠杀幸存者埃利·维瑟尔（Elie Wiesel）都在其列。阅读任何一个伟人的专著，你都会发现他们在对抗逆境中逐渐成形的、对生命的深刻洞察和热情。

这对于我们的社会来说也是一样的。我们最伟大的社会进步来自于创伤性体验：南北战争之后的奴隶制废除，大萧条之后的社会保障制度，而第二次世界大战之后的 GI 法案为我们提供了庞大而繁荣的中产阶级。创伤是我们最迫切的社会问题，而我们有足够的知识去有效地应对他们。我们可以选择根据我们已经拥有了的知识，行动起来。

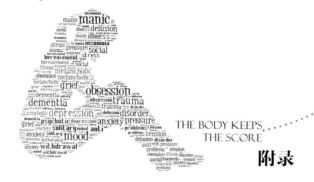

关于新增"发展性创伤障碍"
的意见

　　新增发展性创伤障碍（developmental trauma disorder）这一诊断的目标，是捕捉临床中儿童和青少年在长期人际创伤中的症状，并为此向临床治疗师提供指引以及有效的干预工具，同时便于研究者对长期人际暴力中脑内神经生物状况以及神经递质的影响进行研究。无论他们是否表现出创伤性应激障碍（PTSD）的症状，那些长期处在危险、虐待或照顾不足的环境中成长的孩子都无法在现有的诊断体系中得到足够的重视，因为他们通常不能得到一个诊断，或是得到许多毫无关联的诊断，仅仅强调孩子本身的行为控制，无视这些症状的根源（即人际交往中的创伤，以及缺乏安全体验），也不重视改善这些症状造成的发展障碍。

　　这一新增"发展性创伤障碍"的诊断标准的意见是由美国国家儿童创伤压力网络（NCTSN）的附属执行组，从2009年2月开始着手进行讨论和设计。这一执行小组由巴塞尔 A. 范德考克医学博士和罗伯特 S. 派努斯（Robert S. Pynoos）医学博士领导，参加者包括 Dante Cicchetti 博士、Marylene Cloitre 博士、Wendy D'Andrea 博士、Julian D. Ford 博士、Alicia F. Lieberman 博士、Frank W. Putnam 医学博士、Glenn Saxe 医学博士、Joseph

Spinazzola 博士、Bradley C. Stolbach 博士、Martin Teicher 医学博士及哲学博士。这一新增诊断的意见基于现有文献的研究、临床专家的经验、NCTSN 临床工作人员的调查，以及对数以千计的儿童医疗机构以及儿童服务机构数据的前期分析（其中包括 NCTSN 的治疗中心、州立儿童福利中心、精神科医院、青少年居留所）。因为这个诊断标准的效度、相关性、症状门槛，以及临床用途尚未能通过数据收集或分析，这些新增的标准不应该被看作一个正式的诊断标准，原封不动地抄在 DSM 里。然而，这些诊断标准的目的在于描述那些经过了严重、复杂的虐待之后出现在很多儿童和青少年身上的、在临床上最重要的症状。这些诊断标准从 2009 年到现在一直用于发展性创伤障碍的田野调查中。

新增的"发展性创伤障碍"诊断标准

A. 暴露在创伤之下。在至少一年的时间内，儿童或青少年经历或目睹过多种、长期的恶劣事件，而且这些恶劣事件从儿童或青少年早期开始，包括以下几种。

　　A.1　直接经历或目睹反复的、严重的人际暴力；以及

　　A.2　由于主要养育者频繁更换导致的养育 / 保护不足；反复与主要养育者分离；或受到严重且持续的情感虐待。

B. 情感或心理失调。儿童对唤起调节的发展状况表现出异常，至少包括以下2 项：

　　B.1　无法从极端状况（例如恐惧、愤怒、羞耻）中调整、忍受或恢复，包括长期或极端的戏剧化破坏性为，或不动。

　　B.2　身体功能失调（例如持续的睡眠、进食，或排泄障碍；对于触摸或声音过度反应或完全无反应；日常变化中缺乏组织）。

　　B.3　对感觉、情绪，或身体状况意识性减弱，或出现解离症状。

　　B.4　描述情绪或身体状况的能力受损。

C. 注意力或行为失调。儿童在维持注意力、学习，或应对压力的能力上表现出发展异常。包括下列至少 3 项。

    C.1 长期担心危险，或缺乏感受威胁的能力，包括误读安全或危险的信号。

    C.2 自我保护能力受损，包括极端地寻求刺激或冒险。

    C.3 以不恰当的行为进行自我安慰（例如摇晃或其他有节奏的动作、强迫性手淫）。

    C.4 习惯性（无论是有意的或是自动的）或者反应性的自我伤害行为。

    C.5 无法发起或保持带有目的性的行为。

D. 自我和人际关系失调。儿童对自我认知和人际关系能力表现出发展异常，至少出现以下 3 项：

    D.1 强烈地担忧养育者或者其他亲近的人的安危（包括早熟的关怀行为），或与养育者 / 其他亲近的人分离之后难以容忍团聚。

    D.2 持续负面的自我评价，包括自我伤害、无助感、无价值感、无效感，或失败感。

    D.3 在与关系较近的成年人或者同辈之间的互动中，极端或者持续地不信任、蔑视或者缺乏互助行为。

    D.4 对于同辈、养育者或者其他成年人有反射性的躯体或者语言攻击行为。

    D.5 不恰当（过度或者不加选择地）与人进行亲密接触（包括但不仅限于性方面或者身体上的亲密），或过度依赖于同辈或成年人获得安全感和确定感。

    D.6 同情心异常，例如对他人的困境缺乏同情心，或者无法忍受他人的困难，或者对他人的困境表现出过度反应。

E. 创伤后应激症状。儿童在 PTSD 症状 B/C/D3 类症状中每类至少表现出 1 项症状。

F. 这些症状（标准 B/C/D）至少持续 6 个月。

G. 功能受损。这些症状导致在以下至少 2 项的功能在临床上明显受损。

G.1 学业。

G.2 家庭。

G.3 同辈。

G.4 法律。

G.5 健康。

G.6 职业（适用于那些处在、寻找，或被建议进行工作、志愿工作或职业训练的青少年）。

资 料 来 源

有关创伤及其治疗的一般信息

- JRI 创伤中心。我是这个创伤中心的医疗主管，这个创伤中心的网站包括无数有关特定人群、特定治疗方式的资料、讲座和课程：www.traumacenter.org

- David Baldwin 的创伤信息黄页，为临床工作者和研究者提供相关信息 http://www.trauma-pages.com/

- 国家儿童创伤压力中心（NCTSN）。为儿童和青少年提供有效治疗、培训和教育方式，并为父母、教育者、法官、儿童福利机构、军事人员以及治疗师提供经过评估的有效应对方式：http://www.nctsnet.org/

- 美国心理协会。为受过心理创伤的人以及他们的亲友整理的资源 http://www.apa.org/topics/trauma/

- 儿童逆境研究。以下网站都整理了儿童逆境研究（ACE）的结果以及影响：http://acestoohigh.com/got-your-ace-score/ ；http://www.cdc.gov/violenceprevention/acesstudy/；http://acestudy.org/

- 来自 PTSD 幸存者和照顾者的礼物和资料：giftfromwithin.org

- There & Back Again 是一个支持会员的整体健康的非营利机构。这个机构的目标是为退伍军人提供完善的服务。http://thereandbackagain.org/

- HelpPRO 治疗师搜索器。收集了当地擅长治疗创伤及相关问题的治疗师、他们擅长的年龄层以及接受的支付方式等信息。http://www.helppro.com/

- Sidran 基金会。网站内容包括创伤性记忆以及应对一般创伤的方式

www.sidran.org

- 《创伤学》（*Traumatology*）。绿十字学院（Green Cross Academy）的《创伤学》电子期刊，由 Charles Figley 主编。www.greencross.org/
- 达特茅斯的 PILOTS 数据库可以搜集实际上所有有关 PTSD 的文献，由美国国家创伤后应激障碍中心建立。http://search.proquest.com/pilots/?accountid=28179

政府资源

- 美国国家创伤后应激障碍中心（National Center for PTSD），包括 PTSD 研究季刊和国家其他研究中心的链接，包括行为科学研究中心、神经科学研究中心，以及女性健康研究中心。http://www.ptsd.va.gov/
- 美国司法部犯罪受害者办公司（Office for Victims of Crime in the Department of Justice）。为美国和国际上的犯罪受害者提供一系列资源，包括国家援助受害者筹资项目目录（National Directory of Victim Assistance Funding Opportunities），这份目录包含了每个州筹资项目的联系人、地址、电话、E-mail 地址，以帮助犯罪受害者。http://ojp.gov/ovc/
- 美国国家精神卫生研究院。http://www.nimh.nih.gov/health/topics/post-traumatic-stress-disorder-ptsd/index.shtml

有关创伤及创伤后记忆的专题网站

- Jim Hopper.com。介绍了记忆恢复的阶段、恢复后的记忆，以及对有关创伤记忆恢复有完整的文献回顾。
- 恢复的记忆项目。由布朗大学的 Ross Cheit 搜集。http://www.brown.edu/academics/taubman-center/

创伤的药物治疗

- 有关战争后 PTSD 的药物治疗。Jonathan Shay，医学博士，哲学

博士，精神科医生，波士顿退伍军人事务处医院门诊部：http://
www.dr-bob.org/tips/ptsd.html.webMD http://www.webmd.com/drugs/
condition=1020-post+traumatic+stress+disorderaspx?diseaseid=10200dis
easename=post+traumatic+stress+disorder

一般创伤研究及其传播专业机构

- 国际创伤学会（International Society for Traumatic Stress Studies）。
  www.istss.com
- 欧洲创伤学会（European Society for Traumatic Stress Studies）。www.
  estss.org
- 国际创伤和解离症状学会（International Society for the Study of Trauma
  and Dissociation，ISSTD）。http://www.isst-d.org/

特殊治疗方式的专业机构

- 国际 EMDR 协会（The EMDR International Association，EMDRIA）http://
  www.emdria.org/
- 感觉运动治疗研究院（Sensorimotor Institute，由帕特·奥登创立）
  http://www.sensorimotorpsychotherapy.org/home/index.html
- 身心体验治疗（由彼德·莱文创立）。http://www.traumahealing.com/
  somatic-experiencing/index.html
- 家庭内部系统治疗（Internal family systems therapy）。http://www.
  selfleadership.org/
- 佩索·博登系统心身治疗（Pesso Boyden system psychomotor therapy）
  PBSP.com

戏剧治疗（以治疗受创伤的年轻人为例）

- 城市即兴剧团（Urban Improv）使用即兴戏剧来防止暴力、缓解冲突以

及做出明智的决定 http://www.urbanimprov.org/

- 可能性剧团（The Possibility Project）。位于纽约 http://the-possibility-project.org/
- 法庭上的莎士比亚（Shakespeare in the Courts）http://www.shakespeare.org/education/foryouth/shakespeare-courts/

瑜伽和正念治疗

- http://givebackyoga.org/
- http://www.kripalu.org/
- http://www.mindandlife.org/